外周神经损伤检查

解剖与临床

Examination of Peripheral Nerve Injuries

An Anatomical Approach

（原著第 2 版）

原　著　[美] Stephen Russell

主　译　杨重飞（空军军医大学西京医院骨科）

陆　丹（陕西省人民医院神经外科）

孔令擘（西安市红会医院骨科）

副主译　朱　澍（中国人民解放军空军总医院骨科）

宋　哲（西安市红会医院骨科）

王　谦（西安市红会医院骨科）

世界图书出版公司

西安 北京 上海 广州

图书在版编目（CIP）数据

外周神经损伤检查：解剖与临床 /（美）史蒂芬·拉塞尔（Stephen Russell）著；杨重飞，陆丹，孔令擘译 .—西安：世界图书出版西安有限公司，2017.11

书名原文：Examination of Peripheral Nerve Injuries：An Anatomical Approach

ISBN 978-7-5192-3766-0

Ⅰ.①外… Ⅱ.①史… ②杨… ③陆… ④孔… Ⅲ.①外周神经系统—神经系统疾病—人体解剖学 Ⅳ.① R741.04

中国版本图书馆 CIP 数据核字（2017）第 260872 号

Original title（原书名）:

Examination of Peripheral Nerve Injuries, 2/e by（原著者）Stephen Russell

---

书　　名	**外周神经损伤检查 解剖与临床** Waizhou Shenjing Sunshang Jiancha Jiepou yu Linchuang
原　　著	[美]Stephen Russell
主　　译	杨重飞　陆　丹　孔令擘
责任编辑	杨　莉
装帧设计	新纪元文化传播
出版发行	**世界图书出版西安有限公司**
地　　址	西安市北大街 85 号
邮　　编	710003
电　　话	029-87214941　87233647（市场营销部） 029-87234767（总编室）
网　　址	http://www.wpcxa.com
邮　　箱	xast@wpcxa.com
经　　销	新华书店
印　　刷	中闻集团西安印务有限公司
开　　本	850mm × 1168mm　1/32
印　　张	7.25
字　　数	210 千字
版　　次	2017 年 11 月第 1 版　2017 年 11 月第 1 次印刷
版权登记	25-2016-0115
国际书号	ISBN 978-7-5192-3766-0
定　　价	78.00 元

☆如有印装错误，请寄回本公司更换☆

将此书敬献给 K.E.T。

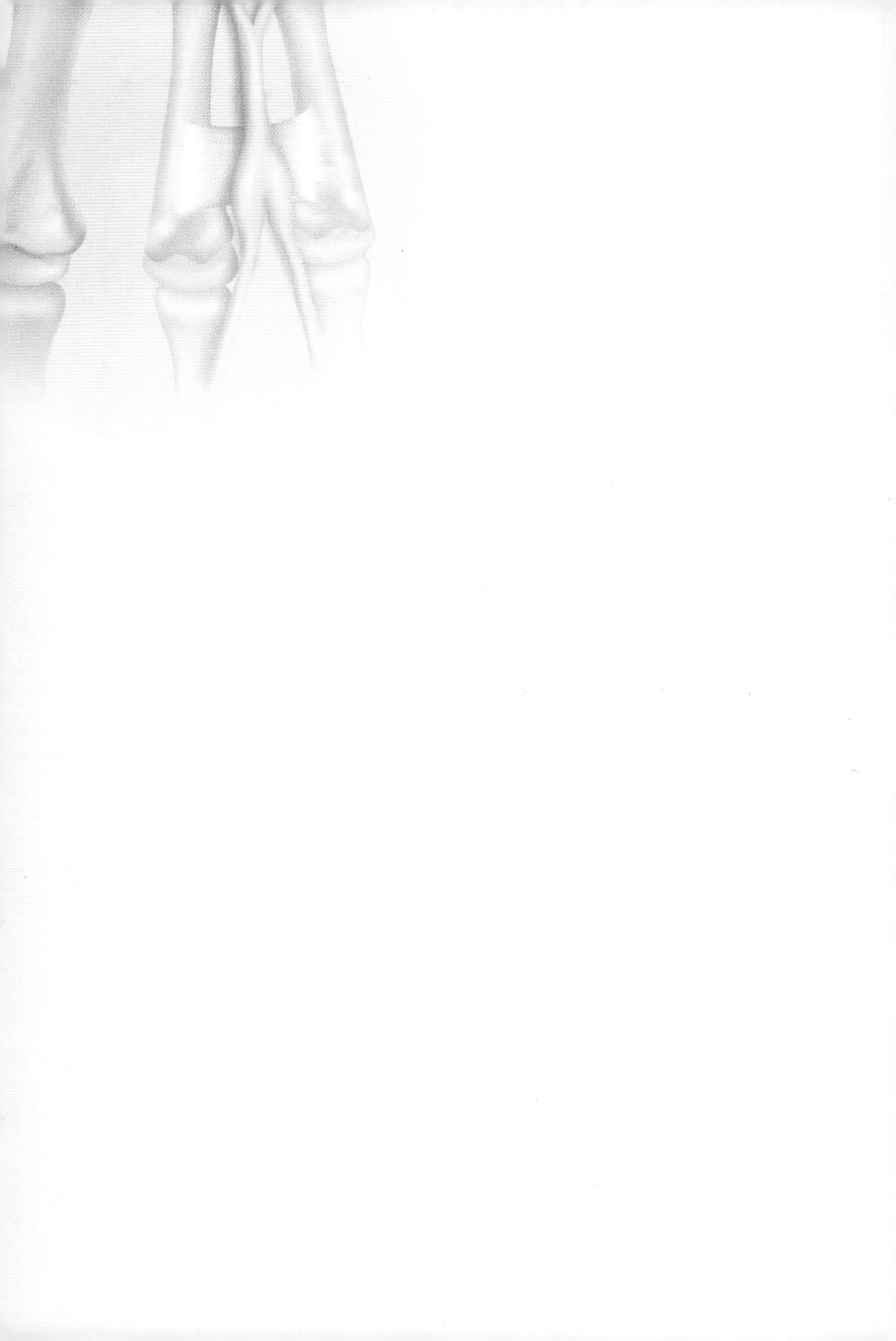

Preface 译者序

人体外周神经系统也称周围神经系统，是神经系统的外周部分。它一端与中枢神经系统的脑或脊髓相连，另一端通过神经纤维和各种神经末梢装置与机体其他器官、系统相联系。外周神经系统损伤严重影响人们日常生活和身体健康。从婴儿出生时的产伤到成年人因各种外界致伤因素导致的神经直接损伤；从肌肉、肌腱劳作、运动形成的劳损，增生所致的神经卡压到年老退变的椎间盘所致的神经刺激，外周神经系统的疾病可能伴随人生的每一个阶段。正确地判断外周神经系统损伤是治疗此类疾病的第一步，但是由于外周神经系统既包括传入、传出神经纤维，又牵涉运动、感觉的不同支配，同时其功能又要与相应中枢功能进行区分，所涉及内容庞杂、凌乱，因此在临床工作中容易发生遗漏或误判。提高外周神经系统损伤诊断的准确程度、提升临床治疗效果，需要医生准确掌握外周神经系统的形态学解剖基础和功能。本书着眼于外周神经系统中脊神经的解剖基础和临床查体，分节段描述了各部分脊神经损伤时的临床表现及诊断思路，对于解决相应临床问题提供了清晰的思路指导。在本书中，Russell 教授根据自己的学识和临床诊疗经验完整总结了脊神经的解剖基础和临床查体方法，并配以大量查体照片和局部解剖示意图，串起了纷繁凌乱的知识点，使之成为一条闪光的珍珠项链。阅读这部著作，我们仿佛与不同领域的专家面谈，既讨论具体的专业知识，也了解他们的临床诊断思辨与心路历程。

本书适合于骨科专业医生、神经外科专业医生、神经内科专业医生、医学研究生及相关领域科研工作者阅读。参与翻译工作的人员均为工作于临床一线的医生和科研工作者，他们在各自的工作岗位上日夜耕耘，不断学习、总结，他们富有激情，满怀理想。在此，衷心感谢各位参与者的辛苦劳动和倾情付出！特别要感谢世界图书出版西安有限公司总编助理马可为女士和杨莉编辑的耐心指导和大力支持。

本书虽涉及专业领域不多，但内容深刻，行文多有艰难晦涩之处，翻译校对过程困难重重，对于很多专有名词更是多次修订。因译者的能力有限，书中难免存在错误及不当之处，敬请读者不吝赐教。

杨重飞

2017 年 10 月

Foreword 前言

本书第 1 版简明扼要地阐述了外周神经损伤及与之对应的体格检查方法，当时受到广大读者的一致好评。本书内容既适合本领域内专业人士阅读，同时也适合其他相关学科的住院医生和医学生学习使用。

在第 2 版中，我们继续专注于外周神经损伤及对应的体格检查。本版在对知识点进行细化的基础上，增加了很多插图，清晰明确地展示了病变的位置和查体方法。

本书在详细叙述查体方法的同时提供了大量精美的插图，明确阐述了人体外周神经损伤时的临床表现及体格检查方法。希望大家喜欢！

Contents 目录

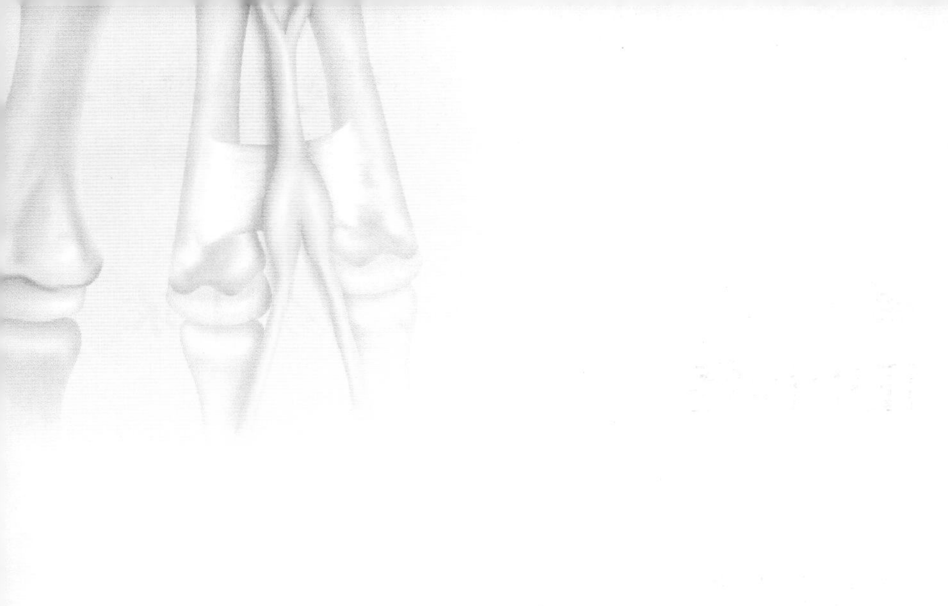

第 1 章
正中神经

1.1 解剖基础

1.1.1 上　臂

正中神经（C_6 ~ T_1）起源自臂丛神经外侧束和内侧束，其中感觉神经纤维多来源于外侧束 C_6 和 C_7，而运动神经纤维多来源于内侧束 C_8 和 T_1。臂丛神经内、外、后束的命名是根据其相对于胸小肌下腋动脉的位置而定。据此命名法，由上臂内侧观察时，内、外侧束分别位于腋动脉的内、外侧。内、外侧束的末端在肱动脉浅面 Y 字型汇合形成正中神经。

内、外侧束汇合形成正中神经后，在肱动脉外侧、浅层方向，平行于分隔肱三头肌与前臂屈肌（例如肱二头肌、肱肌）的肌间隔前方朝前臂走行（图 1.1）。经过上臂中部，正中神经向内由上方跨过肱动脉后与其平行走行于其内侧，并在前臂近端穿过肱二头肌腱（膜性部分）。正中神经并不支配任何上臂肌肉。

- 正中神经在上臂存在一些解剖变异。首先，内外侧束汇合形成正中神经的位置有时并不在腋窝，而是在上臂的其他位置，有时甚至低至肘部；其次，内外侧束在汇合形成正中神经之前，可在腋动脉或肱动脉下方形成环状

译者注：人体脊椎分区缩写。C：颈椎；T：胸椎；L：腰椎；S：骶椎

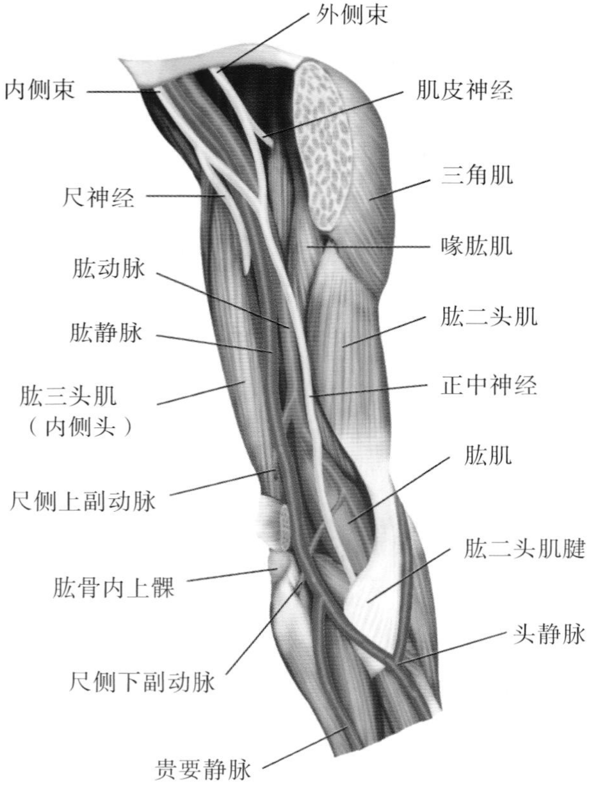

图 1.1 正中神经上臂走行示意图。正中神经发出后沿肱动脉外侧、浅层走向上臂远端。在上臂中段，正中神经跨越肱动脉上方走行至其内侧直至穿过肱二头肌腱

结构；最后，有些个体中，外侧束极少参与正中神经的组成，且 C_6、C_7 神经纤维的绝大部分被肌皮神经取代，直至上臂中下段才恢复。这种短途神经分布错误并非罕见现象。这就像是神经纤维在发育过程中转错了方向，然后又自行纠正。

1.1.2 肘窝和肘

正中神经在肘部的解剖变得较为复杂，其在肱二头肌内侧进入肘窝，越过肱肌，并在其相当于肱骨远端的位置发出分支。在肘窝内，正中神经穿过3个连续的拱形结构（通道）进入前臂深层，直至到达手部之前才重新在前臂远端浅出（图1.2）。肱二头肌腱（膜性部分）将肱二头肌肌腹与前臂近端屈肌和旋前肌相连，是正中神经穿过的第一个拱形结构。在此腱膜下，肱二头肌腱和肱动脉均在正中神经外侧走行，而肱骨头和旋前圆肌在其内侧走行（图1.3）。值得注意的是，在正中神经穿入肱二头肌腱前，可以于肱骨内上髁上方、外侧各两指的位置直接触及。

正中神经穿过肱二头肌腱膜近端后，走行一小段距离即经过

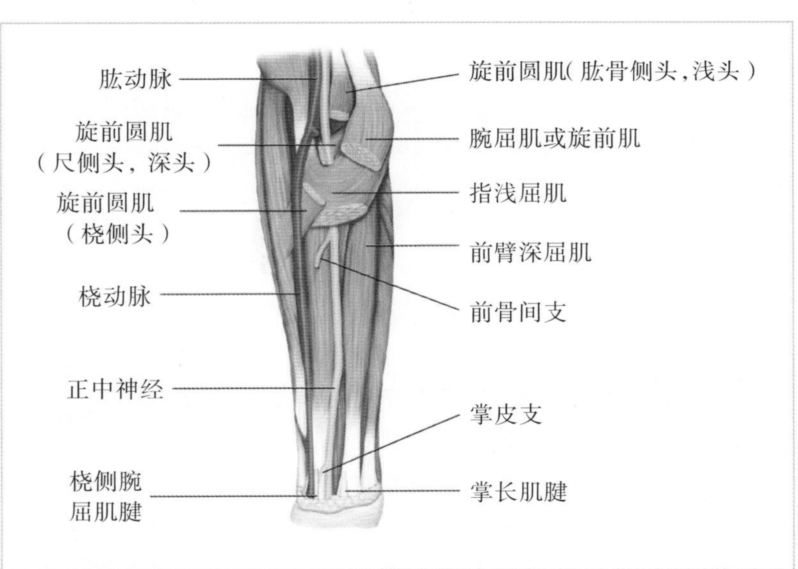

图1.2 正中神经前臂走行示意图。正中神经在肘窝部穿过3个连续拱形结构或隧道[肱二头肌腱膜（未显示），旋前圆肌（部分移除以显示其下方的正中神经），指浅屈肌（正中神经从其下方穿过）]进入前臂深部，并在前臂远端到达手部之前重现浅出

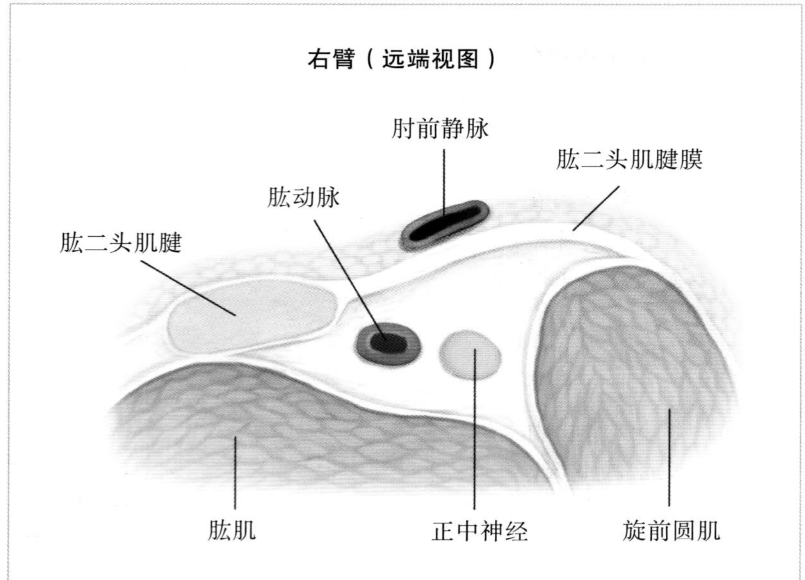

图 1.3 正中神经位置肘窝轴面示意图。肱二头肌腱膜位于浅层，肱肌在深层，肱二头肌腱和肱动脉位于正中神经外侧，旋前圆肌肱骨头位于正中神经内侧

第二个拱形结构——旋前圆肌肱骨侧头。旋前圆肌为 Y 字型肌肉，肌肉 Y 字末端于肘窝远端外侧附丽于桡骨。当前臂伸直、旋后、肘窝向前时，从前方观察可见，Y 字型旋前圆肌近端重叠偏向外侧，其近端的两个头分别为附丽于肱骨头的较大的浅头和附丽于尺骨头的较小的深头。正中神经正好穿过 Y 字型分叉处，肱骨头在其浅面走行，尺骨头在其深面走行。

经过上一个拱形结构后，正中神经几乎立即穿越由指浅屈肌两个头组成的第三个拱形结构。指浅屈肌肱尺头位于内侧，而桡侧头位于外侧，他们实际上组成了正中神经穿过的第二个 Y 字型结构。然而，与旋前圆肌不同的是，当前臂伸直、旋后、肘窝向前并从前方观察时，此 Y 字型结构并不偏向侧方。指浅屈肌两个头之间存在称作浅嵴的纤维嵴状结构，正中神经就从此嵴状结构下方穿过（请参考图 1.2 和图 1.20 研读本节）。

- 这一区域多产生肌腱解剖变异。无论是旋前圆肌或指浅屈肌均可能只存在 1 个而非 2 个头，并且其近端头的附丽点也多存在变异。这样的肌肉肌腱解剖变异，使得正中神经存在在肘窝内受到卡压的可能。

1.1.3 前　臂

正中神经在前臂中部指浅屈肌深面和指深屈肌浅面之间向远端走行。更精确地说，正中神经在指深屈肌外侧缘临近拇长屈肌走行。经过肘窝向前臂走行 1/3 ~ 1/2 距离之后，由背外侧发出一条重要分支——骨间前神经。骨间前神经发出后即向前臂深部走行，在尺桡骨之间骨间膜上和指深屈肌与拇长屈肌肌腹之间或之下走行。此分支在前臂远端深部止于旋前方肌。骨间前神经起始部穿过形成旋前圆肌或指浅屈肌的纤维嵴。

正中神经在前臂距离近端腕横纹 5cm 的位置浅出，走行于桡侧腕屈肌腱内侧。当屈腕对抗阻力时，桡侧腕屈肌腱在手腕近端绷紧如弓弦状，正中神经即走行于此内侧。掌长肌腱位于正中神经内侧。正中神经进入手部之前分出纯感觉的掌皮支，其经腕管浅层，并在手掌近端桡侧半（多数情况下是鱼际隆起处）发出分支。极少数情况下，此感觉分支会由掌横韧带内穿过。

肱动脉在穿过肱二头肌腱膜处分支为桡动脉和尺动脉。桡动脉伴随桡浅神经向远端走行。尺动脉选择性地穿过屈肌、旋前肌深面，并在正中神经下方形成环状结构。在前臂远端，尺动脉与尺神经伴行穿过腕部。尺动脉在肘窝走行于正中神经下方之前分出骨间总动脉，其后很快分为骨间前动脉和骨间后动脉。骨间前动脉与骨间前神经伴行向前臂远端，走行于拇长屈肌和指深屈肌之间深面。

1.1.4 腕和手

正中神经由腕管进入手部中央。通常我们可以将腕管想象为一个上下颠倒的桌子。桌面由腕骨组成，内侧桌子腿由钩状骨和豌豆骨组成，外侧桌子腿由大多角骨和舟状骨远端结节组成。覆盖在桌子腿上的是腕横韧带，构成腕管顶部。从掌侧看，正中神经是所有 10 个走行经过腕管结构中最表浅的一个。其余结构包括拇长屈肌腱、4 个指浅屈肌腱和 4 个指深屈肌腱（图 1.4）。掌长肌腱由掌腱膜浅层通过，而非走行于腕管之内。桡侧腕屈肌同样不在腕管内走行，而是走行于腕管外侧紧邻第二掌骨的独立隧道中。

正中神经穿过腕管后向桡侧发出分支：大鱼际运动支（返支）。在手掌深面，正中神经向桡侧、尺侧一分为二。桡侧分支分为走行至拇指的指掌侧总神经和走行至食指桡侧半的指固有神经。走行至拇指的指掌侧总神经最终分为拇指的两支指固有神经。正中神经的尺侧分支进一步分为第二和第三指璞处的指掌侧总神经，

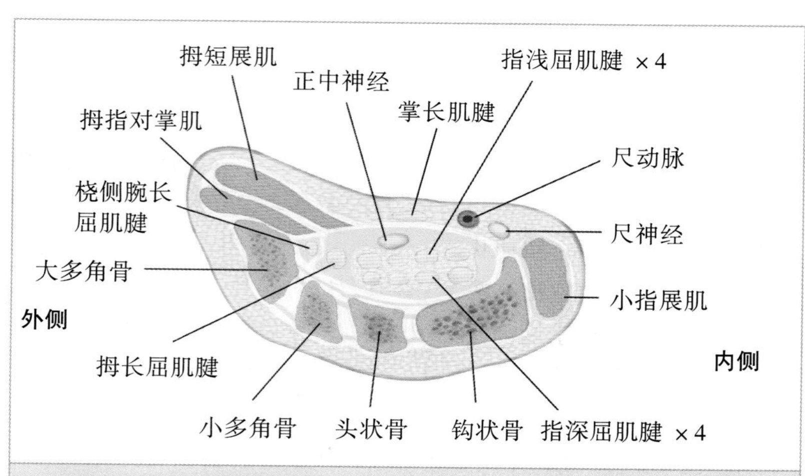

图 1.4 腕管轴位示意图。正中神经是腕管走行的 10 个结构中最表浅的一个。其余结构包括拇长屈肌、4 个指浅屈肌腱和 4 个指深屈肌腱

继续向手指走行分为指固有神经。正中神经的尺、桡侧分支向手掌深部（背侧）走行至掌浅弓，但在屈肌腱浅层。

- 大鱼际运动支（返支）存在多种解剖变异。例如，它可能在腕管中提前发出分支，直接穿过腕横韧带到达大鱼际。它甚至可以分支在正中神经尺侧，随后在正中神经上方或下方穿过到达大鱼际。其他手部正中神经解剖变异包括：①在接近腕管时过早地向桡侧和尺侧分支（通常与“持续中动脉”同时出现）；②大鱼际运动支（返支）与尺神经掌深支相互连接（下节将讨论）。

1.2 运动支配与查体

正中神经支配多数前臂和手部肌肉，控制前臂旋前、屈腕、屈指（主要是拇指、食指、中指），以及拇指对掌和外展（图 1.5）。它并不支配上臂肌肉。为了便于记忆，可将这些肌肉分为 4 个连续群组：前臂近端群、骨间前群、大鱼际运动群和终末群。

1.2.1 前臂近端群

此肌群由 4 块肌肉组成：旋前圆肌、桡侧腕屈肌、指浅屈肌和掌长肌。旋前圆肌（C_6、C_7）是前臂主要的旋前肌，同时也是正中神经支配的第一块肌肉。正中神经在经过旋前圆肌两个头之前，于上臂最下端发出支配旋前圆肌的分支。从力学角度看，当肘关节伸直时有利于旋前圆肌发挥作用。因此，查体时需要将肘关节伸直，并且将前臂完全旋前。患者根据医生的指令用力对抗旋后阻力（图 1.6）。

桡侧腕屈肌（C_6、C_7）是屈腕的 2 块主要肌肉之一，另一个是由尺神经支配的尺侧腕屈肌。桡侧腕屈肌在屈腕中发挥主要作用，若其失用则严重影响桡侧屈腕功能，但尺侧屈腕仍可保留。进行

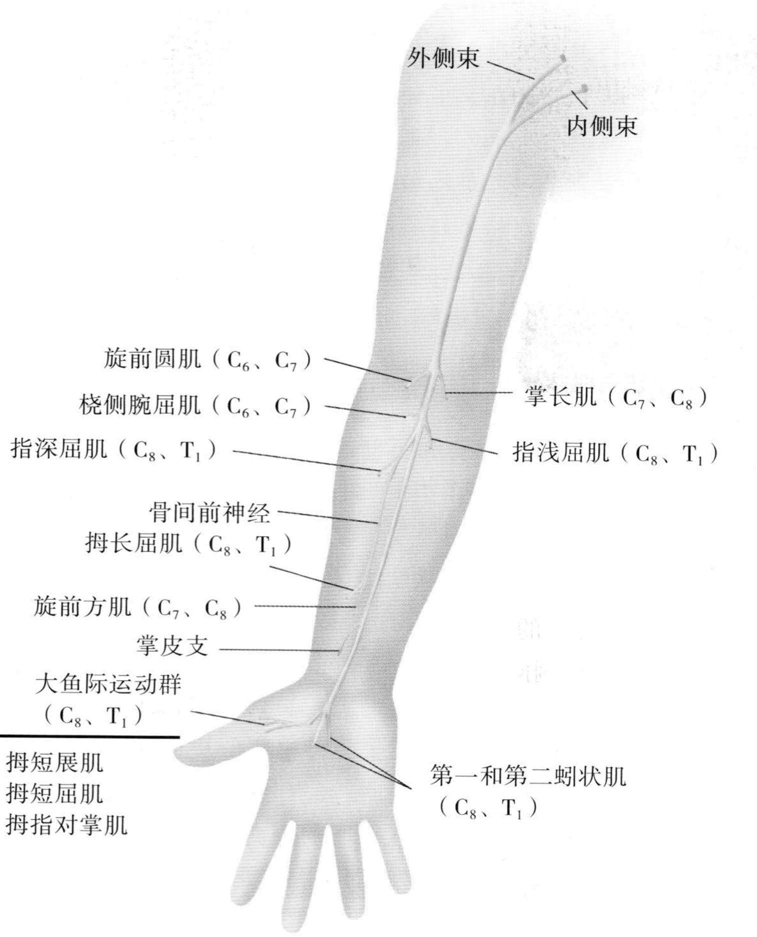

图 1.5 正中神经运动支配。正中神经不支配任何上臂肌肉，但它支配多数前臂和手部肌肉，参与前臂旋前、屈腕、屈指（主要是拇指、食指、中指），以及拇指对掌和外展功能

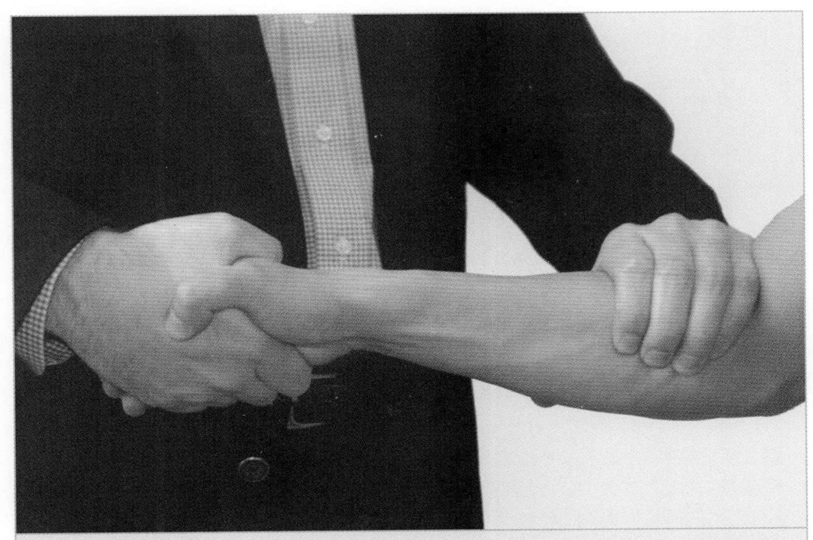

图 1.6　旋前圆肌（C_6、C_7）查体：患者肘关节伸直，同时前臂完全旋前，根据医生的指令用力对抗旋后阻力

桡侧腕屈肌查体时，要使患者向前臂前方屈腕（即不是向尺侧；图 1.7）。如果患者的桡侧腕屈肌严重无力，查体时可让患者将前臂放于桌子上，尺侧向下，然后屈腕检查，以此减少重力的影响。当腕关节屈曲时，可以在其近端观察并触及桡侧腕屈肌腱。

掌长肌（C_7、C_8）连接掌腱膜，使手掌部皮肤保持收缩起皱趋势。临床上检查此肌力比较困难，事实上，15% 的人没有此肌肉。

指浅屈肌（C_8、T_1）同样是由正中神经支配。指浅屈肌于近端指间关节控制第二至五指（除拇指以外）的屈曲。评估近端指间关节屈曲活动，需每个手指单独进行。检查者按图 1.8 所示将患者待检查手指与其他手指分开。此动作使得待检查手指的掌指关节轻度屈曲，同时使其他手指处于可以防止其指浅屈肌对待检查手指活动产生影响的伸直位。

可以使用一种简单的方法协助记忆前臂内侧屈曲旋前肌群的

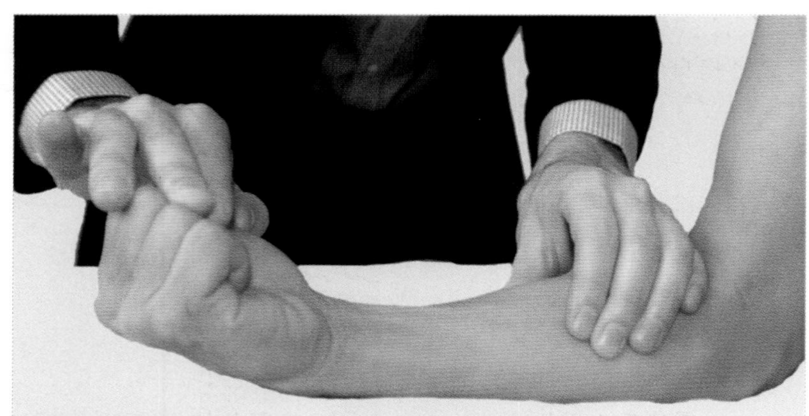

图 1.7　桡侧腕屈肌（C_6、C_7）查体：患者向前臂前侧屈腕，如果患者的桡侧腕屈肌严重无力，可让患者将前臂放于桌子上，尺侧向下，然后屈腕检查，以此减少重力影响。可在前臂近端观察并触及桡侧腕屈肌腱

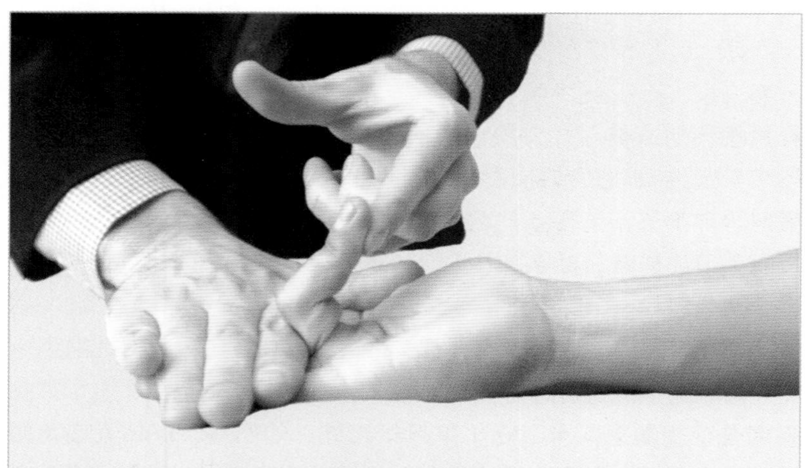

图 1.8　指浅屈肌（C_8、T_1）查体：近端指间关节屈曲情况的检查需每一根手指单独进行。首先将手心向上，并伸直前臂；然后检查者用手如图所示将被检查手指与其他手指分隔开，这样可使待检查手指掌指关节轻度屈曲，同时其他手指处于可以防止其指浅屈肌对待检查手指活动产生影响的伸直位

肌肉。将手掌大鱼际部位抵住对侧内上髁，无名指放置于前臂内侧，其余各指自然放置于前臂指向对侧手。此时，拇指所在位置即为旋前圆肌，食指所在位置即为桡侧腕屈肌，中指所在位置即为掌长肌，而无名指所在位置则为由尺神经支配的尺侧腕屈肌。

- 检查前臂旋前时，患者需保持手指和手部放松以防止由于桡侧腕屈肌和手指屈肌紧张所致的额外旋前发生。检查手指屈肌时需要保持腕关节中立位，不可过伸，若腕关节过伸则由于肌腱的固定作用导致手指被动屈曲。肌腱固定是指由于肌腱（例如指屈肌腱）附丽点之间的一个近端关节位置改变（例如腕关节过伸）导致肌腱起止点相对距离延长时，远端关节所发生的运动（例如手指被动屈曲）。

1.2.2 骨间前群

骨间前神经支配 3 块前臂前方深部肌肉：指深屈肌（第二指和第三指）、拇长屈肌和旋前方肌。总的来说，指深屈肌（C_8、T_1）是由正中神经和尺神经共同支配。正中神经支配第二指和部分第三指远端指间关节的屈曲运动；尺神经支配第三指（部分）、第四指和第五指远端指间关节的屈曲运动。第三指（中指）远端指间关节的屈曲运动由正中神经和尺神经共同支配，哪条神经占主导在人群中存在很大变异。因此，即使其中一条神经支配通路被完全阻断，中指仍然可以保留部分运动，因为正中神经和尺神经共同支配中指的指深屈肌腱。检查正中神经对指深屈肌的支配，应重点通过食指检查。检查者固定患者的掌指关节和近端指间关节，让患者屈曲远节指骨对抗阻力（图 1.9）。

拇长屈肌（C_8、T_1）的功能类似于指深屈肌，但是作用于拇指，使得拇指远端指节在指间关节处屈曲。评估拇长屈肌时，检查者固定患者的拇指除指间关节以外的部分，并嘱患者屈曲远端指节对抗阻力（图 1.10）。让患者以拇指触碰食指做出 OK 状手势可以

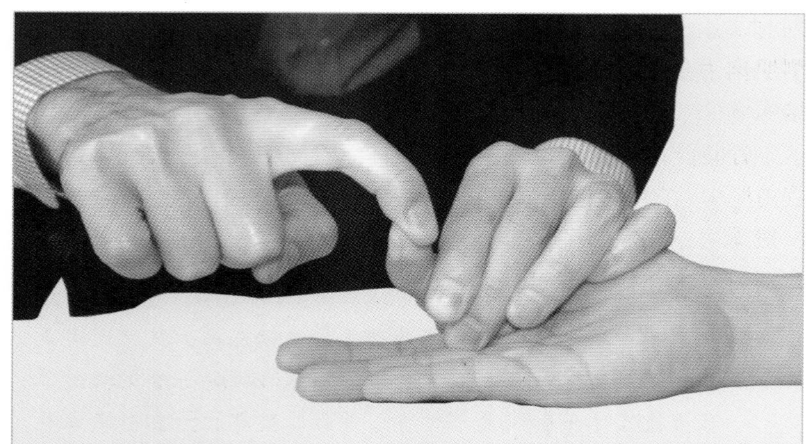

图 1.9 指深屈肌（C_8、T_1）查体：检查正中神经对指深屈肌的支配，应重点通过食指检查。检查者固定患者的掌指关节和近端指间关节，让患者屈曲远节指骨对抗阻力

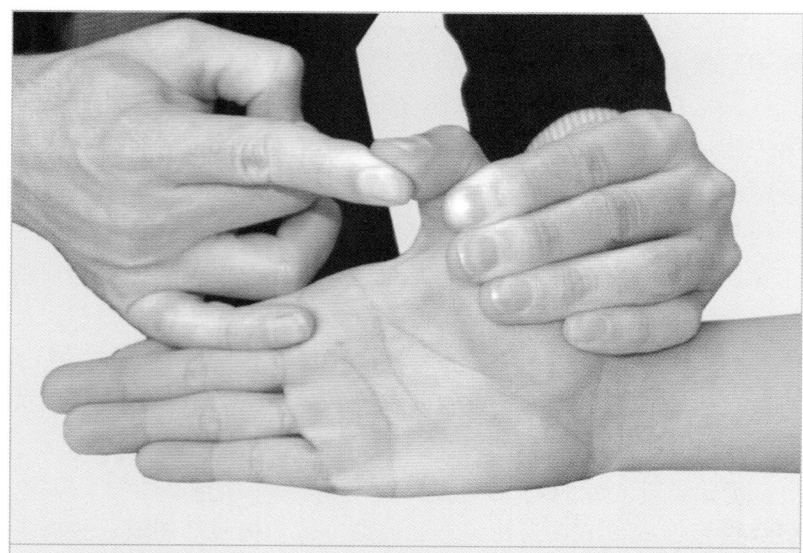

图 1.10 拇长屈肌（C8、T1）查体：固定患者的拇指除指间关节以外的部分，并嘱患者屈曲远端指节对抗阻力

同时快速地检查骨间前神经支配的指深屈肌和拇长屈肌。如果检测肌肉力量微弱，则拇指和食指远节不能屈曲，指尖接触由指腹接触取代，无法做出正确的 OK 状手势（图 1.11）。

骨间前神经支配的第三块肌肉是旋前方肌（C_7、C_8）。在前臂旋前肌中，它明显弱于旋前圆肌。实际上，当旋前圆肌功能正常时，一般无法察觉到旋前方肌功能的减弱。只有当肘关节屈曲使得旋前圆肌失去作用力臂时，方可通过与健侧肢体对比检查发现旋前方肌功能的减弱（图 1.12）。

- 由于被动反射可能导致屈曲假象，因此在检查指深屈肌和拇长屈肌时，不可让患者事先主动伸直远端指间关节，而应让待检手指保持自然位置。

1.2.3 大鱼际运动群

大鱼际运动群由大鱼际运动支（返支）支配的 3 块肌肉组成。第一块是控制拇指外展的拇短展肌（C_8、T_1）。拇指外展有两种形式：

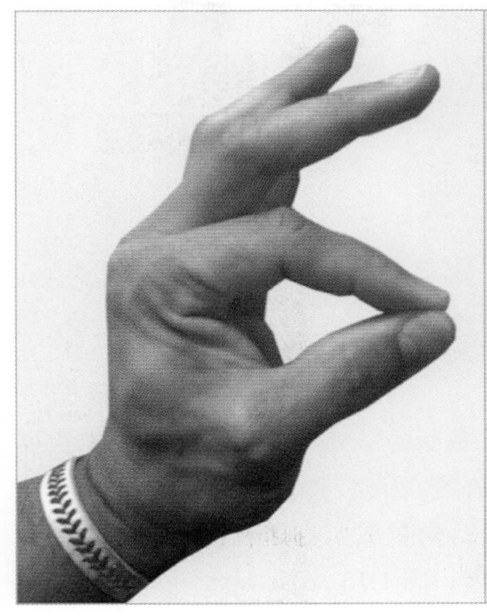

图 1.11　“OK”征或“圆圈”征与骨间前神经支配减弱。让患者以拇指与食指指尖触碰做出 OK 状手势可以同时快速地检查骨间前神经支配的指深屈肌和拇长屈肌。如果检测肌肉力量微弱，则拇指和食指远节不能屈曲，指尖接触由指腹接触取代，无法做出正确的 OK 状手势

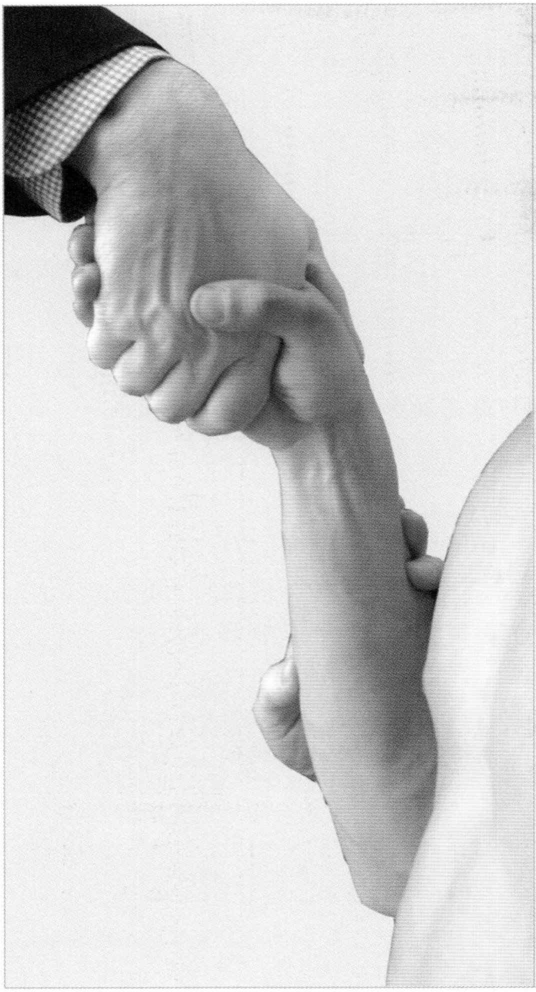

图 1.12 旋前方肌（C_7、C_8）查体：使患者在前臂完全屈肘时旋前位对抗旋后阻力。在此体位下，原本主要由旋前圆肌主导的旋前被最小化

一是由拇短展肌控制的离开掌平面的掌外展；另一种是由拇长展肌控制的离开前臂轴线的桡侧外展。因此，即使拇短展肌完全麻痹，拇指仍然可以向桡侧外展。进行拇短展肌查体时，应在手掌制动时阻止拇指离开掌平面（掌外展；图 1.13）。

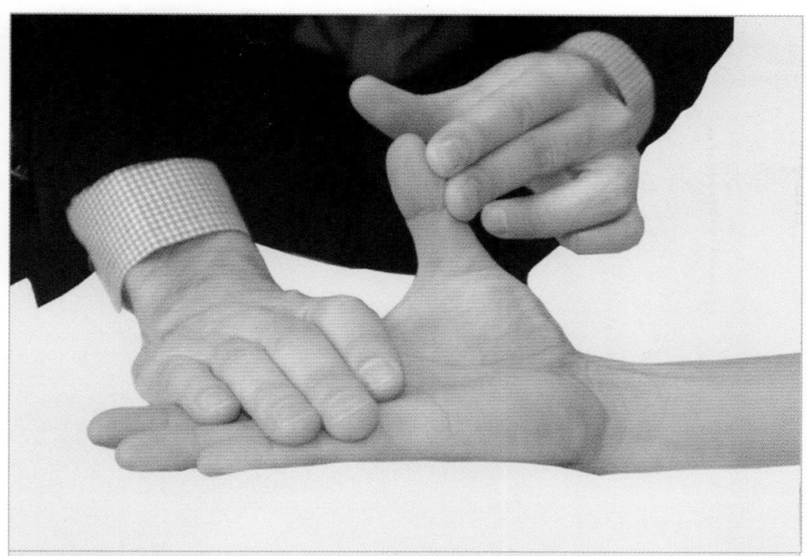

图 1.13　拇短展肌（C_8、T_1）查体：检查者固定患者的其他掌骨，嘱患者做拇指离开掌平面（掌外展）对抗阻力动作

第二块是拇短屈肌（C_8、T_1），分为深、浅两个头。浅头受正中神经支配，深头受尺神经支配。拇短屈肌的作用是屈曲掌指关节。进行拇短屈肌查体时，需要检查者固定患者的拇指指间关节，嘱患者屈曲掌指关节（图 1.14）。确保远端指间关节不可屈曲，否则拇长屈肌将参与屈曲动作，从而影响查体的准确性。此外，还需用另一只手固定患者的第一掌骨（即固定手掌）以减少拇对掌肌对查体的影响。因为拇短屈肌受双重神经支配，因此当正中神经完全损伤时拇指的屈曲功能仍然可以部分保留。当然，如果与正常侧相比较，则存在正中神经损伤侧拇指屈曲功能明显减弱。

嘱患者尽量使拇指向第五指掌垫部位靠拢，检查者同时施以阻力将患者的第一掌骨向相反方向牵拉（图 1.15），可由此评估拇对掌肌（C_8、T_1）功能。尽管拇对掌功能完全由正中神经支配，但

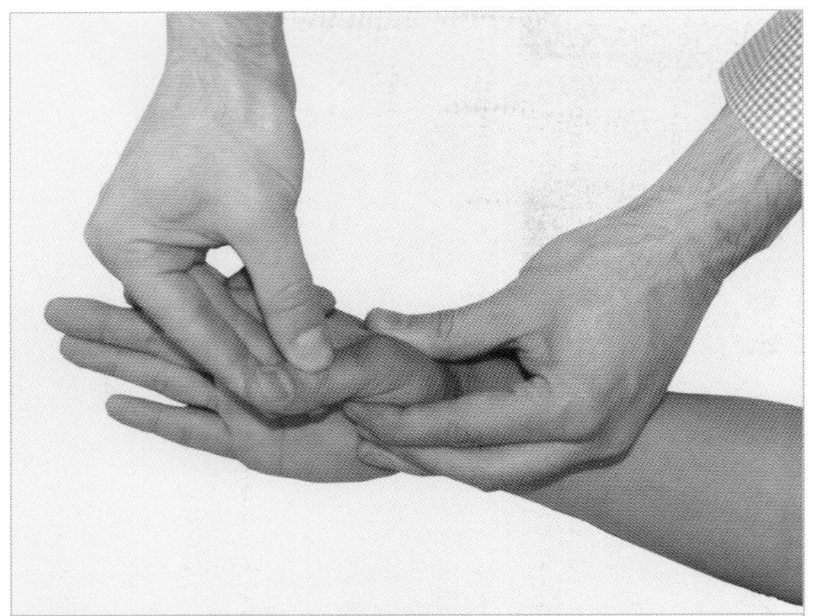

图 1.14 拇短屈肌（C_8、T_1）查体：检查者固定患者的拇指指间关节，嘱患者屈曲掌指关节。确保远端指间关节不可屈曲，否则拇长屈肌将参与屈曲动作，从而影响查体的准确性。同时，还需用另一只手固定患者的第一掌骨以减少拇对掌肌对查体的影响。因为拇短屈肌受双重神经支配，即使大鱼际运动支（返支）神经完全麻痹，拇指的屈曲功能仍然可以部分保留

由尺神经支配的拇内收肌和拇短屈肌深头仍然可以模拟对掌功能，因此即使正中神经完全麻痹，仍然可以部分保留对掌功能。

- 拇指运动的查体并非易事，关键是要时刻牢记与健侧拇指功能相比较。必须时刻牢记，即使完全失去正中神经支配，拇指仍然可能由于桡神经和尺神经的支配或者由于相邻肌肉的运动而表现出部分运动功能。

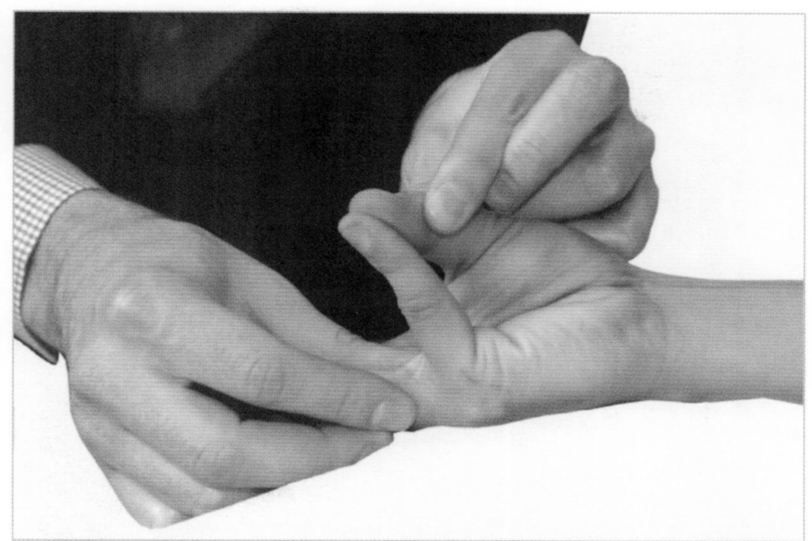

图 1.15　拇对掌肌（C_8、T_1）查体：嘱患者尽量使拇指向第五指掌垫部位靠拢，检查者同时施以阻力将患者的第一掌骨向相反方向牵拉，可由此评估拇对掌肌（C_8、T_1）功能。尽管拇对掌功能完全由正中神经支配，但由尺神经支配的拇内收肌和拇短屈肌深头仍然可以模拟对掌功能，因此即使完全失去正中神经支配，仍然可部分保留对掌功能

1.2.4 终末群

终末群由正中神经终末尺、桡侧分支分别支配的第一、二蚓状肌（C_8、T_1）组成。进行第一蚓状肌查体时，检查者固定患者的食指于掌指关节过伸位，嘱患者伸近端指间关节对抗阻力（图 1.16）。

- 蚓状肌的起止点变异较多。实际上，经常会存在蚓状肌缺如的情况。这种缺如在手部功能上是可以接受的，因为屈曲掌指关节和当掌指关节过伸时伸近端指间关节（此两种运动均通过蚓状肌实现）的动作均部分有掌侧和背侧骨间肌参与。应时刻牢记，无论何时检查蚓状肌肌力，均有骨间肌协助。

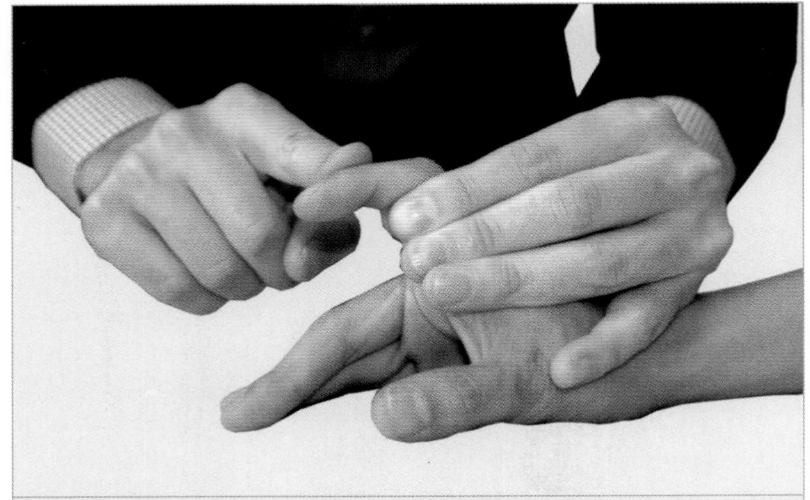

图 1.16　第一蚓状肌（C_8、T_1）查体：检查者固定患者的食指于掌指关节过伸位，嘱患者伸近端指间关节对抗阻力

1.3 感觉神经支配

正中神经提供手部的重要感觉支配，在手掌分为掌皮支、桡侧分支和尺侧分支（指神经）。通过这些分支，正中神经控制桡侧 2/3 的手掌，以及第一、二、三指和第四指桡侧半掌面的感觉支配（图 1.17）。拇指远端指节尺侧半及指尖背侧感觉亦由正中神经支配。正中神经的手掌感觉分布主要为掌皮支控制，而手指感觉分布来源于正中神经在手掌部的桡侧和尺侧分支。因此，查体时应该用大鱼际处感觉评估掌皮支功能，用第二、三指远端感觉评估穿过腕管神经纤维的功能。除了皮肤感觉以外，正中神经中还存在传导关节本体感觉和肌张力的神经纤维，尤其是在腕和肘关节处。尽管多数学者认为骨间前神经仅含“纯”运动神经纤维，实际上其中含有来自腕关节和其所支配肌肉的感觉神经纤维。

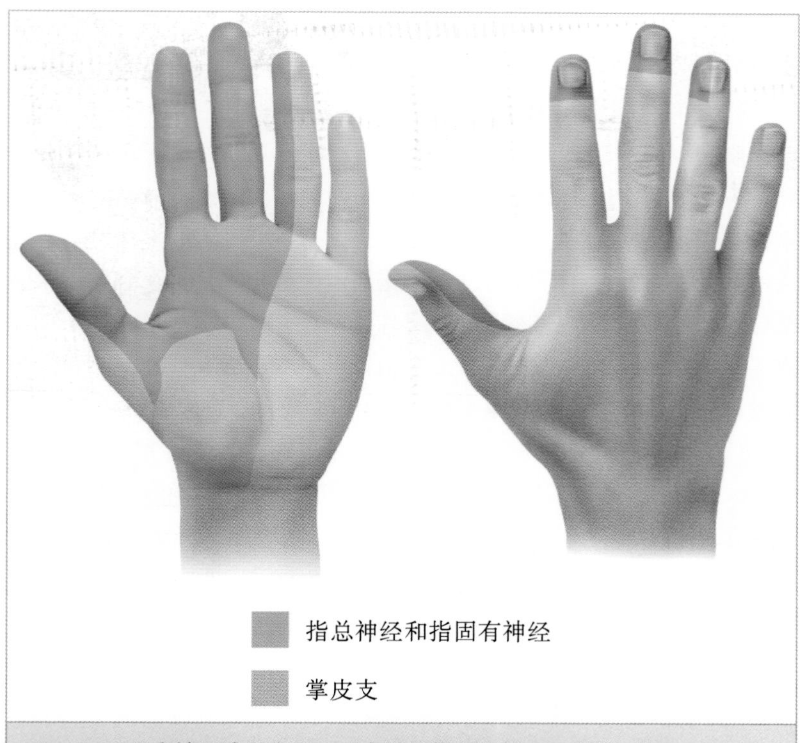

图 1.17　正中神经感觉支配：正中神经控制桡侧 2/3 手掌，第一、二、三指掌面，以及第四指桡侧半掌面的感觉

- 正中神经手部感觉支配的尺侧边界，根据其与尺神经的支配优势存在较大变异，例如，第四指掌侧皮肤感觉既可以完全由正中神经支配，也可以完全由尺神经支配。此外，正中神经掌皮支与正中神经尺侧、桡侧分支对于手掌感觉区域的支配也可存在变异。

1.3.1 Martin-Gruber 和 Riche-Cannieu 吻合支

尺神经与正中神经或其骨间前分支可在前臂存在交通支或吻

合支，其中包含多种变异，掌握其中较常见的变异对于临床诊治十分有用。

15% 的患者存在 Martin-Gruber 交通支，此与正中神经支配的大鱼际肌肉（拇对掌肌、拇短展肌、拇短屈肌）功能相关。存在这种变异时，支配这 3 块肌肉的神经纤维在正中神经中的走行与通常不同，不再是进入手掌，随后发出大鱼际运动支（返支），而是在发出骨间前神经后，这些神经纤维通过交通支与尺神经相连，并在绕过指深屈肌后通过尺神经深支进入手掌。这些神经纤维在手掌部最终重新转移连接至大鱼际运动支（返支）支配相应肌肉。手部尺神经深支和大鱼际运动支（返支）远端交通支被称为 Riche-Cannieu 吻合支。

因此，当正中神经支配大鱼际肌肉的分支与尺神经通过 Martin-Gruber 吻合支相交通时，手腕和前臂部低位正中神经损伤可以不影响大鱼际肌肉的运动。由此可以推出，在此类患者中，尺神经近腕部的损伤能够造成超过预期的手部功能障碍。

- 另一种 Martin-Gruber 吻合支变异，影响了受尺神经手部深支支配的手部肌肉，包括蚓状肌、第一骨间背肌、拇内收肌和拇短屈肌深头。在这种情况下，支配这些肌肉的运动神经纤维“意外地”走行于正中神经中，随后在前臂中段穿过指深屈肌或在其周围经由正中神经骨间前分支转移回尺神经。还有一种变异是，正中神经大鱼际运动支通过 Riche-Cannieu 吻合支异常地支配第三蚓状肌或者全部蚓状肌。

1.4 临床表现和综合征

1.4.1 上 臂

完全麻痹

撕裂、枪伤、顿挫伤等外伤易于导致正中神经损伤。并且由于其与肱动脉十分接近，因此容易导致同时伴有肱动脉损伤。在上臂近端，尺神经、桡神经均与正中神经邻近，因此可能出现 3 条神经同时损伤的情况（“三神经病变”）。如同因为醉酒等原因将上肢长时间垂于椅后的“周六麻痹”，或是因为长时间让伴侣枕睡于自己上肢的“蜜月麻痹”均可导致正中神经损伤。此外，在使用拐杖的患者中，拐杖头通常会损伤桡神经，但也有在腋窝部导致正中神经损伤的可能。

正中神经完全损伤会导致前臂无力，掌侧面和桡侧 2/3 手掌感觉麻木，前臂不能对抗重力或阻力旋前。患侧手仅可以在腕部向尺侧轻度屈曲，拇指无法对掌或在掌平面内外展，食指和中指相关蚓状肌肌力微弱。除此之外，当让正中神经完全麻痹患者握拳时可以发现，拇指几乎不能屈曲，食指可部分屈曲（由不受正中神经支配的其他肌肉代偿），中指可以屈曲但力量微弱，无名指和小指屈曲情况正常，将这种症状称为 Benedictine 征（亦称“演说家手”；图 1.18）。之所以这样命名，是因其与人们祷告时的手势类似，并且也可在很多耶稣画像中见到相似动作。

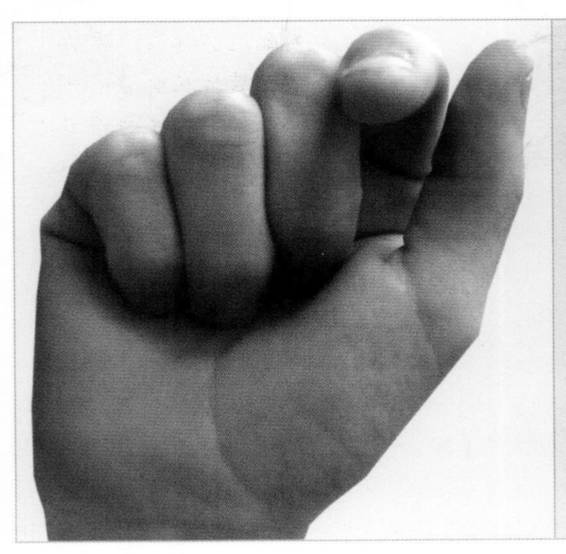

图 1.18　Benedictine 征。当让正中神经完全麻痹患者握拳时可以发现，拇指几乎不能屈曲，食指可部分屈曲（由不受正中神经支配的其他肌肉代偿），中指可以屈曲但力量微弱，无名指和小指屈曲情况正常

对于正中神经完全麻痹的患者进行查体时需要注意：当前臂完全旋后时，在重力的协同作用下，肱桡肌（桡神经支配）可以将前臂旋前；拇对掌功能可以由拇短屈肌（深头）和拇内收肌（这两块肌肉均由尺神经支配）间接完成。

髁上突和 Struthers 韧带

极少数人会存在肱骨内上髁近端 5cm 肱骨内侧称为髁上突的骨性突起结构。出现此结构时，通常会有韧带将其与肱骨内上髁桥接，这条韧带以最早发现肱骨髁上突的解剖学家名字命名，称为 Struthers 韧带。当存在此韧带时，正中神经通常与肱动脉或尺动脉伴行于其下方。这个解剖学上的封闭通道可能在某些患者中导致正中神经卡压（图 1.19）。

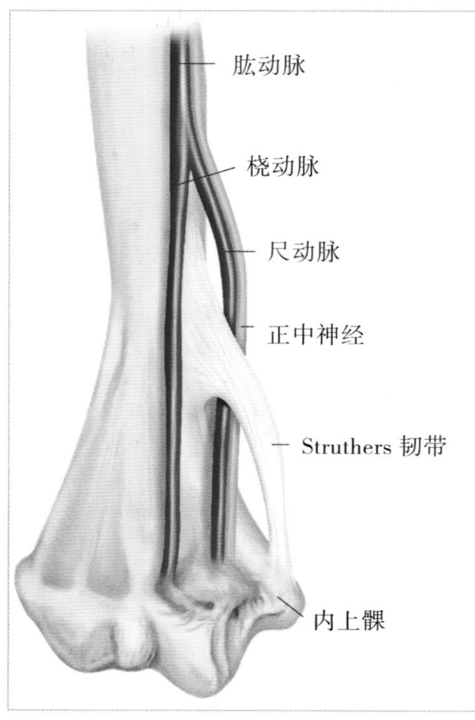

图 1.19 Struthers 韧带。约 1% 的人会存在肱骨内上髁近端 5cm 肱骨内侧称为髁上突的骨性突起结构。出现此结构时，通常会有韧带将其与肱骨内上髁桥接

在临床上可以见到存在此种解剖变异时，患者前臂和手部力量减弱，但多起病隐匿同时伴有多变的正中神经支配区感觉障碍。患者多感到前臂近端深部酸痛，偶尔可在反复旋前、旋后时，或测试旋前圆肌或桡侧腕屈肌力量时加重。查体时可能出现任意正中神经支配肌肉无力，甚至肌肉萎缩。有时支配旋前圆肌的神经纤维会在正中神经走行至 Struthers 韧带下方之前发出，此时旋前圆肌不会出现上述症状。虽然是一种罕见疾病，但所有正中神经远端麻痹（例如腕管综合征）患者均须进行腕部和手指屈肌检查，包括由骨间前神经支配的肌肉，以排除此种相对近端的神经卡压症状。上臂内侧远端可能出现 Tinel 征阳性。当然，通过触诊或 X 线检查确定存在髁上突对于明确此诊断也是必备条件。

髁上骨折

肱骨髁上骨折通常多见于儿童，容易引起正中神经损伤，在严重移位的骨折中尤为常见。骨折愈合骨痂形成过程中或畸形愈合时，可能出现迟发性正中神经麻痹。肱骨髁上外伤通常会损伤正中神经分支到骨间前神经的纤维，主要由以下两个因素导致：第一，骨间前神经相对张力较大，当骨折远端向后方移位时，此神经易因被动牵拉而导致损伤；第二，正中神经中分支到骨间前神经的纤维和支配第一、二指感觉的纤维位于正中神经靠后方走行，因此在肱骨髁上骨折时更易受到损伤。患者由于肱骨髁上部位外伤（即并非直接损伤骨间前神经）导致单纯骨间前运动丧失时，这种损伤被称为假性骨间前神经病变。此类患者通常会同时伴有拇指和食指的部分感觉麻木，以此可以与完全性骨间前神经麻痹相鉴别。

1.4.2 前 臂

正中神经肌腱病变

肱二头肌腱膜由外向内覆盖肘窝，将肱二头肌腱间接与尺骨相连，此腱膜有可能刺激正中神经。本病的发病机制不明确，通常认为，增厚的肱二头肌腱膜、肥大的肱肌（在正中神经下方，理论上存在由于其肥大将正中神经推向肱二头肌腱膜的可能）和旋前圆肌异常止点（改变局部解剖结构特点）均有可能导致正中神经压迫。罹患肱二头肌腱膜正中神经卡压的患者与Struthers韧带正中神经卡压患者具有类似的临床主诉和查体结果。主要症状为肘部疼痛，并向上肢近端和远端放射。偶尔前臂在旋后位对抗阻力屈曲超过30s时可以出现症状。值得注意的是，此种压迫的发生非常罕见。

正中神经可能在其穿过旋前圆肌两个头的部位受到挤压或压迫（图1.20）。这种情况多出现在那些经常进行重复性前臂用力旋前工作的人群中，因此也被称为旋前圆肌综合征。由于支配旋前圆肌的正中神经分支是在正中神经穿过旋前圆肌之前发出，因此旋前圆肌本身成为受正中神经支配的肌肉中唯一不受此病影响的肌肉。旋前圆肌综合征起病隐匿，主要表现为前臂近端钝痛、酸痛，在反复或用力旋前时加重。事实上，此病最常见的症状是旋前圆肌触诊时压痛。正中神经支配的手部感觉通常正常，而运动功能多因疼痛而无法明确检查。尽管如此，偶尔可以见到第二、三指屈曲功能减弱。通常可在肘窝处引出Tinel征。与腕管综合征相比，患者通常没有麻木和夜间痛。旋前圆肌综合征的发病率目前并不清楚，一些学者认为应该将其分为局部有明确解剖结构改变组和局部无明确解剖结构改变组。

当正中神经从其下方穿过时，指浅屈肌两个头之间的纤维索状浅脊结构也有可能压迫、刺激正中神经（图1.20）。除了在用力屈曲第二至五指近端指间关节（由指浅屈肌收缩产生）时也会引发症状以外，此种压迫产生的临床表现与旋前圆肌综合征十分相似。

骨间前神经

外伤、骨折、Parsonage-Turner综合征、异常肌肉和（或）肌腱或未知原因，均有可能引起单纯骨间前神经麻痹。患者通常会

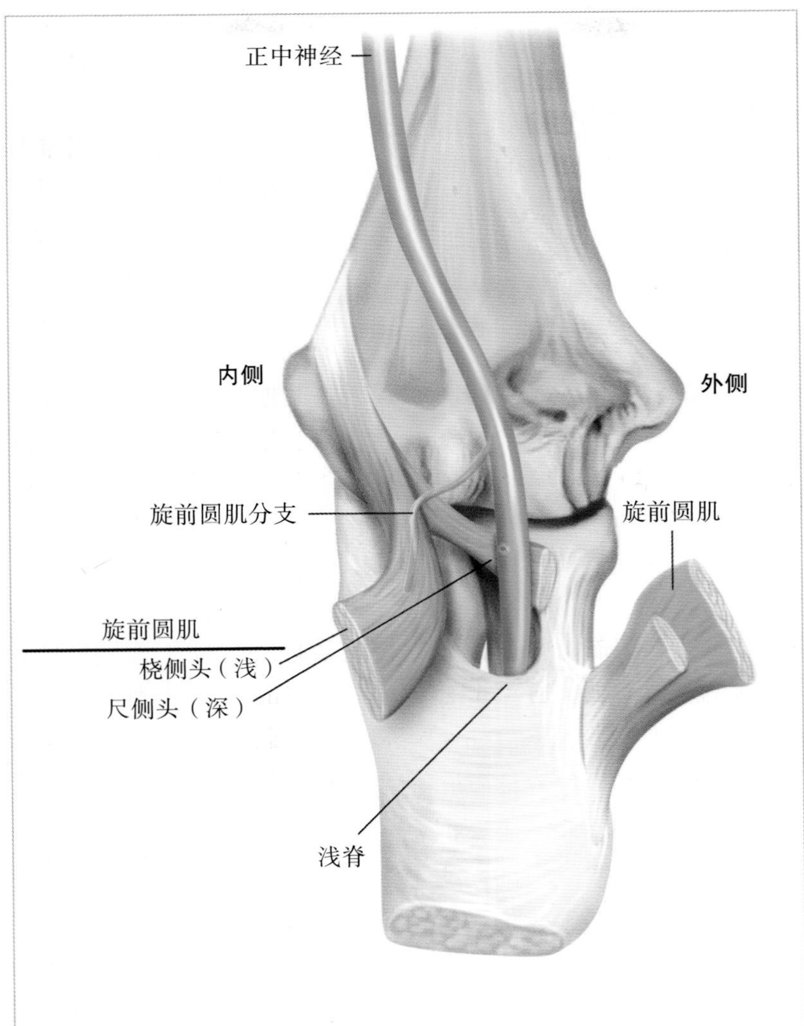

图 1.20　旋前圆肌综合征和浅脊。正中神经可能在穿过旋前圆肌两个头之间时受到挤压、压迫。指浅屈肌两个头之间的纤维索状浅脊也有可能对于正中神经产生压迫

感到使用第一、二指拿捏物品时笨拙、无力（例如拿捏咖啡杯柄），但无疼痛，并且因为骨间前神经中没有皮肤感觉成分，因此也无麻木感。患者存在指深屈肌（第二、三指）、拇长屈肌和旋前方肌无力，OK 征阳性（图 1.11）。只有当正中神经支配的其他所有肌肉和感觉正常时，方可确诊骨间前神经麻痹。由于正中神经部分麻痹可以出现类似骨间前神经麻痹的症状，因此可能存在部分骨间前神经麻痹的情况（例如假性骨间前神经病）。尽管骨间前神经麻痹仅仅是一项临床诊断，但 MRI 仍然能够显示由此神经支配的 3 块肌肉失神经支配的特有影像。

- 类风湿关节炎患者可以出现无痛性自发指深屈肌腱和拇长屈肌腱断裂，导致类似骨间前神经麻痹的表现。为了防止误诊，可嘱患者放松并张开手部，检查者将自己的拇指用力横压在患者待检前臂腹侧距腕关节 5 ~ 7cm 位置，如果肌腱完整，此时可见患者各指被动屈曲。

1.4.3 腕管综合征

典型的腕管综合征症状为，能够导致患者夜间惊醒的桡侧半手掌和第一、二、三指酸痛、感觉异常，此不适可以通过“甩手”动作得到缓解。当然，每例患者的具体感觉均有所不同：可能为仅局限于手指的症状，或症状不能通过“甩手”缓解，或仅有感觉异常或寒冷感等。查体时可出现，第 1 ~ 3 指感觉减退、感觉过敏和（或）震动感觉减弱。请牢记，掌皮支是正中神经中支配大部分手掌部感觉的分支，而其并不走行于腕管中。因此，大鱼际部位的客观感觉检查应该并通常是正常的。然而，患者常会主诉此区域内疼痛和“异常”感觉。在严重病例中还会出现大鱼际肌肉萎缩和拇指屈曲、对掌及手掌外展功能减弱。偶尔可见单纯的大鱼际运动支压迫。其他查体包括腕关节部位的 Tinel 征、Phalen 试验（屈腕试验）和反 Phalen 试验（腕背伸试验）。屈曲患侧腕关节 1min 左右出现相应症状者为 Phalen 试验阳性；背伸患侧腕关节导致相应症状者为反 Phalen 试验阳性。

腕管内占位性病变（例如腱鞘囊肿、蚓状肌变异、骨折等）可使患者易于产生腕管综合征的相关症状。某些系统性疾病，例如糖尿病、慢性透析治疗、类风湿关节炎、肢端肥大症、肥胖和甲状腺功能减退，同样可以导致腕管综合征发生。腕管综合征的遗传倾向也已见诸报道（家族性腕管综合征），这些患者被认为是由于腕管狭窄和（或）腕横韧带增厚所致。

使用简单的“轻度、中度、重度”的分级方法对腕管综合征进行分类，有助于治疗方案的确定和预后的判断。轻度腕管综合征的临床表现为夜间麻木、刺痛，偶有日间症状；通常发生部位为中指及手掌部；日间大部分时间手部感觉正常；在发病早期，通常无明显疼痛感；受累手指两点分辨力通常正常，振动感觉和轻触觉有所增强；无肌力下降或肌肉萎缩。中度腕管综合征患者通常全天均有较明显症状，感觉查体显示，轻触觉和振动感觉减退；手指两点分辨力可以正常；腕部出现 Tinel 征，Phalen 征可为阳性；此时仍然没有肌力下降表现。重度腕管综合征表现为持续性症状，可能出现肌力下降和肌肉萎缩，而此时可以因神经受损严重而出现 Tinel 征阴性情况。再次强调，轻度腕管综合征患者并非每次均可见到阳性体征，要结合其病史方可做出诊断。中度腕管综合征患者存在感觉异常，并且通常会有 Tinel 征等体征阳性表现。重度腕管综合征患者存在持续感觉症状，并且可能存在运动减弱。

第 2 章
尺神经

2.1 解剖基础

2.1.1 上 臂

臂丛神经内侧束在上臂参与组成正中神经，向下延续形成尺神经。尺神经主要由来自 C_8 和 T_1 的脊神经纤维组成。C_7 的神经纤维也可能参与尺神经的组成（随后将讨论）。

内、外侧束在腋动脉前方“M”型交汇形成其终末支。“M”型的外侧脚是肌皮神经，内侧脚是尺神经，中间的“V”字型即为内外侧束汇合形成正中神经的部位（图 2.1）。

在内侧束形成尺神经之前发出了两个重要的感觉分支——臂内侧皮神经和前臂内侧皮神经，分别支配上臂和前臂内侧半皮肤感觉（图 2.2）。因此，该神经支配区域皮肤感觉丧失有助于确定损伤位于尺神经近端。

臂内侧皮神经在腋窝附近穿过浅筋膜走行于皮下支配上臂内侧皮肤感觉，其远端可以走行至肱骨内上髁的后方，在行尺神经减压松解术时有可能被无意中切断损伤。

前臂内侧皮神经分为前、后两支，分布于肱骨内上髁近端和前方，其在接近分叉处时穿过浅筋膜进入前臂皮下部位。前分支

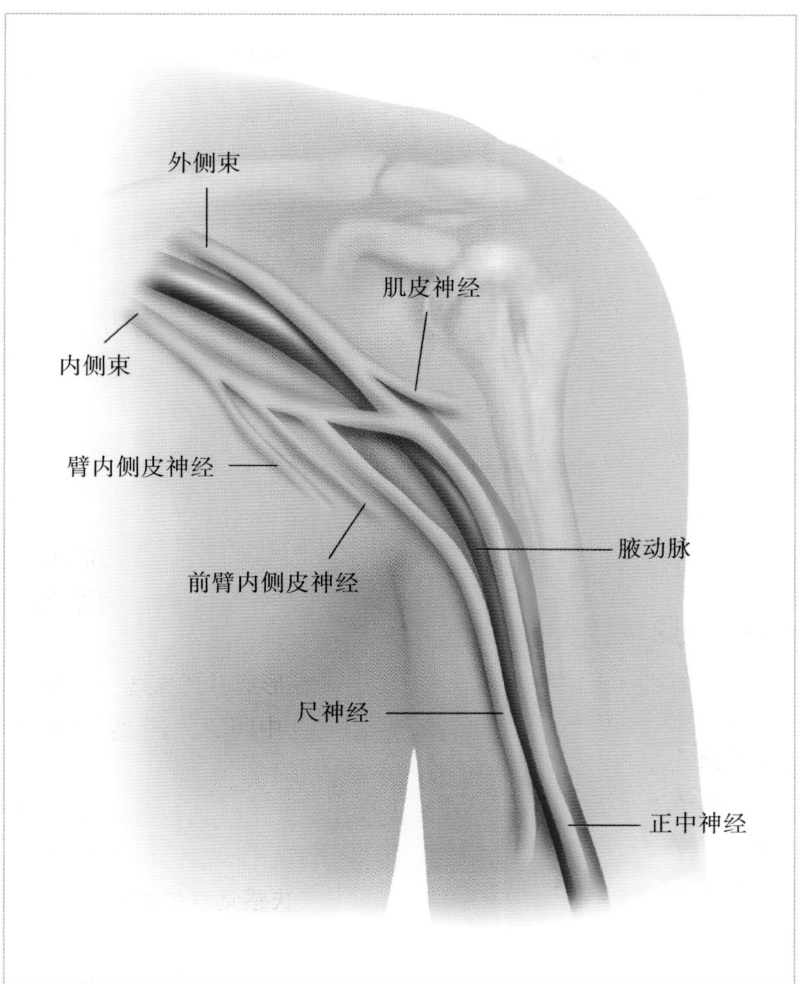

图 2.1　尺神经在腋窝部的起源。内、外侧束在腋动脉前方“M”型交汇形成其终末支。“M”型的外侧脚是肌皮神经，内侧脚是尺神经，中间的“V”字型即为内外侧束汇合形成正中神经的部位

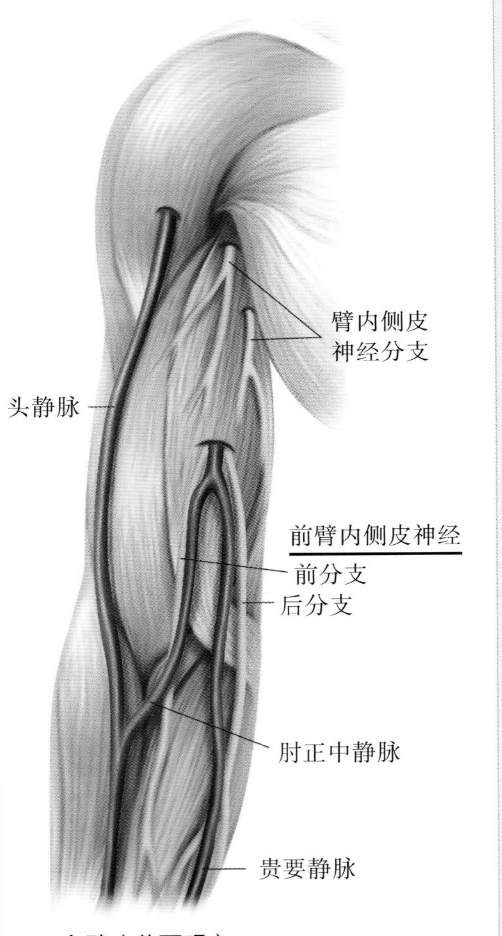

图 2.2 臂内侧皮神经和前臂内侧皮神经走行。在内侧束形成尺神经之前发出了两个重要的感觉分支——臂内侧皮神经和前臂内侧皮神经，分别支配上臂和前臂内侧半皮肤感觉

沿前臂前内侧走行，而后分支沿前臂后内侧走行。后分支通常会经过行尺神经减压松解术的手术区域，术中可能导致其损伤。在肘窝前方显露正中神经时可能损伤前分支。

尺神经在上臂近端伴随肱动脉内侧走行，与走行在肱动脉外侧的正中神经相对（图 2.3）。在此部位，尺神经走行于分隔屈肌间

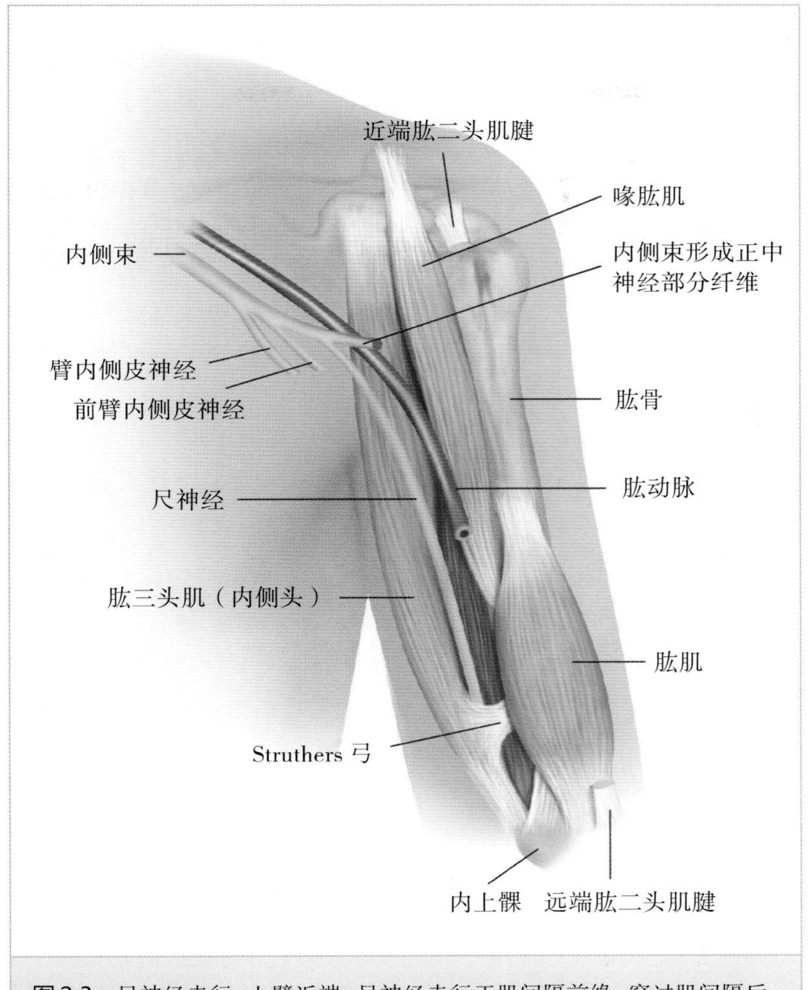

图2.3　尺神经走行。上臂近端，尺神经走行于肌间隔前缘。穿过肌间隔后，尺神经被肱三头肌被包裹走行在肱三头肌内侧头的前内侧面

室和伸肌间室的筋膜平面，肌间隔的前缘。在上臂中段喙肱肌附丽于肱骨处，尺神经穿过此肌间隔。肱动脉的分支尺侧上副动脉与尺神经伴随穿过这一间隔。尺神经穿过肌间隔后即被肱三头肌

内侧头的前内侧面包绕，并在其中继续向远端走行。人群中有约50%的肌间隔筋膜延伸形成拱形结构连接于肱三头肌内侧头，此结构位于上臂中下1/3，仅有数厘米长，称为Struthers弓。当此弓形结构出现时，在肱三头肌内侧包裹深在的尺神经走行于其下方。特别需要注意区分其与Struthers韧带的不同。Struthers韧带为连接肱骨干远端异常髁上突与肱骨内上髁的结构（参见第1章的正中神经部分）。尺神经在肱三头肌内侧头逐渐变窄为远端肌腱时由其中穿出并走行于肘关节内后方区域，由肱动脉发出的尺侧下副动脉在此处与尺神经伴行。尺侧下副动脉的分支与尺神经共同走行并穿过肘部。

尺神经走行过程中每一段的活动性均有所不同。在上臂上半部分肌间隔前方尺神经可以活动，随着其向远端走行于Struthers弓下方（如果存在），最终被肱三头肌包绕而无法活动。尺神经经过肘关节髁后窝近端时再次可以活动。

- 在很多人中，可以见到由外侧束来源的C_7神经纤维形成尺神经，这种与臂丛神经的通讯被称为尺神经外根。
- 在少数人中，前臂内侧皮神经，尤其是靠近近端的臂内侧皮神经，均可以由尺神经直接分支而成。

2.1.2 肘

在尺神经由上臂下端肱三头肌内侧头穿出后，随即进入肘关节髁后窝。髁后窝是一个由肱骨内上髁（前侧、内侧）和尺骨鹰嘴（后侧、外侧）组成的弯曲骨性凹槽。在此凹槽中，尺神经易于受到来自外侧的损伤。走行经过肘关节后，尺神经随即穿入尺侧腕屈肌下方，并在其保护下继续下行。

骨性髁后窝下方区域称为肘管，其可分为两个部分（图2.4）：第一部分是由连接尺侧腕屈肌近端两肌腱及覆盖于尺神经上方的腱膜组成。此腱膜结构存在多种变异，并可向近端延伸连接肱骨内上

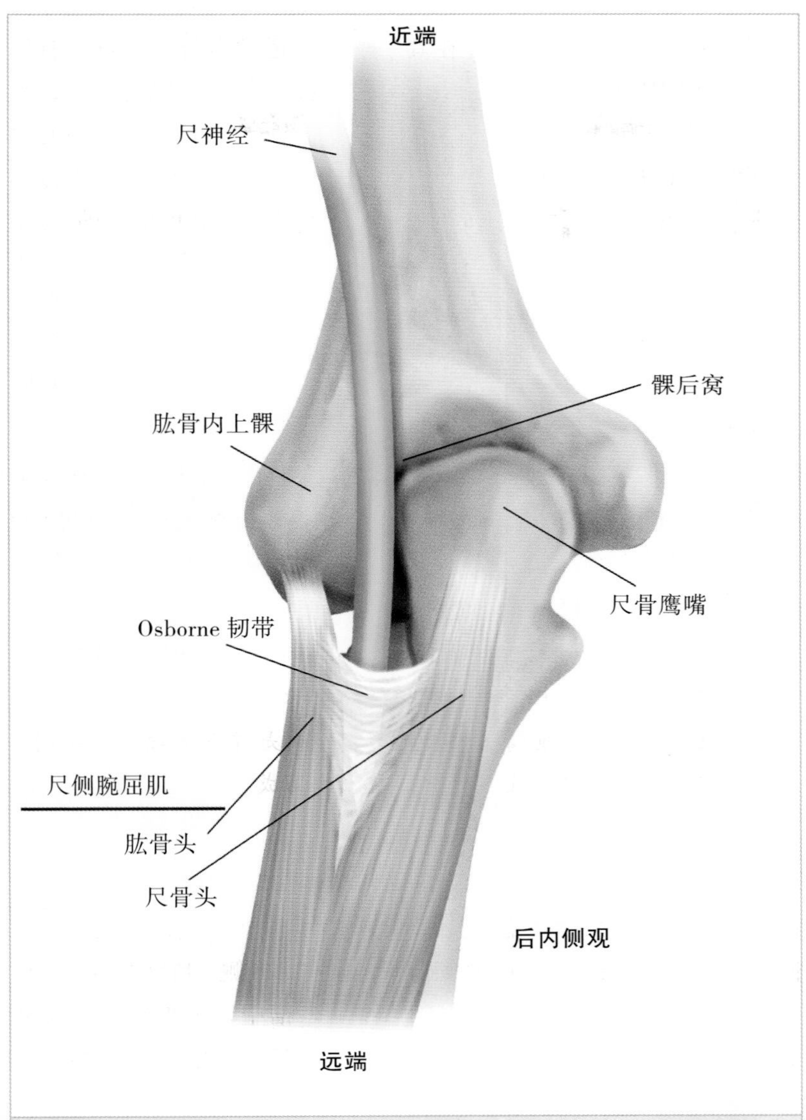

图 2.4　肘与肘管。尺神经出肘后窝后即走行于肘管之内。在大约 75% 的人群中，尺侧腕屈肌之间的腱膜增厚，称为 Osborne 韧带或 Osborne 腱膜

髁和尺骨鹰嘴。因此，实际上此腱膜结构有可能覆盖骨性髁后窝。第二部分是尺神经在尺侧腕屈肌两个头之间及下方走行的区域。在约 75% 的人群中，尺侧腕屈肌之间的腱膜组织非常厚，被称为 Osborne 韧带，其可造成尺神经压迫，这将在后文专门讨论。

肘关节解剖的动态变化十分重要。当肘关节屈曲时，上述尺侧腕屈肌腱膜张力增加，有可能使走行于其下方的尺神经受到挤压（图 2.5）。此外，当尺侧腕屈肌收缩时，尺神经也容易在上述靠远端的肘管第二部分受到挤压。这就是为什么同时向尺侧屈曲肘关节和腕关节时可以导致肘部尺神经卡压症状。

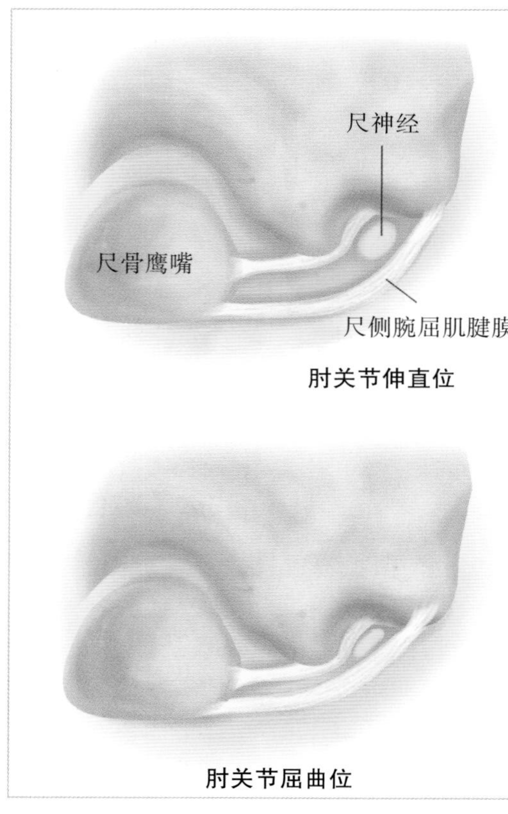

图 2.5 肘管容积随着肘关节屈曲而减少。而且，尺侧腕屈肌收缩也会导致肘管肌肉下方部分缩窄（未显示）。这就是为什么同时向尺侧屈曲肘关节和腕关节时可以导致肘部尺神经卡压症状

- 覆盖髁后窝和尺侧腕屈肌两头之间的腱膜在人群中存在很大的变异。事实上，有些人在此部位完全没有腱膜覆盖，其尺神经可以在肘关节屈曲时由肱骨内上髁缓慢或迅速地滑动。
- 约 10% 的人群中存在肱骨滑车上肘肌。此肌肉由肱骨内上髁横跨至尺骨鹰嘴，在一定情况下会引起尺神经刺激症状。

2.1.3 前 臂

尺神经由尺侧腕屈肌两个头之间穿入其下方，向前臂远端走行于尺侧腕屈肌和指深屈肌之间。在发出支配尺侧腕屈肌的分支后，尺神经通常仅发出一个主要分支支配指深屈肌。尺神经沿肱骨内上髁至腕关节豌豆骨连线方向走行，在前臂远端 1/3 无肌肉覆盖保护，走行于尺侧腕屈肌腱内侧和指浅屈肌腱外侧之间。肱动脉在肘前窝处分出尺动脉，其在向前臂远端走行时逐渐向内侧偏移靠近并最终在接近腕关节时与尺神经伴行，动脉在神经外侧，伴行进入手部。

尺神经在前臂远端 1/2 处发出两个感觉分支。一个是尺神经背侧皮支，它由距腕关节 5 ~ 10cm 处发出后即折返远离尺神经背侧中线，向前臂远端背侧走行于尺骨与尺侧腕屈肌腱之间。当此分支走行至距腕关节几厘米时，它穿过前臂筋膜走行于皮下；另一个感觉分支是尺神经掌皮支，其与正中神经掌皮支呈镜像分布。此分支由距腕关节 5 ~ 10cm 的尺神经掌外侧面发出，与尺神经并行几厘米后进入皮下，接近腕关节远端时折叠并分支于小鱼际。

- 尽管尺神经背侧皮支通常在尺神经掌皮支近端发出，但在某些人也可在其远端发出；或者，尺神经背侧皮支有可能从桡浅神经发出。
- 在前臂，尺神经和骨间前神经之间可能出现通过 Martin-Gruber 吻合支相交通的情况（参见第 1 章的正中神经部分）。

2.1.4 腕和手

在本节的论述中，内侧指手小鱼际侧，外侧指手大鱼际侧。尺神经和尺动脉经 Guyon 管进入手部（图 2.6）。Guyon 管仅有一个入口，但其远端有两个出口，一个深入手部，另一个表浅。在 Guyon 管中存在多种结构：内侧壁的骨性突起为豌豆骨；外侧壁远端为钩状骨的钩部；在其末端存在一叉状结构。外侧通道深入手部走行后即刻迅速转向外侧，而内侧通道则仍在靠近近端的同一平面内走行。在检查 Guyon 管的边界时，应分近端和远端两部分进行。

Guyon 管的近侧半由腕横韧带组成底部，由浅腕掌侧韧带组成顶部（图 2.7）。掌短肌也参与 Guyon 管近端顶部的组成。浅腕掌侧韧带与其下方的腕横韧带融合形成 Guyon 管的外侧壁。然而，浅腕掌侧韧带仅组成 Guyon 管近端外侧壁。尺侧腕屈肌腱和远端的豌豆骨（前述壁上第一道突起）组成近端内侧壁。

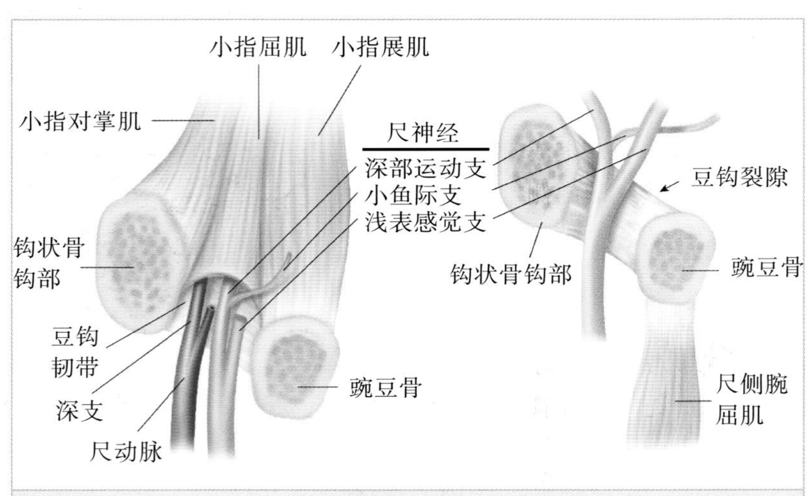

图 2.6　尺神经的腕部走行。尺神经和尺动脉经 Guyon 管进入手部。Guyon 管仅有一个入口，但其远端有两个出口，其中一个深入手部，另一个表浅

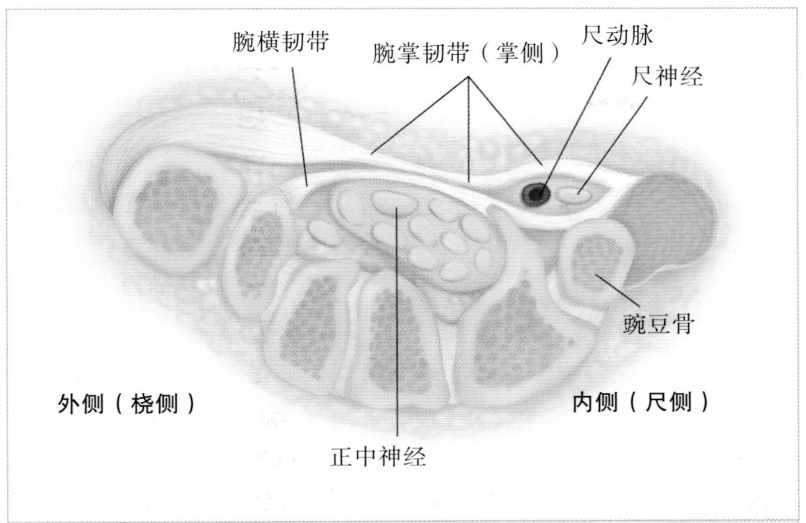

图 2.7　Guyon 管的近端截面。Guyon 管的近侧半由腕横韧带组成底部，由浅腕掌侧韧带组成顶部。浅腕掌侧韧带与其下方的腕横韧带融合形成 Guyon 管深部外侧壁

钩状骨的钩部组成 Guyon 管远侧半外侧壁（前述壁上第二道突起），而较短的内侧壁由豌豆骨组成。远端底部由豆钩韧带及豆掌韧带组成，尺神经在此两韧带上方浅层走行。远端顶部继续由浅腕掌侧韧带组成，而通常由小指屈肌连接豌豆骨与钩状骨钩部形成拱形结构组成远端深在分支管道的顶部。进入此深在分支管道的入口被称为豆钩裂隙。

尺神经在 Guyon 管远端分为一深在运动支和一浅行感觉支。正如其名称所示，浅支与尺动脉伴行穿过内侧浅层管道，而深支与尺动脉深分支伴行走行于小指屈肌形成的拱形结构下方。深支在进入拱形结构之前发出细小侧支支配小鱼际肌肉。深支穿过 Guyon 管进入手部之后，深在运动支在各指屈肌腱深层朝中线方向向外侧走行。浅支则分别支配第四、五指的感觉。

- 偶尔也会出现尺神经过早发出分支的解剖变异。例如，尺神经可能会在豌豆骨近端发出分支，且浅行感觉支部分或全部神经纤维与掌皮支相交通；另一种变异是，深在的运动支在进入豆钩裂隙前分支，且其中一部分在钩状骨钩部外侧进入腕管，并在掌部重新汇入尺神经深支。

2.2 运动神经支配和查体

尺神经主要负责手部和手指的精细运动（图 2.8），其支配的肌肉可分为：前臂群（4 块）、手内肌（3 群）、鱼际群（2 块）。尺神经不支配上臂肌肉。

2.2.1 前臂群

尺神经支配的第一块肌肉是尺侧腕屈肌（C_7 ~ T_1）。支配尺侧腕屈肌的分支由肘管或其远端发出，查体时应分两部分进行：首先，在外展小指时于腕关节近端观察及触诊尺侧腕屈肌腱（图 2.9）。当尺侧腕屈肌收缩稳定豌豆骨后，小指展肌方可外展第五指；其次，嘱患者握拳，腕关节尺偏后屈曲对抗阻力（图 2.10）——此为尺侧腕屈肌的基本功能。

尺神经在前臂支配的第二块肌肉为第四和第五指的指深屈肌（C_8、T_1），其在前臂近端指深屈肌和尺侧腕屈肌之间走行时发出分支支配此肌肉。此肌肉的查体方法与正中神经支配的指深屈肌相同，通常检查第五指：如图所示固定小指近端指间关节，嘱患者屈曲远端指间关节（图 2.11）。

- 支配尺侧腕屈肌的神经分支在 5% 的人群中由肘关节近端发出。
- 尽管正中神经的骨间前支可能偶尔会支配第四指远端指间关节的屈曲（除了支配第二和第三指以外），但相应第五指的活动总是由尺神经支配。

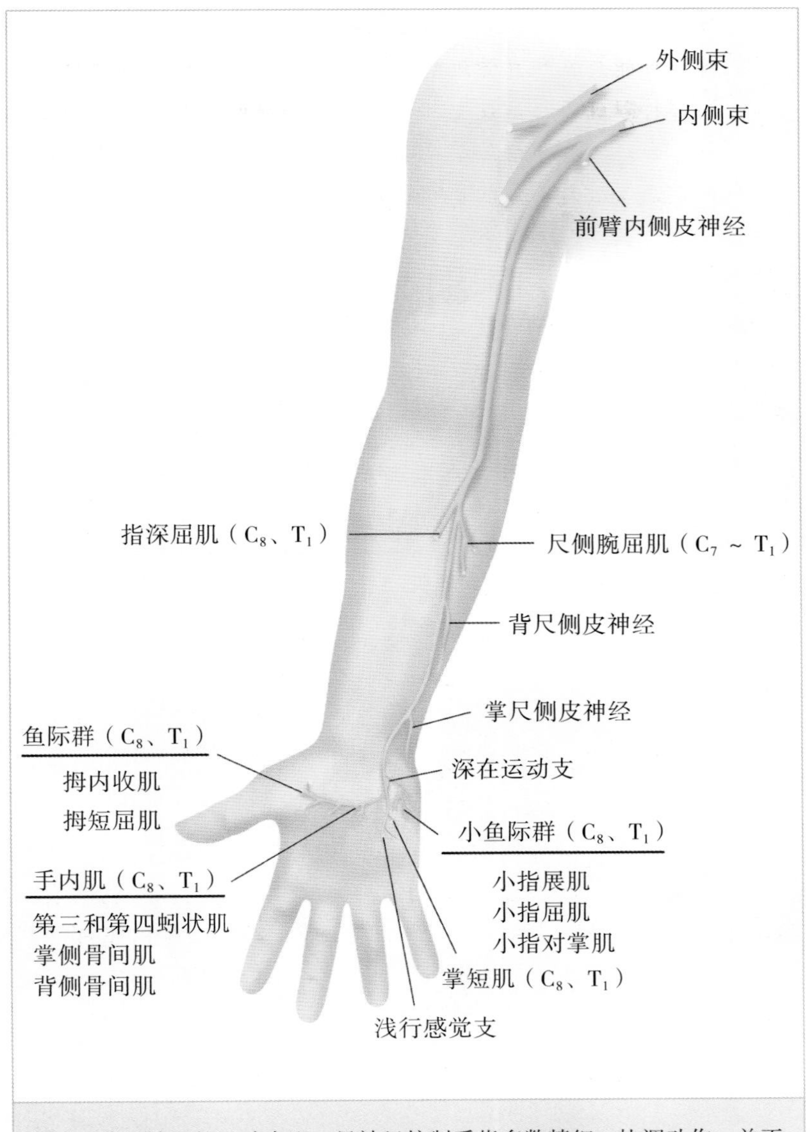

图 2.8　尺神经的运动支配。尺神经控制手指多数精细、协调动作，并不支配上臂肌肉

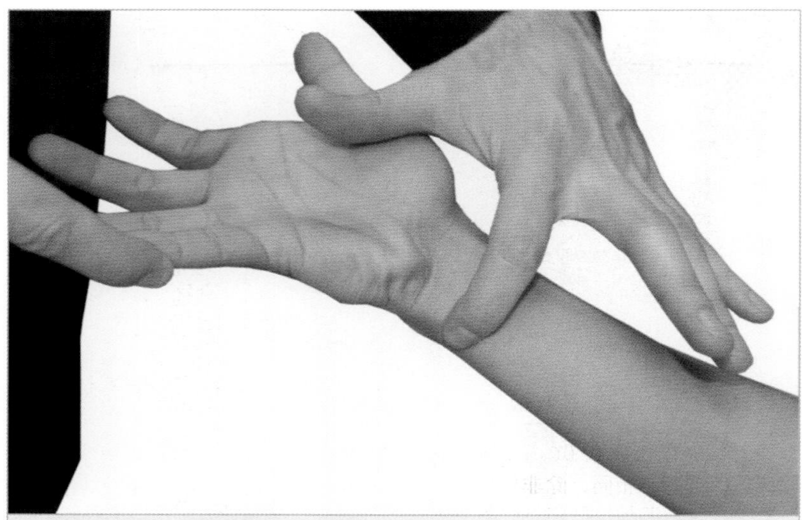

图 2.9 尺侧腕屈肌（C_7 ~ T_1）查体——稳定豌豆骨：嘱患者外展小指，在腕关节近端观察及触诊尺侧腕屈肌。当尺侧腕屈肌收缩，稳定豌豆骨后，小指展肌方可发挥作用

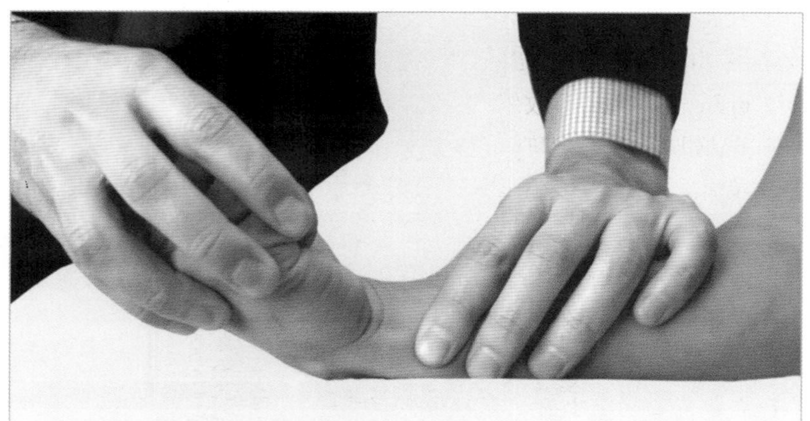

图 2.10 尺侧腕屈肌（C_7 ~ T_1）查体——腕关节屈曲：嘱患者握拳，腕关节尺偏后屈曲对抗阻力，此为尺侧腕屈肌的基本功能

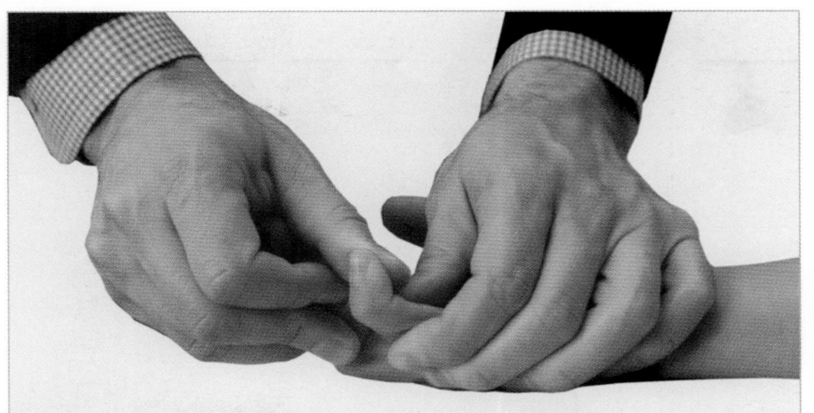

图 2.11　指深屈肌（C_8、T_1）查体：对于此肌肉的查体方法与正中神经支配的指深屈肌相同，除非要比较尺神经和正中神经的支配主导地位，否则通常检查第五指。固定近端指间关节，嘱患者屈曲远端指间关节对抗阻力

2.2.2 小鱼际群

尺神经在 Guyon 管内分为浅行感觉支和深在运动支，浅行感觉支在 Guyon 管远端分出，仅支配掌短肌（C_8、T_1）。掌短肌构成了 Guyon 管顶部，其收缩时可以牵动小鱼际皮肤收缩，在抓握等动作时增加了手心深度，可能有利于动作完成。掌短肌查体时，嘱患者小指用力外展，同时“收缩”小鱼际肌肉，即可观察到其周围皮肤收缩（图 2.12）。

深在运动支在进入豆钩裂隙之前发出一细小分支支配小鱼际，此分支支配小鱼际处的 3 块肌肉：小指展肌、小指屈肌和小指对掌肌。嘱患者外展第五指对抗阻力以检查小指展肌（C_8、T_1）功能（图 2.13），检查时应注意，此肌肉力量微弱，检查者稍用力即可完全对抗其外展作用。检查小指屈肌（C_8、T_1）时，检查者控制固定患者第五指的指间关节，嘱患者屈曲掌指关节对抗阻力（图 2.14）。需要注意的是，第五指掌指关节屈曲动作不仅由小指屈肌收缩引

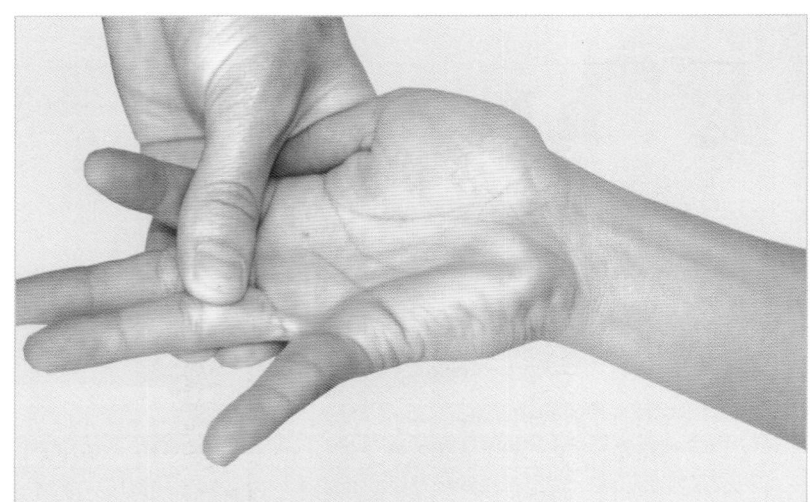

图 2.12 掌短肌（C_8、T1）查体：嘱患者小指用力外展，同时“收缩”小鱼际肌肉，即可见到其周围皮肤收缩

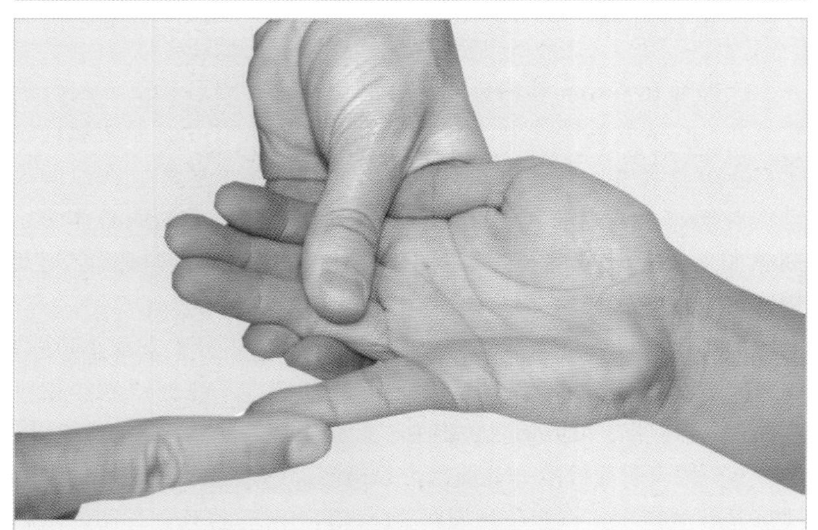

图 2.13 小指展肌（C_8、T_1）查体：嘱患者外展第五指对抗阻力。检查时要注意，此肌肉力量微弱，检查者稍用力即可完全对抗其外展作用

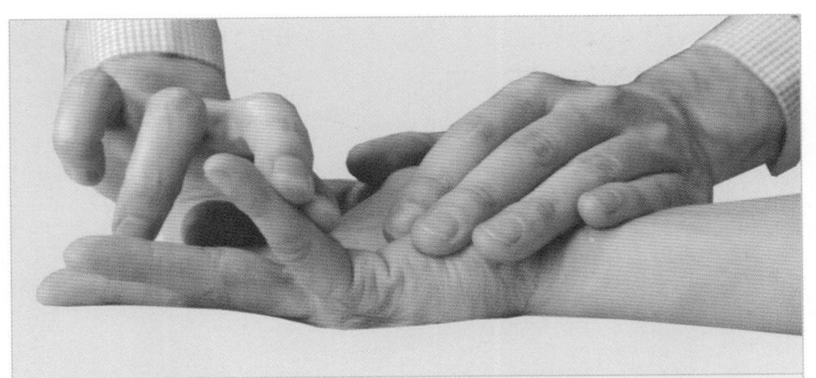

图 2.14　小指屈肌（C_8、T_1）查体：检查者控制固定患者第五指的指间关节，嘱患者屈曲掌指关节对抗阻力。第五指掌指关节屈曲动作不仅由小指屈肌收缩引起，同时也有第四蚓状肌和骨间肌共同参与

起，同时也有第四蚓状肌和骨间肌共同参与。检查小指对掌肌（C_8、T_1）功能时，嘱患者将拇指和小指远端指节相对拿捏并保持，检查者用力将患者的小指反向牵拉（图 2.15）。上述这些肌肉的慢性失神经支配可以反映出小鱼际萎缩。

2.2.3 手内肌

手内肌细小且深在，可分为 3 组：蚓状肌、掌侧骨间肌、背侧骨间肌。蚓状肌协助掌指关节屈曲，且当掌指关节固定于过伸位时协助伸直近端指间关节。背侧骨间肌使手指外展或相互分开，掌侧骨间肌使手指内收或相互合拢，同时他们也协助蚓状肌屈曲掌指关节。尺神经深支支配第三、四蚓状肌（作用于第四、五指）和全部掌侧骨间肌及背侧骨间肌。

检查第三、四蚓状肌（C_8、T_1）时，检查者固定患者第四、五指掌指关节于过伸位，嘱患者伸近端指间关节对抗阻力（图 2.16）。对于食指的查体可作为一个简便的检查骨间肌功能的方法——患者将被检查手放置于一平面上，嘱其外展 [第一背侧骨间肌 (C_8、

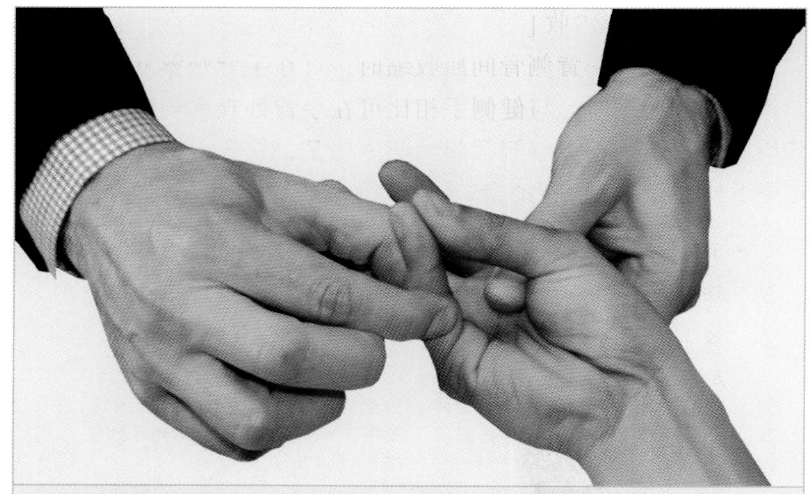

图 2.15　小指对掌肌（C_8、T_1）查体：嘱患者将拇指和小指远端指节相对拿捏并保持，检查者用力将患者小指向反向牵拉

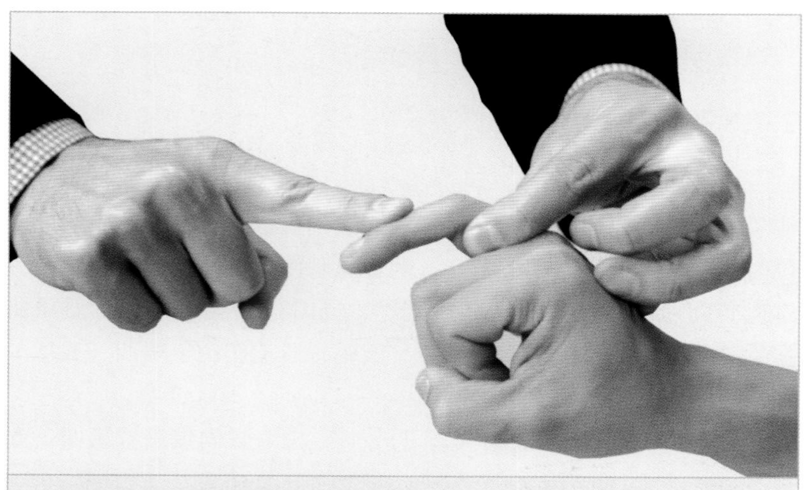

图 2.16　第三、四蚓状肌（C_8、T_1）查体：检查者固定患者第四、五指掌指关节于过伸位，嘱患者伸近端指间关节对抗阻力

T_1)]（图 2.17）或内收 [第二掌侧骨间肌 (C_8、T_1)]（图 2.18）食指对抗阻力。当第一背侧骨间肌收缩时，可在手背观察并触及。当背侧骨间肌萎缩时，与健侧手相比可在手背处观察到明显凸起的伸肌腱。另一个检查掌侧骨间肌的方法是，检查者尝试用手指穿过患者伸直且并拢手指的指缝。

- 中指屈肌（指浅屈肌和指深屈肌）快速收缩屈曲可以替代指内收作用；反之，指伸肌快速伸展可以替代指外展作用。为了防止此种替代作用应单独检查骨间肌功能，在查体时应嘱患者伸直掌指关节。

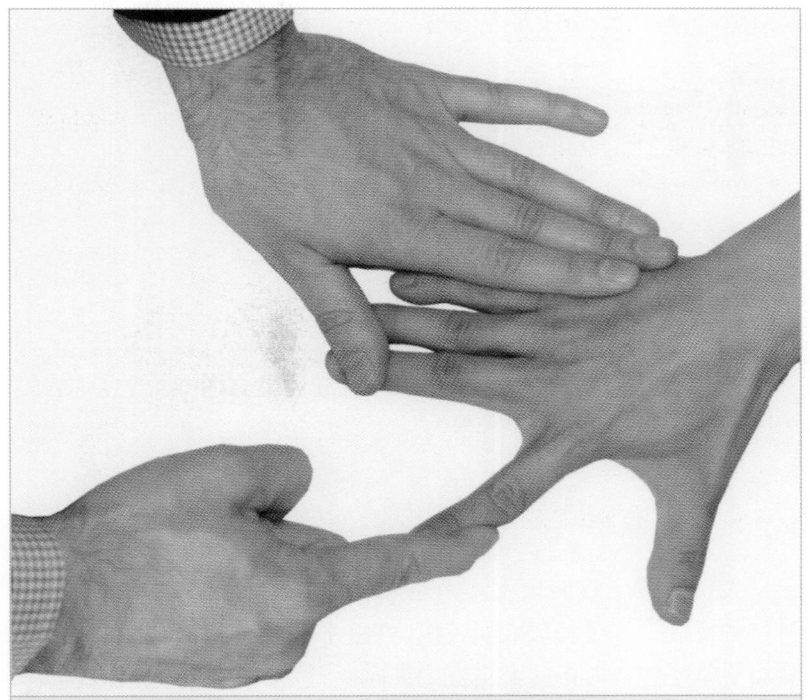

图 2.17　第一背侧骨间肌（C_8、T_1）查体：患者将被检查手放置于一平面上，嘱其外展食指对抗阻力。可于手背部观察和触及第一背侧骨间肌的收缩和（或）萎缩

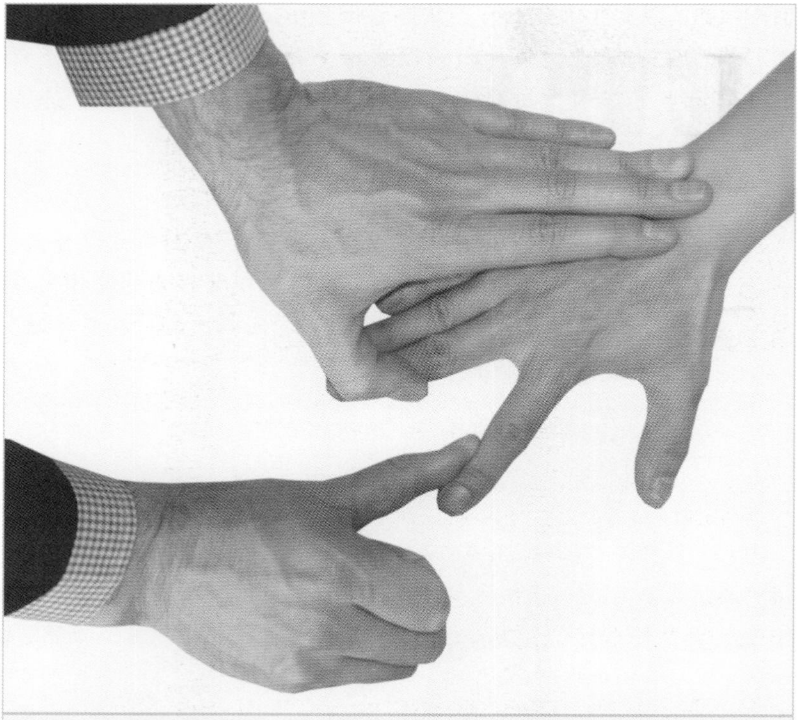

图 2.18 第二掌侧骨间肌（C_8、T_1）查体：患者将被检查手放置于一平面上，嘱其内收食指对抗阻力。此外，检查者还可以尝试用手指穿过患者伸直且并拢手指的指缝（图中未显示）

2.2.4 大鱼际群

大鱼际群中有两块主要由正中神经支配的肌肉同时也接受尺神经的支配。一是拇内收肌（C_8、T_1），检查此肌肉功能时，嘱患者将手掌平伸，拇指向上垂直于桌面，用力内收拇指对抗阻力（图 2.19）。由于此肌肉体积较大，当其萎缩时会引起大鱼际功能失用。

第二块肌肉是拇短屈肌深头（C_8、T_1），其浅头由正中神经支配，由于该肌肉受到双重神经支配，因此其查体意义不大。但当尺神经受

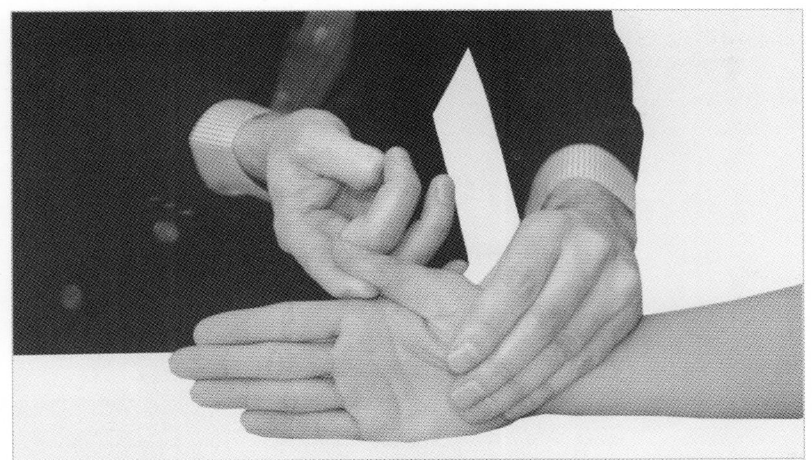

图 2.19　拇内收肌（C_8、T_1）查体：嘱患者将手掌伸平，拇指向上垂直于桌面，用力内收拇指对抗阻力

损伤时，仍然可以通过与健侧对比发现不同。检查时，嘱患者保持拇指指间关节伸直时屈曲掌指关节，以此减少拇长屈肌的代偿（图 2.20）。

2.2.5 Martin-Gruber 和 Riche-Cannieu 吻合支

在本书的第 1 章中已经提到，正中神经和尺神经在前臂可能会与骨间前神经（Martin-Gruber 吻合支）相交通。第 2 条神经之间的交通可能出现在手掌深部，在正中神经大鱼际运动支与尺神经深支之间（Riche-Cannieu 吻合支）。手部运动神经支配的变异均或多或少地由此两条潜在吻合支主导。

尽管绝大多数存在解剖变异的患者中出现的是 Riche-Cannieu 吻合支，但其并非总是包括正中神经与尺神经之间的交通神经纤维。可是，当这两条神经之间存在交叉支配变异时，这种神经间联系要么通过前臂 Martin-Gruber 吻合支将已经转移给尺神经支配大鱼际运动的功能转移回正中神经，要么其将作为正中神经支配包括第一、二蚓状肌在内的全部蚓状肌的通路。应牢记，当出现

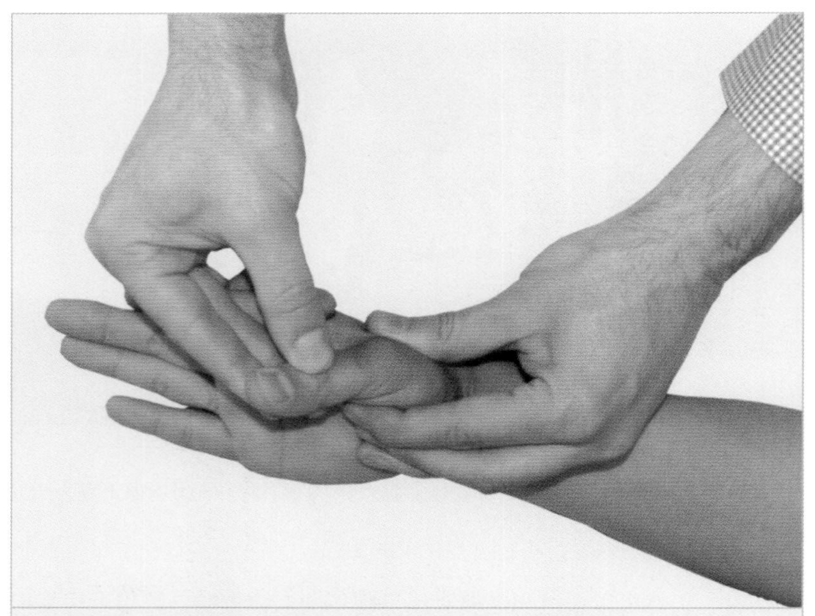

图 2.20　拇短屈肌（C_8、T_1）查体：由于该肌肉受到双重神经支配，因此对其查体的意义不大。但当尺神经损伤时，仍然可以通过与健侧对比发现不同。检查时，嘱患者保持拇指指间关节伸直时屈曲掌指关节，以此减少拇长屈肌的代偿

与正中神经或尺神经损伤不符的查体时，必须考虑到以上潜在吻合支存在的情况，并以此判断神经是否部分或全部受损伤。

2.3 感觉神经支配

除了由内侧束（如前所述）发出的臂内侧皮神经和前臂内侧皮神经以外，尺神经还有 3 个感觉分支。这些分支支配手内侧 1/3 的感觉（图 2.21）。

背尺侧皮神经于腕部背内侧穿过前臂筋膜，跨过腕关节分支支配背内侧 1/3 的手部感觉，及第四指内侧半和第五指的皮肤感觉。

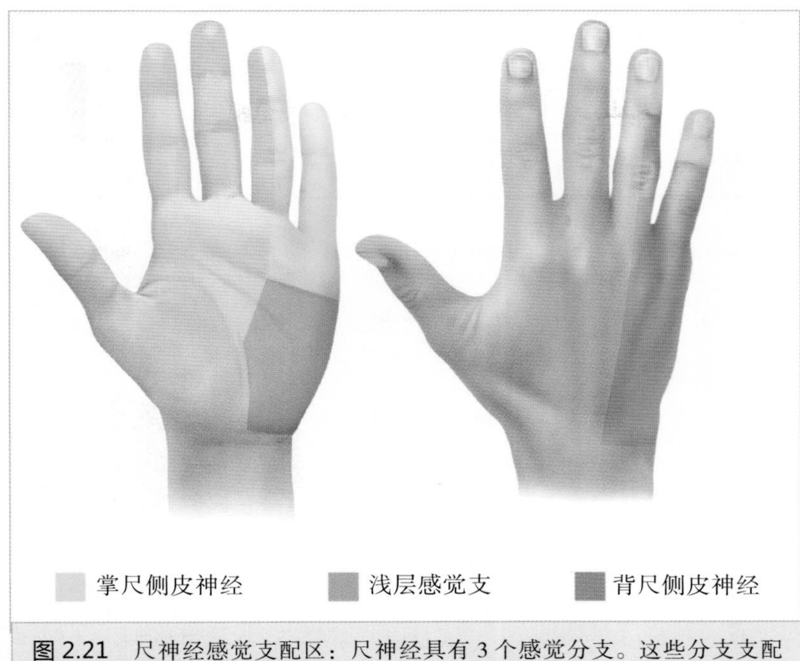

图 2.21　尺神经感觉支配区：尺神经具有 3 个感觉分支。这些分支支配手内侧 1/3 的感觉

尺神经浅层感觉支由掌面发出分支支配指甲周围及下方的皮肤感觉。对背尺侧皮神经的查体应在手背侧内 1/3 部分进行。

掌尺侧皮神经在小鱼际处进入皮下走行并支配该区域的感觉，手掌内侧 1/3 的感觉全部由其支配。然而，由于可能存在感觉支配区域变异，进行查体时的最佳区域为小鱼际处。

尺神经的浅层感觉支除支配掌短肌外，可以看作是单纯的感觉神经。它支配掌侧面第四指内侧半及第五指感觉和背侧远端指节（指甲）感觉，指神经将感觉传导至浅层感觉支。检查此神经感觉的最佳区域是第五指掌侧面。

- 尺神经的 3 个感觉支支配区域经常可以见到多种变异。例如，掌尺侧皮神经可能仅支配小鱼际近端，浅层感觉支支配剩余内侧掌面部分。另一种变异是，第四指感觉神经纤维全部来自正中神经（更常见）或尺神经。

2.4 临床表现和综合征

与正中神经相反，尺神经卡压多发生于肘部而非腕部。

2.4.1 上 臂

完全麻痹

发生在上臂的尺神经麻痹多由枪伤、撕裂、钝器伤等外伤引起。由于其与正中神经和肱动脉非常接近，因此常导致共同损伤。与正中神经一样，尺神经也可由于拐杖压迫或长时间垂于椅后（周六麻痹）而受到损伤。

由于可以导致手部精细协调运动丧失，因此完全性尺神经损伤对患者而言是灾难性的。严重的尺神经损伤会导致小鱼际（掌尺侧皮神经）、第五指及第四指尺侧半（浅层感觉支）、背内侧 1/3 手掌和手指（背尺侧皮神经）感觉丧失。如果感觉异常平面超过掌横纹上方 2cm，则可能同时存在前臂内侧皮神经的损伤，或臂丛神经内侧束的损伤，或 C8、T1 神经根的损伤。当尺神经完全损伤时，腕关节不能向尺侧屈曲。由于指深屈肌肌力减弱，第四指和第五指（更明显）远节指骨无法屈曲。手内肌肌力明显减弱，仅残留由正中神经支配的鱼际肌的功能。可以见到包括小鱼际肌、背侧骨间肌，甚至大鱼际肌（由拇内收肌萎缩导致）在内的明显肌肉萎缩。由于背侧和掌侧骨间肌麻痹，导致手指外展和内收活动丧失。然而，如前所述，部分手指的外展和内收功能可以由中指屈肌和伸肌的代偿而保留。

当尺神经受损患者伸开手掌时可以看到典型的“爪形手”畸形：第四指及第五指掌指关节过伸，合并此两指指间关节部分屈曲（图 2.22）。爪形手是由于第三、四蚓状肌功能丧失，同时伴有引起掌

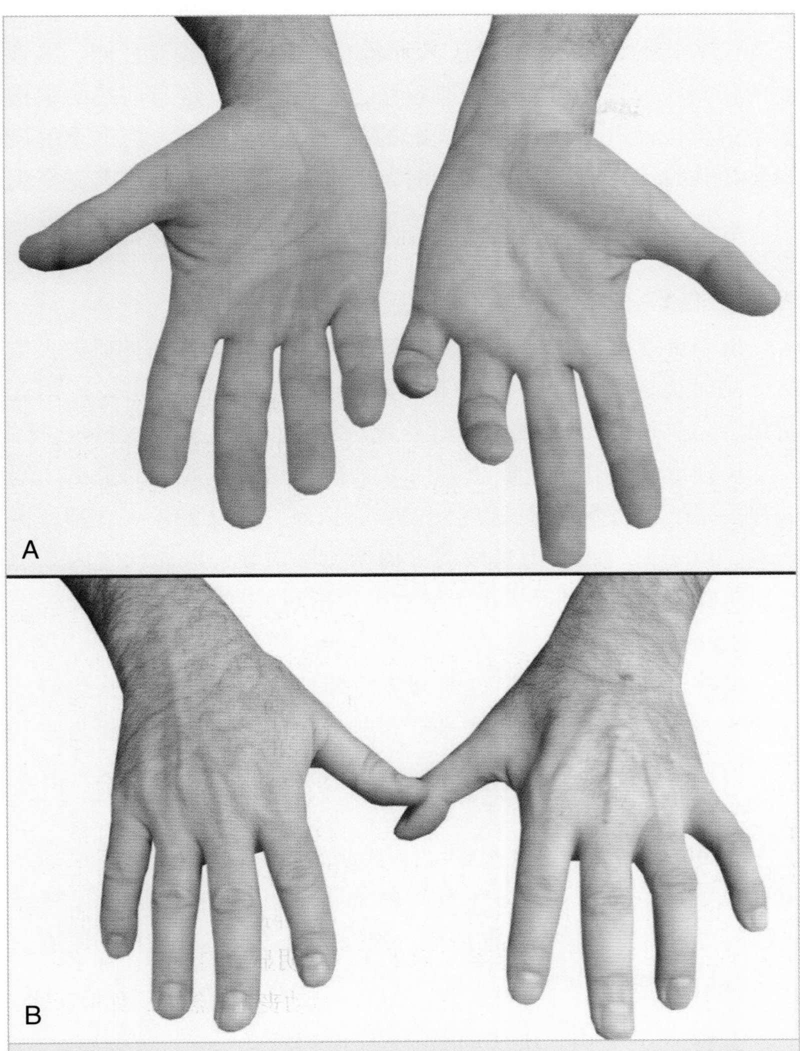

图 2.22　爪形手（左）：第四、五指掌指关节过伸（第五指更加显著），指间关节部分屈曲。手背可见背侧第一骨间肌明显萎缩（B），可与正常侧手相对比

指关节屈曲功能减弱的小指屈肌麻痹与骨间肌麻痹所致。由桡神经支配的指总伸肌失去拮抗，因而使得此两掌指关节过伸。尽管此两指指深屈肌麻痹，但其肌腱张力仍然存在，这与前述的掌指关节过伸以及其由正中神经支配的部分有关。此外，当严重的尺神经损伤发生于指深屈肌远端时（例如，损伤导致此肌肉完全失用），由于失去拮抗导致更加严重的远端指节屈曲，爪形手外观也更加明显。如果没有及时进行正规的物理治疗，由于涉及的肌肉挛缩可能导致手部功能永久丧失。

由于负责第五指外展的掌侧第三骨间肌麻痹，小指伸肌失去拮抗，同时桡神经支配的指总伸肌功能导致与健侧对比可发现第五指无法完全并拢，处于略分开的位置，将此症状称为 Wartenberg 征。

尺神经受损伤时，嘱患者用双手拇指掌面和紧握的拳头之间夹住一张纸用力撕开时可以引出 Froment 征（图 2.23）。在神经损伤侧，由于拇内收肌力量减弱，拇指无法内收，取而代之的是拇长屈肌收缩（正中神经支配）导致拇指指间关节屈曲代偿。

Struthers 弓

尺神经在手臂下半穿过肌间隔后即被肱三头肌内侧头包绕。在约 50% 的人群中存在一覆盖于尺神经之上，连接肌间隔与肱三头肌内侧头浅面的筋膜弓，即 Struthers 弓。此筋膜弓于肘关节上 8cm 左右发出，长约数厘米。

Struthers 弓并非引起尺神经压迫的原因。它的出现使得尺神经前置术更容易失败。如果在为存在 Struthers 弓的患者施行尺神经松解前置术时没有横断此筋膜弓，则因术后产生持续牵拉、压迫，导致症状无法缓解（图 2.24）。

2.4.2 肘

鹰嘴撞击

肘部尺神经卡压在临床上非常常见，仅次于腕管综合征（图 2.25）。主要临床表现为第四、五指感觉改变，包括感觉过敏、感

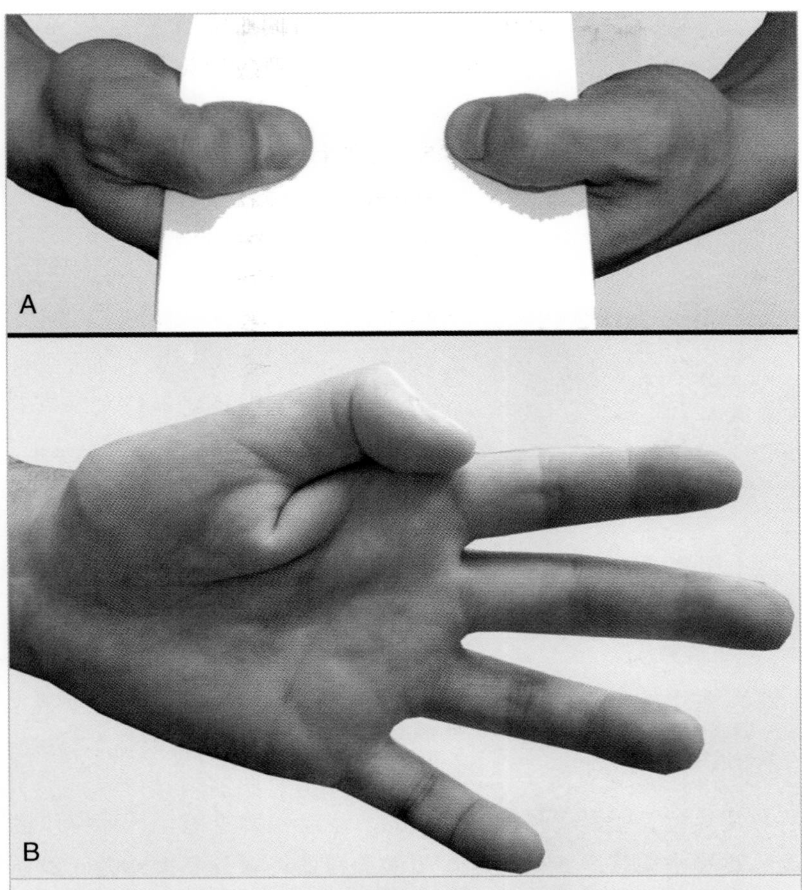

图 2.23　Froment 征：拇内收肌肌力减弱时，拇指无法内收，由拇长屈肌收缩导致的拇指指间关节屈曲代偿。上图显示当患者试图撕开纸张时，双侧拇指指间关节屈曲，双侧 Froment 征阳性。图 B 为嘱患者将拇指伸直并拢于手掌边缘时其指间关节屈曲，Froment 征阳性

觉减退、感觉异常。开始时为间断性症状，可在长时间前臂屈曲或在髁后窝处直接压迫尺神经后出现。医生需要注意询问患者是否从事单一重复动作工作，或是否有外伤史。如果患者晚上睡觉时将手臂屈曲或肘关节伸直压于硬物上，同样也会出现症状。虽

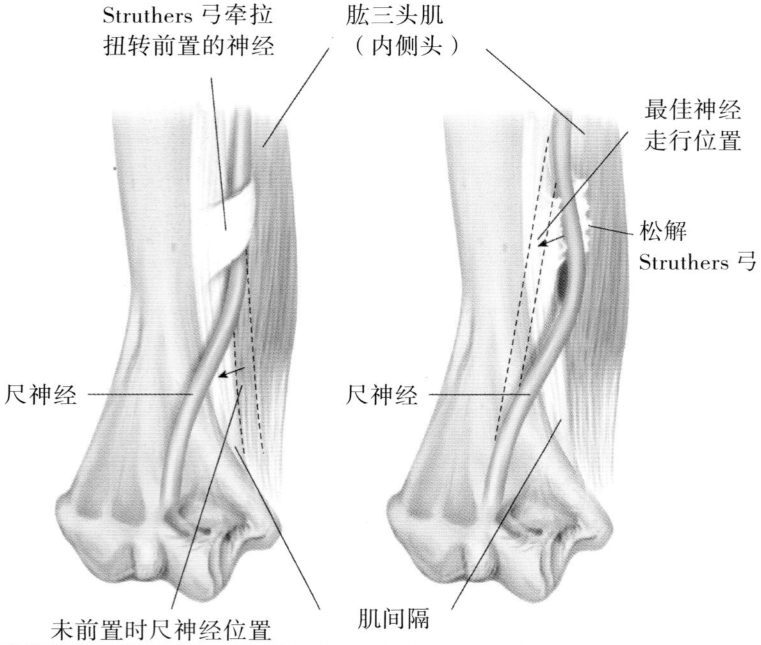

图 2.24 Struthers 弓压迫前置的尺神经。当此筋膜弓出现且在手术中未被彻底切断松解时，前置的尺神经会在 Struthers 弓处受到牵拉、压迫，导致出现相应症状

然不常发生，但肘部尺神经卡压偶尔也会像腕管综合征那样使患者从熟睡中痛醒。查体时亦可出现异常的轻触觉和振动觉。诱导性动作，如屈曲前臂 1min，可能导致症状出现。在髁后窝触及尺神经时重复屈曲肘关节，以此排除因尺神经或肱三头肌内侧头肌腱局部脱位引发的相似症状。然而，必须牢记，大多数情况下尺神经脱位是没有症状的。

随着神经病变的加重，患者通常主诉麻木感持续，髁后部区域疼痛，并沿前臂内侧向手部放射。可在髁后窝处引出 Tinel 征。当神经病变进一步加重时，由尺神经支配的手内肌肌力出现减弱。患者常会抱怨扣扣子或写字等手部精细动作变得笨拙。当出现中

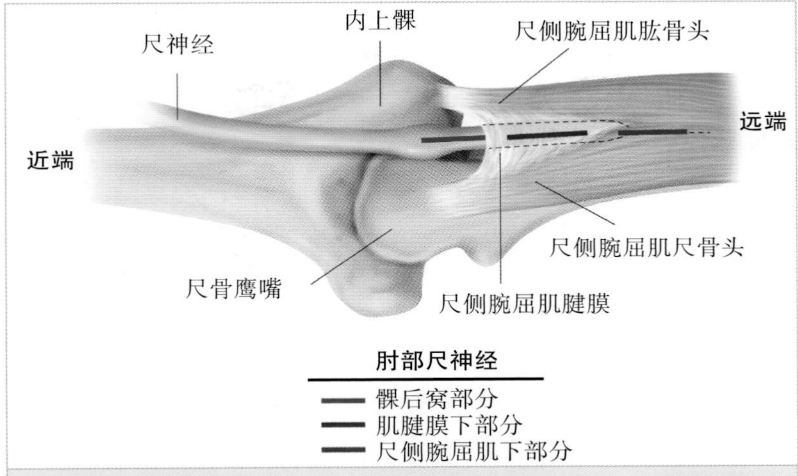

图 2.25　尺神经肘部压迫。术中神经动作电位检查显示，尺神经最易受到损伤的部位为，覆盖于髁后窝的筋膜近端。其他部位还有，尺侧腕屈肌两个头之间（肘管综合征）和 Osborne 韧带（如果存在）.

度至重度损伤时，手部两点辨别力受到影响。为了查明患者手内肌的受累情况，可以观察以下手指活动情况（与健侧对比）：快速拇指指尖碰触（阳性表现为动作迟缓且准确度降低）、手指同步屈曲和伸直（辨别早期爪形手）、握力测试（尺神经麻痹时肌力降低可达 80%）。

当尺神经压迫持续时，持续麻木、手内肌无力、肘部尺神经敏感及肌肉萎缩症状会逐渐加重。肌肉萎缩易于在小鱼际和背侧第一骨间肌处观察到。正中神经支配的手内肌（例如拇短展肌）应不受影响，否则可能会有 C_8、T_1 脊神经或臂丛神经下干或臂丛神经内侧束受损伤（例如神经源性胸廓出口综合征）。通常在尺神经慢性严重损伤的患者中均可以见到爪形手、Wartenberg 征和 Froment 征。尽管支配尺侧腕屈肌的神经是由髁后窝远端的尺神经分支而成，在肘管综合征时也很少出现此肌肉肌力下降，这可能与肘部尺神经内感觉神经纤维和手内肌神经纤维走行较为表浅，更易于受到激惹有关。如果损伤早期即出现尺侧腕屈肌肌力下降，则应考虑是否存在肘后窝近端损伤的可能。

术中神经动作电位记录证实，最常见的尺神经损伤发生于髁后窝肌腱膜覆盖的近端。肘部其他可能导致尺神经压迫损伤的位置还包括尺侧腕屈肌两个头之间（肘管综合征）和 Osborne 韧带（如果出现）处。

- 由于肘部骨折畸形愈合可能导致迟发性尺神经麻痹。在这些患者中，骨折导致前臂与肘部外翻成角，在伸直位时增加了尺神经走行距离，使在内侧走行的尺神经承受的压力增大，导致其更易受到压迫。
- 存在于部分患者中，附丽于肱骨内上髁与尺骨鹰嘴之间的肘肌，也可导致尺神经卡压。
- 尺神经损伤是肘部手术时最常见的神经损伤。

2.4.3 前　臂

屈肌 – 旋前肌筋膜

尽管极其罕见，但尺神经还是有可能受到增厚的屈肌 – 旋前肌筋膜卡压。压迫发生于前臂中部近端（距内上髁 5cm），尺神经通过尺侧腕屈肌和指深屈肌之间的部位。此部位的筋膜可能会非常厚，因此有导致神经受到压迫的可能。尽管尚无明确的相关综合征被报道，但此种压迫被认为与反复前臂旋前和腕关节屈曲活动有关。

背尺侧皮神经

偶尔可以见到，背尺侧皮神经由尺神经分支后穿过尺侧腕屈肌腱和尺骨之间进入手背部时受到压迫或横断。尺骨骨折、复位或顿挫伤均有可能伤及此神经。临床表现为患者手背内侧 1/3 出现麻木或感觉减退。在某些损伤中，可以在腕关节近端几厘米处敲击尺骨内侧缘引出 Tinel 征。

2.4.4 腕

Guyon 管

尺神经在腕部卡压十分罕见。尽管如此，根据尺神经在 Guyon 管中的分支走行，仍然有 3 处相对容易受压的区域：1 区，尺神经进入 Guyon 管前区；2 区，深在运动支受压区；3 区，浅层感觉支受压区（图 2.26）。

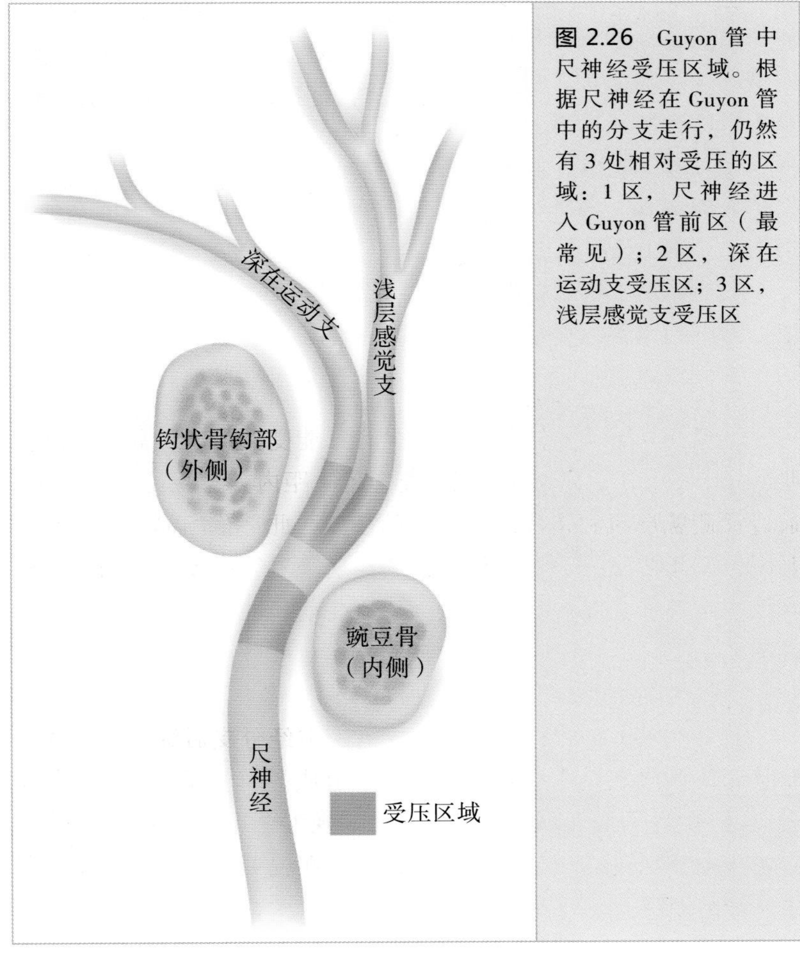

图 2.26　Guyon 管中尺神经受压区域。根据尺神经在 Guyon 管中的分支走行，仍然有 3 处相对受压的区域：1 区，尺神经进入 Guyon 管前区（最常见）；2 区，深在运动支受压区；3 区，浅层感觉支受压区

1 区损伤在尺神经分支前产生影响。通常是骨折或腱鞘囊肿引起 Guyon 管近端部分神经受到卡压。第五指和第四指掌面内侧半及相应甲床感觉消失。因未涉及掌尺侧皮神经，通常小鱼际感觉不受影响。患者可以出现包括爪形手、Wartenberg 征和 Froment 征在内的手内肌肌力下降表现。由于指深屈肌神经支配存在，因此患者表现出严重的爪形手畸形。

2 区损伤仅卡压深在运动支，因此没有皮神经支配区感觉消失症状出现，运动丧失情况与 1 区损伤时相似。通过观察掌短肌收缩情况（掌短肌征）可以确定浅层感觉支未受影响（图 2.12）。掌短肌的神经支配来自于浅层感觉支近端，因此，当观察到此肌肉收缩时可以明确，至少此分支部分功能尚存在。2 区损伤通常由腱鞘囊肿引起。偶然也可见到由深在运动支发出的小鱼际支孤立损伤，导致小鱼际肌力减弱。

3 区损伤仅累及浅层感觉支，是腕部尺神经损伤中最少见的类型。第五指掌侧面是检查此损伤的最佳位置。通常所有运动功能均正常，掌短肌征消失（无收缩）。远端尺动脉血栓或动脉瘤可能是引起此症状的原因。

腕部尺神经卡压可以直接来自腕部压迫，这多与长时间书写、使用电脑、使用鼠标和骑车等有关。此损伤多为运动、感觉同时受累，但通常可以通过休息和行为矫正恢复。

第 3 章
桡神经

3.1 解剖基础

3.1.1 腋　窝

C_5 ~ C_8 脊神经发出的纤维通过臂丛神经后束沿胸背神经和腋神经继续下行形成桡神经。与正中神经和尺神经不同，桡神经在腋窝部位于腋动脉后方。

桡神经进入上臂，走行于参与组成后方腋臂界的连续 3 块肌肉和（或）肌腱的浅层（由近及远）：①肩胛下肌附丽于肱骨头，②背阔肌附丽于肱骨外科颈，③大圆肌同样附丽于肱骨外科颈（图 3.1）。随后，桡神经沿肱三头肌（起自肩胛骨外侧）长头腱前方向上臂远端走行。

- 在约 10% 的人群中，桡神经还含有 T_1 脊神经发出的神经纤维。

3.1.2 腋窝至桡神经沟

肱三头肌起点分为长头、内侧头和外侧头三部分，而止点相同，均附丽于尺骨鹰嘴。此 3 个头的命名源于各自起点，其协同作用达到伸展前臂的目的。长头由腋窝近端发出，经过较长距离走行

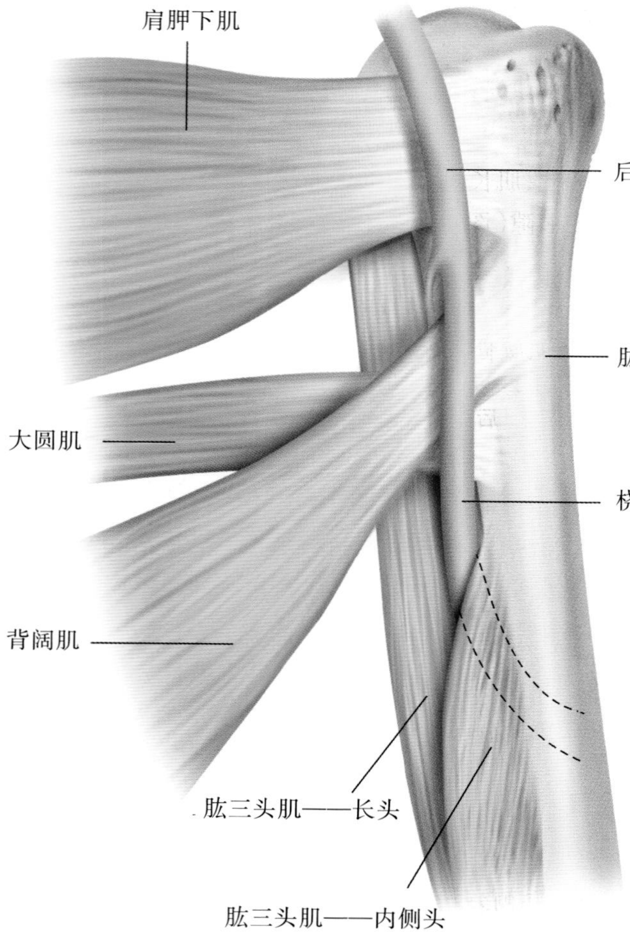

图 3.1 桡神经在腋窝远端的走行。桡神经走行于连续 3 块肌肉浅层（由近及远）：肩胛下肌附丽于肱骨头；背阔肌腱附丽于肱骨头和肱骨外科颈；大圆肌附丽于肱骨外科颈。桡神经在肱三头肌长头前方走行至手臂后不久，即进入肱三头肌长头和内侧头之间的裂隙，随后走行于桡神经沟内

后附丽于尺骨鹰嘴。内侧头沿肱骨干内后侧发出，在长头和肱骨干内后侧走行。外侧头沿肱骨干外侧发出，走行于其他两个头的外侧。内、外侧头起点螺旋式平行发出（图 3.2）。此两块肌肉的起点均在后内侧，肌肉发出后向后外侧走行。内、外侧头之间的区域被称为桡神经沟。

桡神经在肱三头肌长头浅层进入上臂后，很快走行于肱三头肌内、外侧头之间的裂隙（图 3.1）。肱深动脉与桡神经伴行于此裂隙中，共同向后内桡神经沟走行。桡神经在肱三头肌内、外侧头起点之间穿过桡神经沟（即肱骨后外侧），在肱三头肌外侧头下方贴骨面走行，并在上臂中段三角肌肱骨附丽点远端穿过外侧肌间隔。

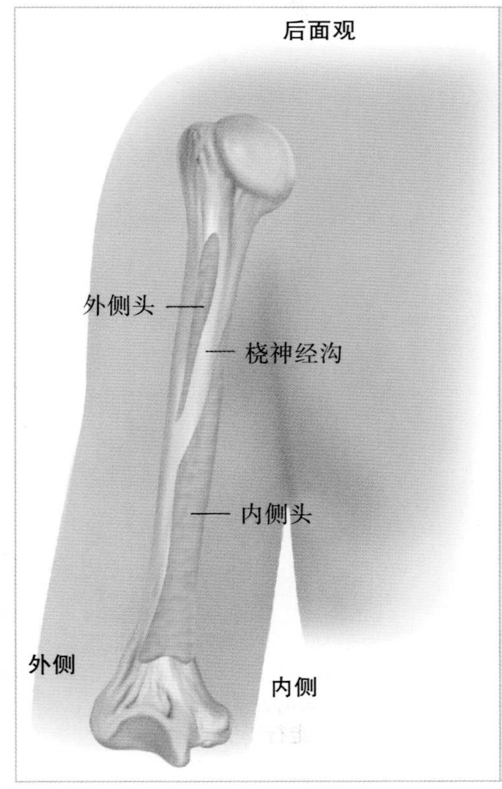

图 3.2　肱三头肌内、外侧头肱骨起点（后面观）。此两起点螺旋式平行发出。该螺旋起自肱骨后内侧，转向后外侧延伸至肱骨远端

3.1.3 桡神经沟至旋后肌

桡神经在桡神经沟远端穿过外侧肌间隔进入屈肌间隙。桡神经在此部位走行表浅且固定，使其易于受到损伤。桡神经在屈肌间隙内由上臂中上段走行至肘前窝的过程中依次通过以下 3 块肌肉形成的拱形结构：①肱桡肌；②桡侧腕长伸肌；③桡侧腕短伸肌（图 3.3）。由这些肌肉组成的拱形结构称为桡管。桡侧腕短伸肌是唯一一个由桡神经下方发出的肌肉，但随后即翻转覆盖于神经之上——此结构使得桡神经更加易于受到激惹。肱肌沿桡管走行于桡神经后内侧，肱骨外上髁在其后方。

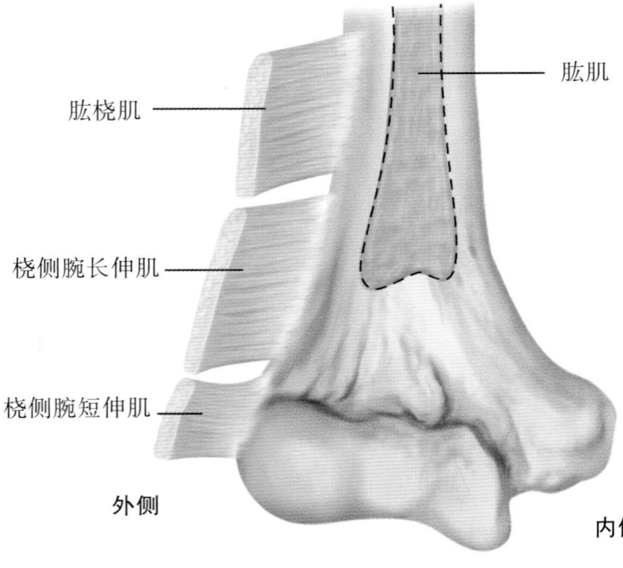

图 3.3 在上臂中段进入屈肌间隙后，桡神经走行于 3 个形成拱形结构的肌肉下方，此结构被称为桡管。相关肌肉起点见前述

在肘关节远端，桡神经走行于旋后肌深头近端（见后述）。桡神经在此部位分支为骨间背神经和桡浅神经，分支位置常有变异，但均在肱骨外上髁近端或远端。

使被检查者的右臂自然下垂于解剖学位置（旋后），用左手在外上髁下方抓住右前臂，此时拇指与食指之间的指璞即为手臂外侧界，指尖指向肘关节，左手即为旋后肌位置。旋后肌起自桡骨（手掌）前、外、后侧，附丽于肱骨外上髁前外部近端（拇指指尖）和尺骨后面上部（指尖）。伸肘并前臂旋前时，桡骨跨越至尺骨前方，旋后肌随之伸展。当此伸展的肌肉再次收缩时，前臂也随之重新旋后。

旋后肌有一个深头和一个浅头。假设你有两个左手，将第二个左手反折于第一个左手之上，两手之间的相对位置即为这两个头的位置。骨间背神经在浅头形成的口袋状结构下方走行。口袋状结构的边缘为纤维组织，被称为 Fröhse 弓。桡浅神经在旋后肌两个头浅层走行（图 3.4）。

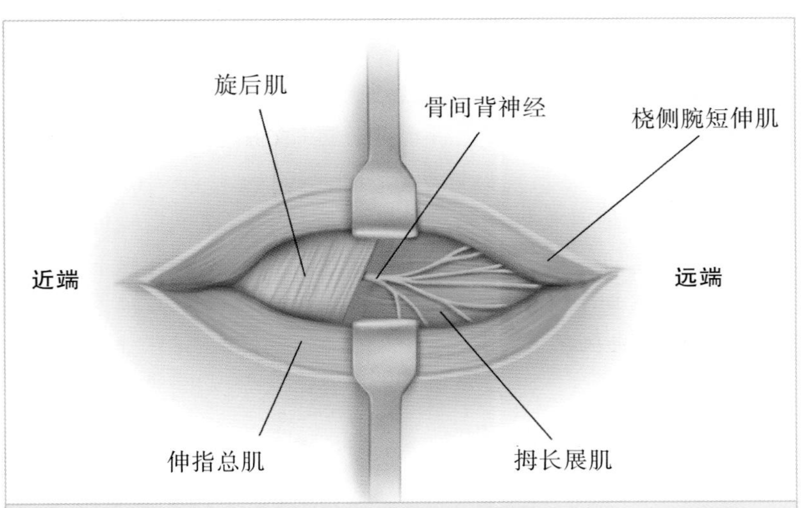

图 3.4　当从前臂背侧伸肌间隙内旋后肌两个头之间穿出后，骨间背神经即走行于伸指总肌深面和拇长展肌浅层，其发出数量众多未命名的分支，因此也被称为手臂马尾

3.1.4 骨间背神经

骨间背神经不含感觉纤维成分，是“纯粹”的运动神经。它进入旋后肌形成的口袋状结构中，走行于 Fröhse 弓的深面。桡动脉的分支桡返动脉与骨间背神经一起进入旋后肌口袋状结构。当走行至旋后肌两个头之间时，骨间背神经于桡骨头附近向外侧走行进入前臂伸肌间隙。当旋后肌深头细小或部分缺如时，骨间背神经可以紧贴桡骨头走行。自前臂伸肌间隙旋后肌两个头之间穿出后，骨间背神经即走行于指总伸肌深面和拇长展肌浅层。随后其分为很多未命名的细小神经分支，一般统称为前臂马尾神经（图 3.4）。骨间背神经及其分支在指总伸肌下方走行时，依次支配拇长展肌、拇长伸肌和拇短伸肌（这 3 块肌肉均为桡神经支配）。骨间背神经在前臂远端 1/3 走行十分深在，位于骨间膜表面（后方）。在此处，骨间总动脉（尺动脉分支）的分支骨间后动脉与骨间背神经终末分支伴行。

3.1.5 桡浅神经

此桡神经终末分支走行于旋后肌浅层、肱桡肌深面。实际上，此神经分支在肱桡肌下方走行至前臂远端 1/3（图 3.5）。同时，桡浅神经也临近桡侧腕长伸肌，并与其平行走行。在前臂远端 1/3，随着肱桡肌和桡侧腕长伸肌逐渐移行为肌腱，桡浅神经走行越来越浅，在肌腱之间、桡骨外侧穿过前臂筋膜进入皮下；随后在皮下走行至腕关节背侧，分支至手背外侧，并于伸肌支持带浅层走行。桡浅神经通常有 4 ～ 5 个终末感觉分支。

3.2 运动支配与查体

桡神经支配 4 组肌肉群：肱三头肌（1 块肌肉，3 个头）、外上髁肌群（4 块肌肉）、骨间背神经浅群（3 块肌肉）、骨间背神经深群（4 块肌肉；图 3.6）。

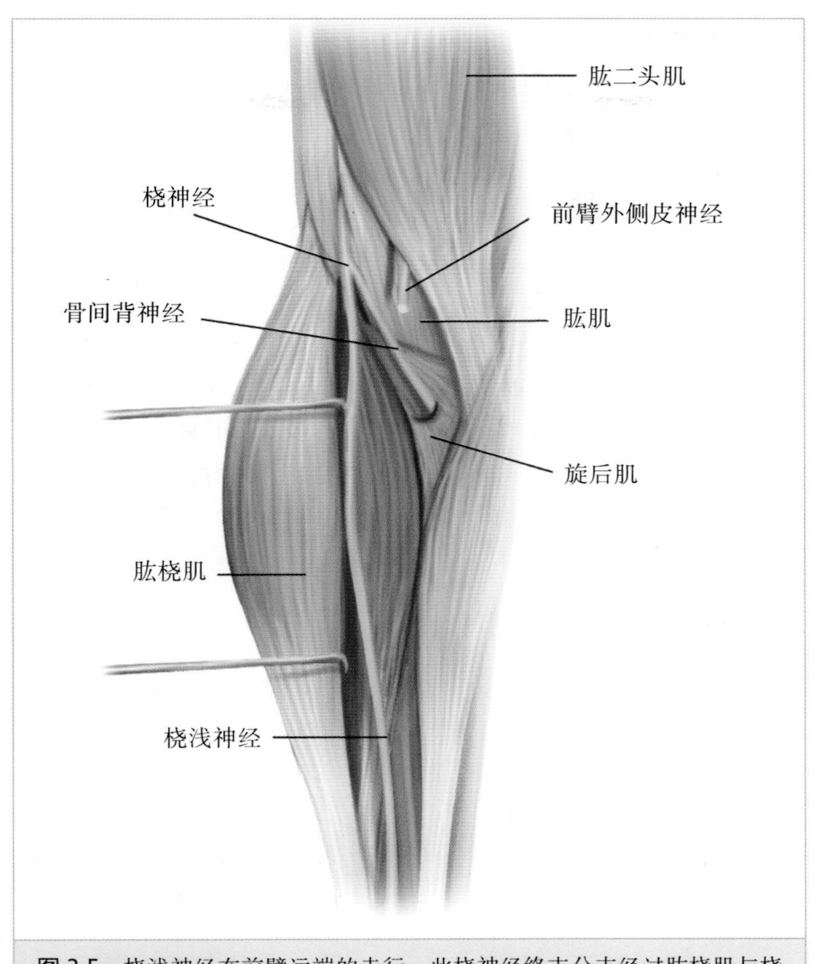

图 3.5　桡浅神经在前臂远端的走行。此桡神经终末分支经过肱桡肌与桡侧腕伸肌远端

3.2.1 肱三头肌群

桡神经在腋窝与上臂移行位置发出一分支支配肱三头肌长头，这是桡神经支配的第一块肌肉。随后桡神经发出分支依次支配肱三头肌内侧头和外侧头。这种神经支配逻辑顺序符合桡神经与肱

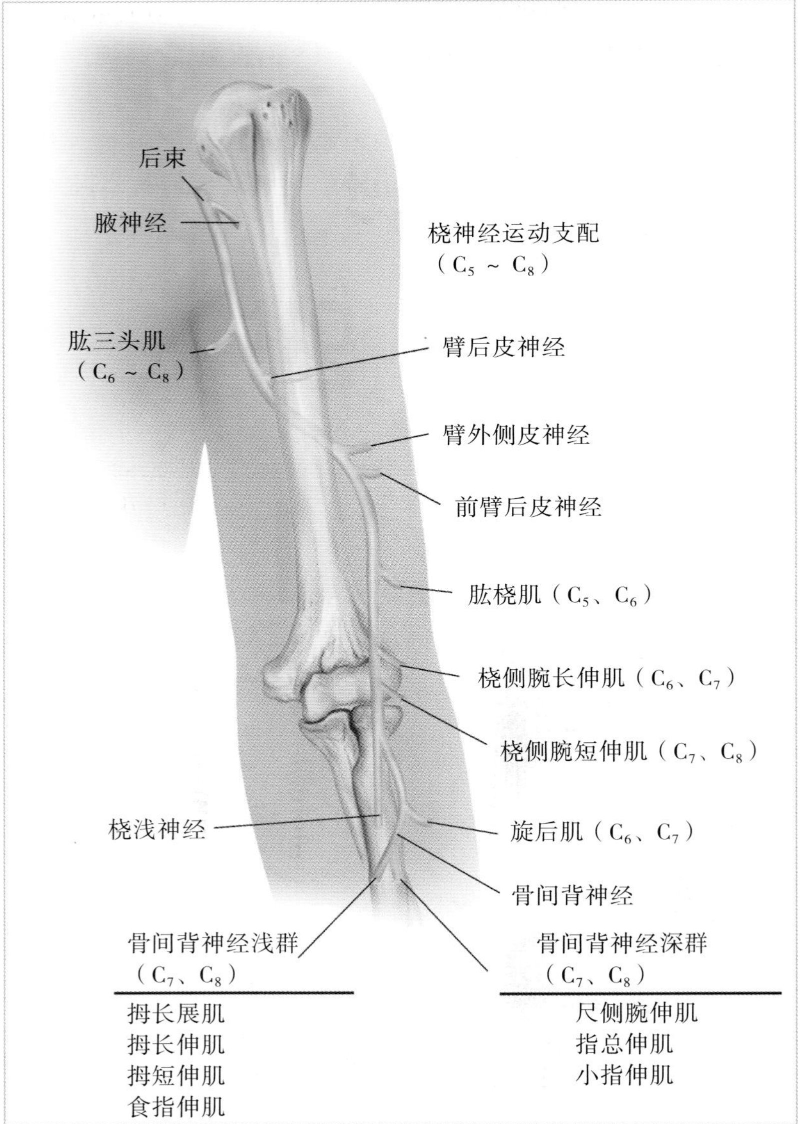

后束

腋神经

桡神经运动支配
（C_5 ~ C_8）

肱三头肌
（C_6 ~ C_8）

臂后皮神经

臂外侧皮神经

前臂后皮神经

肱桡肌（C_5、C_6）

桡侧腕长伸肌（C_6、C_7）

桡侧腕短伸肌（C_7、C_8）

桡浅神经

旋后肌（C_6、C_7）

骨间背神经

骨间背神经浅群
（C_7、C_8）

拇长展肌
拇长伸肌
拇短伸肌
食指伸肌

骨间背神经深群
（C_7、C_8）

尺侧腕伸肌
指总伸肌
小指伸肌

图 3.6 桡神经运动支配。桡神经支配的肌肉控制前臂、手和指的伸展，也可使前臂屈曲和旋后

三头肌 3 个头之间的接触顺序，最主要支配内、外侧头的分支，由桡神经进入桡神经沟的近端发出。而其他支配这两块肌肉的分支，由桡神经沟内走行的桡神经直接发出。进行肱三头肌（C_6 ~ C_8）检查时，首先让患者将上臂置于与地面水平平行位置，以消除重力对检查结果的影响；随后，患者将肘关节半伸，检查者托住患者的肢体嘱患者伸肘对抗阻力（图 3.7）。

- 在将近一半的人群中，肱三头肌外侧头优先于内侧头受到神经支配。

3.2.2 外上髁群

所有支配肱桡肌（C_5、C_6）的神经分支于外上髁近端桡神经发出。进行此肌肉查体时，嘱患者将前臂置于旋前与旋后中间位置，同时屈肘对抗阻力（图 3.8）。当肱桡肌收缩时，可在肘前窝外侧观察及触摸到其隆起。

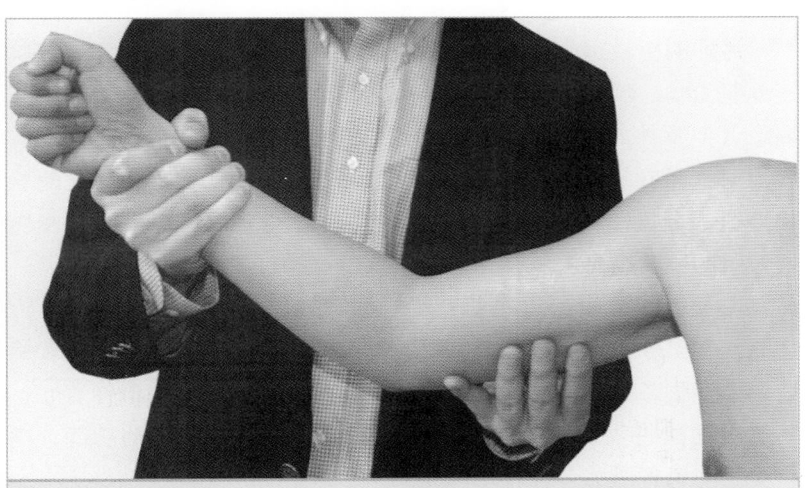

图 3.7　肱三头肌（C_6 ~ C_8）查体：首先让患者将上臂置于与地面水平平行位置，以消除重力对检查结果的影响；随后，患者将肘关节半伸，检查者托住患者肢体嘱患者伸肘对抗阻力

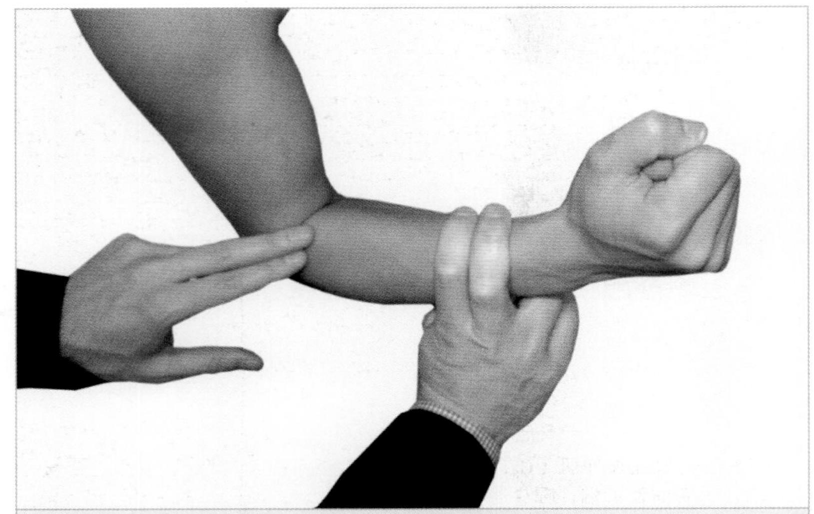

图 3.8 肱桡肌（C_5、C_6）查体：嘱患者将前臂置于旋前与旋后中间位置，同时屈肘对抗阻力。当肱桡肌收缩时，可在肘前窝外侧观察及触摸到其隆起

另外两个较远端的肌肉——桡侧腕长伸肌（C_6、C_7）和桡侧腕短伸肌（C_7、C_8）可以同时进行检查。检查者固定患者前臂远端，嘱患者伸及外展（向桡侧弯）腕关节对抗阻力（图 3.9）。当前臂旋前时，可在肱桡肌外侧及远端观察到这两块肌肉。支配桡侧腕长伸肌的分支多由肱骨外上髁上方的桡神经发出，而支配桡侧腕短伸肌的分支则多由肱骨外上髁下方的桡神经发出。

在外上髁远端的近端前臂，骨间背神经走行于 Fröhse 弓下方之前，发出分支支配旋后肌（C_6、C_7）。旋后肌的功能为将前臂旋后。尽管肱二头肌也是强力的前臂旋后肌肉，但当肘关节伸直时，其旋后功能将大大下降。因此，若要单独检查旋后肌的功能，则应注意使患者肘关节伸直（图 3.10）。

- 桡神经终末分支位置存在较多变异，支配桡侧腕短伸肌的神经分支既有可能由桡神经浅层感觉支发出，也可能由骨

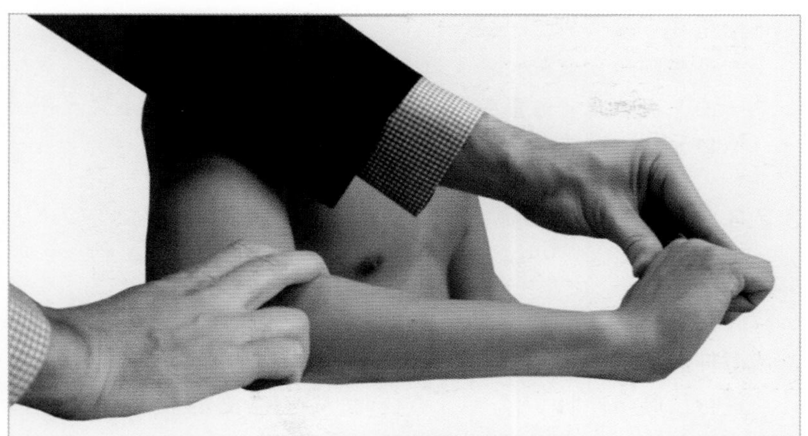

图 3.9　桡侧腕长伸肌（C_6、C_7）和桡侧腕短伸肌（C_7、C_8）查体：检查者固定患者前臂远端，嘱患者伸及外展（向桡侧弯）腕关节对抗阻力。当前臂旋前时，可在肱桡肌外侧及远端观察到这两块肌肉的收缩

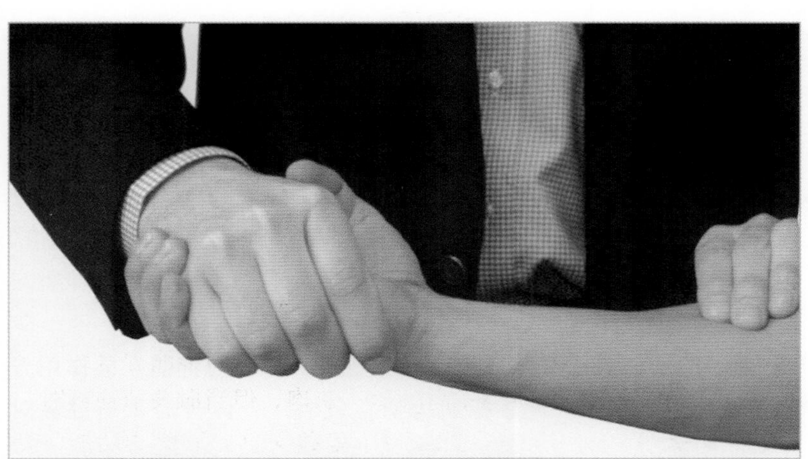

图 3.10　旋后肌（C_6、C_7）查体：旋后肌检查时应嘱患者伸直前臂，以最大限度地减小肱二头肌作用的影响。检查者用力将患者前臂旋前时嘱患者尽力保持前臂位于旋后位

间背神经发出。

- 肱桡肌部分受桡神经支配（其主要受肌皮神经支配）。然而，当肌皮神经麻痹时，仅靠桡神经支配通常无法完成手臂屈曲。

3.2.3 骨间背神经

浅 群

骨间背神经穿过旋后肌进入伸肌间隙后，通过一共同分支支配浅群伸肌——尺侧腕伸肌、指总伸肌、小指伸肌。

进行尺侧腕伸肌（C_7、C_8）查体时，检查者固定患者前臂远端，嘱患者内收（向尺侧弯曲）背伸腕关节（图 3.11）。此时可在腕部看见及触诊到尺侧腕伸肌腱。

指总伸肌（C_7、C_8）使得第二至五指掌指关节背伸。进行此肌肉查体时，需保证患者被检查侧前臂及手部充分支撑于中立位，并依次检查每一个掌指关节的背伸情况。嘱患者背伸掌指关节的同时，在近端指间关节近端施加阻力（施加阻力点远端指间关节可以放松处于屈曲位；图 3.12）。另一种检查掌指关节伸直的方法是，嘱患者将腕及手指放置于一平面上，随后依次或一起背伸手指。进行此项检查时，不可使患者腕关节屈曲，否则由于肌腱固定牵拉（即由于近端关节屈曲或伸展改变了肌腱走行距离，从而导致远端关节被动活动），可以导致掌指关节被动伸展。第二指（食指）和第五指（小指）均有第二个伸肌，分别为食指伸肌和小指伸肌。而第三和第四指仅有一个伸肌。

小指伸肌（C_7、C_8）仅作用于第五指，与指总伸肌功能作用方式相似（图 3.13）。此手指肌力通常较弱，查体时需要与健侧对比方能明确。

深 群

深层肌肉的神经支配可能来源于骨间背神经的分支（更为常见）或主干（降支），其中包括控制拇指和食指运动的拇长展肌、

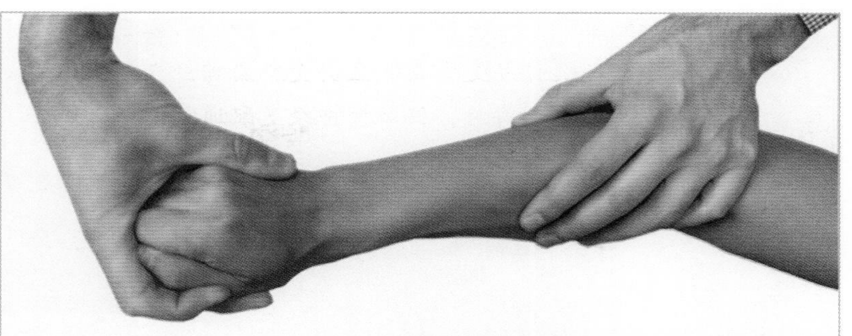

图 3.11　尺侧腕伸肌（C_7、C_8）查体：检查者固定患者前臂远端，嘱患者内收（向尺侧弯曲）背伸腕关节。此时可在腕部看见及触诊到尺侧腕伸肌腱

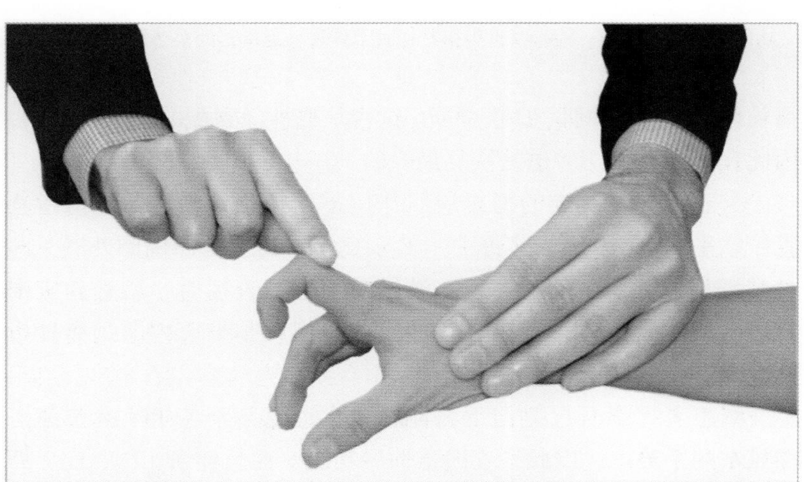

图 3.12　指总伸肌（C_7、C_8）查体：进行此肌肉查体时，需保证患者被检查侧前臂及手部充分支撑于中立位，并依次检查每一个掌指关节的背伸情况。嘱患者背伸掌指关节的同时，在近端指间关节近端施加阻力。阻力点远端指间关节可以放松处于屈曲位

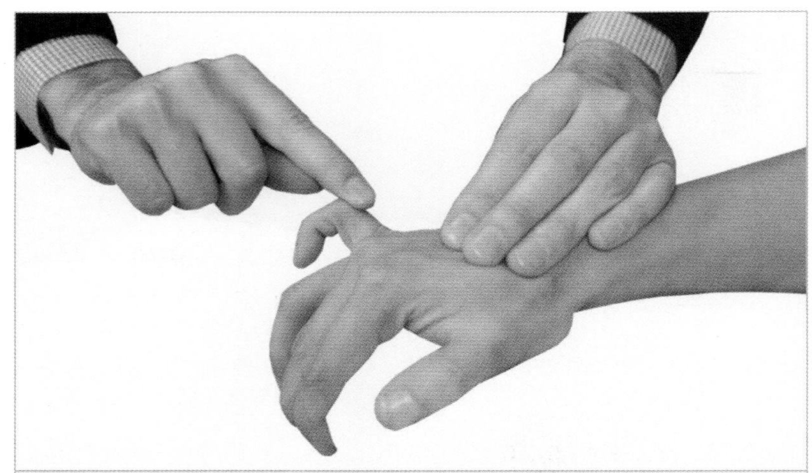

图 3.13 小指伸肌（C_7、C_8）查体：小指伸肌仅作用于第五指，与指总伸肌功能作用方式相似。检查时，小指掌指关节伸展，远端指间关节屈曲放松

拇长伸肌、拇短伸肌、食指伸肌。这些是桡神经支配的最远端肌肉，因此在桡神经损伤后也是恢复最晚的。

与正中神经支配的拇短展肌作用下的拇指掌外展（即拇指垂直于掌平面）不同，拇长展肌（C_7、C_8）使得拇指向桡侧外展（即在掌平面内外展）。因此，在进行拇长展肌查体时，检查者应固定患者被检查侧手，嘱患者将伸直的拇指在掌平面内向远离食指方向外展（图 3.14）。

嘱患者握拳且尺侧向下，伸展拇指远离其余各指（就像是搭顺风车的手势），以此检查拇指伸展功能。拇长伸肌（C_7、C_8）伸展指间关节（图 3.15），而拇短伸肌（C_7、C_8）伸展掌指关节（图 3.16）。可以这样记忆：拇长伸肌的肌腱更“长”，因此伸展的是远端关节（即指间关节）。

这 3 个支配拇指活动肌肉的肌腱可以当拇指伸展时在“鼻烟窝”位置看到并触及。拇长伸肌腱单独组成鼻烟窝远端边界，而拇长展肌（偏内）和拇短伸肌（偏外）共同组成其近端边界。

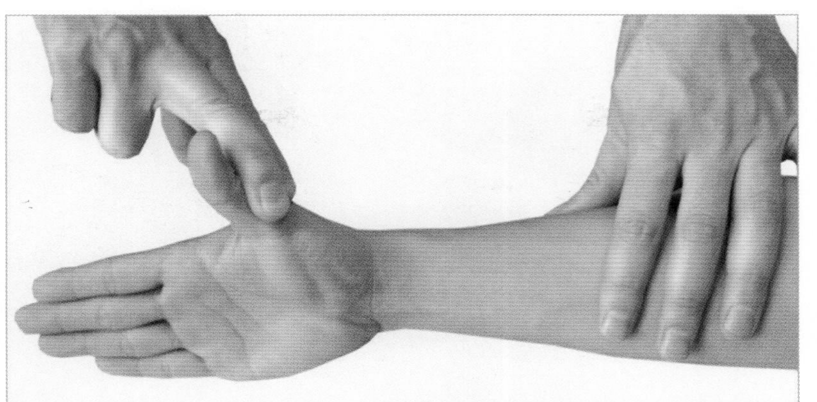

图 3.14　拇长展肌（C_7、C_8）查体：与正中神经支配的拇短展肌作用下的拇指掌外展（拇指垂直于掌平面）不同，拇长展肌使得拇指向桡侧外展（在掌平面内外展）。因此，在进行拇长展肌查体时，检查者应固定患者被检查侧手，嘱患者将伸直的拇指在掌平面内向远离食指方向外展

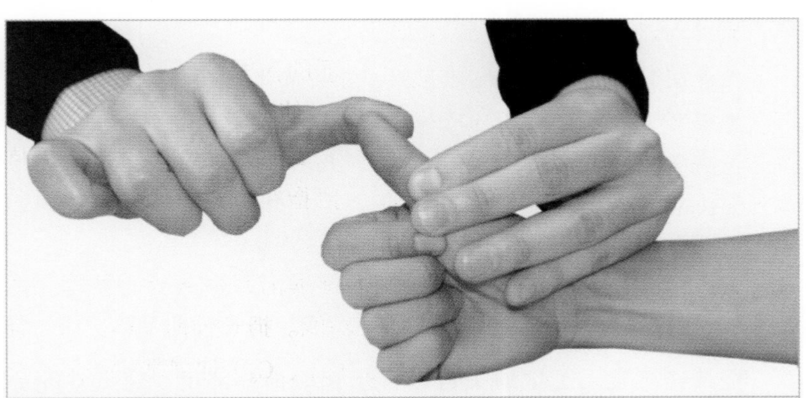

图 3.15　拇长伸肌（C_7、C_8）查体：嘱患者握拳且尺侧向下，伸展拇指远离其余各指，类似搭顺风车手势。于远端指节施加阻力测试拇长伸肌功能

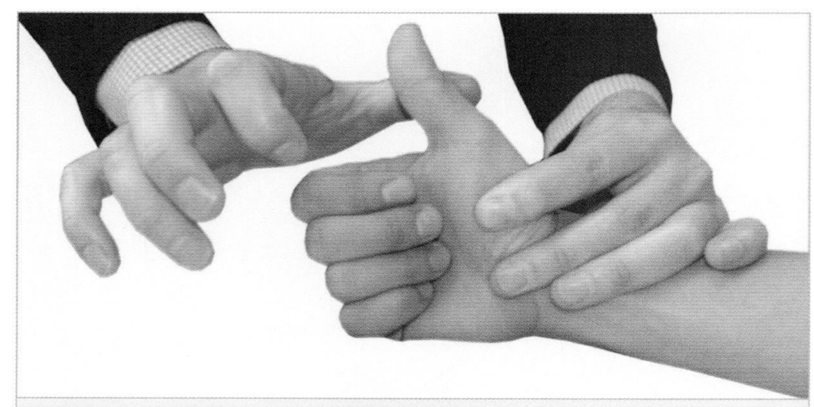

图 3.16 拇短伸肌（C_7、C_8）查体：嘱患者握拳且尺侧向下，伸展拇指远离其余各指，类似搭顺风车手势。于近端指节施加阻力测试拇短伸肌功能

食指伸肌（C_7、C_8）仅作用于食指，检查方法同指总伸肌查体（图 3.12）。

- 骨间背神经通常在腕部背侧掌骨关节处结束支配。
- 偶可见骨间背神经与尺神经深运动支相交通支配第一（或者第一至第三）背侧骨间肌。此种变异被称为 Froment-Rauber 神经。

3.3 感觉神经支配

桡神经感觉支配区缺失可以提示相应损伤部位。感觉支配分布如图 3.17 所示。

3.3.1 臂后侧皮神经

臂后侧皮神经是桡神经发出的第一个感觉神经分支。它自腋窝发出，与桡神经相伴于肱三头肌长头和内侧头之间向远端走行，

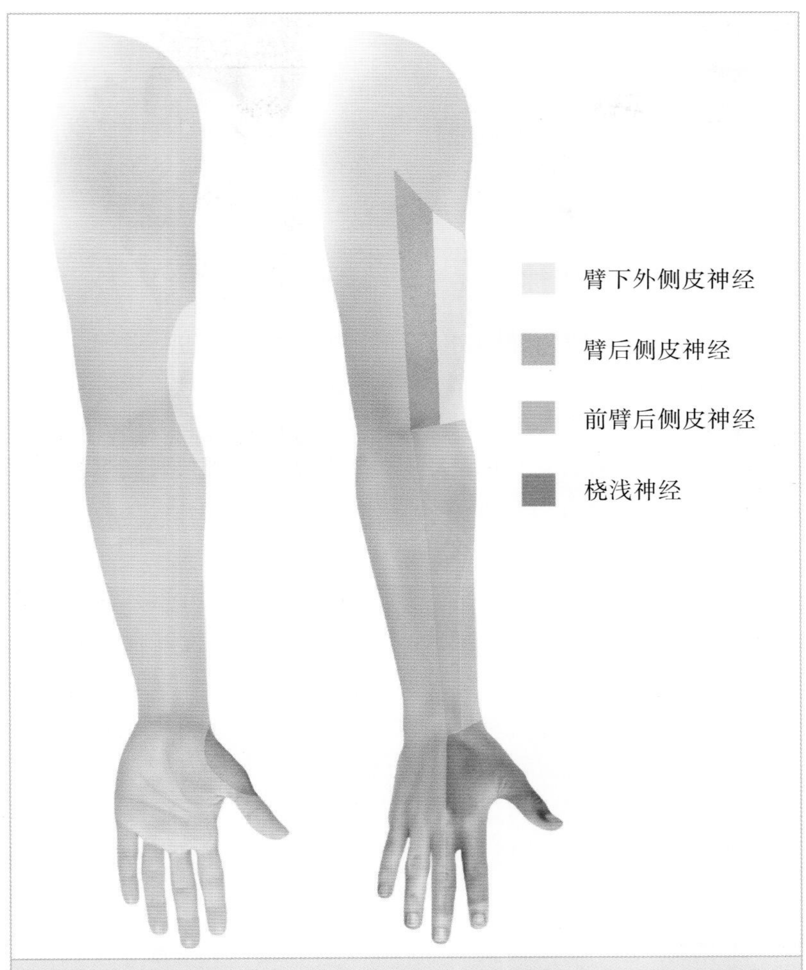

图 3.17　桡神经的感觉支配：桡神经支配手臂后部、上臂下外侧、上臂后部、手背桡侧感觉。桡神经感觉支配区缺失可以提示相应损伤部位

并在肱三头肌外侧头和长头之间穿过筋膜进入皮下，随后在上臂后方皮下向下走行至尺骨鹰嘴，此即其感觉支配范围。上臂后方感觉丧失通常意味着桡神经沟上方桡神经损伤。

3.3.2 臂下外侧皮神经

臂下外侧皮神经在桡神经沟部位起自桡神经主干，向下走行至外侧肌间隔时穿过筋膜走行于皮下。此神经支配皮肤感觉范围的是上臂下外侧三角肌以下区域。此区域内皮肤感觉丧失，但后侧感觉保留，说明桡神经损伤位于桡神经沟处。

3.3.3 前臂后侧皮神经

前臂后侧皮神经在腋肱角，臂下外侧皮神经起点近端，由桡神经分支而来，其与桡神经共同走行于桡神经沟中，并与臂下外侧皮神经在外侧肌间隔处共同穿出筋膜走行至皮下。在进入皮下后，前臂后侧皮神经由后向外走行，经过外上髁至尺骨鹰嘴外侧，其感觉支配范围是前臂后外侧。

3.3.4 桡浅神经

如前所述，桡浅神经在前臂走行于肱桡肌和桡侧腕长伸肌之间，随后进入皮下穿入手腕背侧，支配手背外侧半皮肤感觉，以及第二指近端 2/3 背侧、第三指近端 2/3 背侧和第四指外侧半近端 2/3 背侧皮肤感觉；拇指更外侧部分也由其支配。关于桡浅神经“固有”感觉区域的划分一直存在争议，有学者认为其应包括解剖学上鼻烟窝部位（拇长伸肌腱与拇短伸肌腱之间）、第一背侧指璞和第二掌骨远侧半区域。

- 桡浅神经、背尺侧皮神经和前臂外侧皮神经支配区之间存在较大变异和重叠。由于存在此种重复支配区域，单纯桡浅神经损伤所导致的感觉丧失影响区域很小，且随着时间推移可能会逐渐消失。因此，桡浅神经可以看作是手臂上的腓肠神经，通常可以用作神经移植或活检。

3.4 临床表现和综合征

桡神经功能丧失会对人体产生重大影响。由于腕部及手指伸肌麻痹，导致相应运动缺乏，手部无法置于功能位，进而麻痹的肌肉逐渐萎缩。此外，桡神经损伤导致的手背区感觉丧失虽不影响手指的精细功能，但有可能会被误诊，且有可能进一步发展为难治性神经痛。肱三头肌麻痹罕见，因为支配它的神经由腋窝高处发出。即使出现肱三头肌麻痹，肘关节还是可以在重力的协助下伸直，对于上肢功能的影响并不大。在损伤（外伤性、自发性、医源性）后，桡神经的再生情况也远远好于正中神经或尺神经，部分原因可能是与桡神经不支配任何远端手内肌有关。然而，桡神经支配的拇指和其余各指背伸功能在严重的桡神经近端损伤后通常无法恢复。由于手指背伸功能对于正常手部功能必不可少，因此相应肌肉永久瘫痪是肌腱移植的常见指征。

3.4.1 上 臂

腋窝部完全麻痹

桡神经近端损伤多由外伤、压迫或三角肌注射失误（进针点偏后）引起。压力性麻痹包括拐杖压迫麻痹、周六麻痹和蜜月麻痹。腋窝部高位桡神经损伤（罕见）可以引起肱三头肌麻痹和上臂后侧皮肤感觉丧失，这两点可与桡神经沟处桡神经损伤（更常见）相鉴别。伤后查体，若三角肌（后束发出的腋支支配）和背阔肌（后束发出的胸背支支配）肌力正常，则为桡神经近端损伤，可以排除臂丛神经后束损伤。C_7 麻痹患者查体可见，第三指（中指）掌面、背面麻木，且感觉丧失不超过腕关节近端，以此可与桡神经损伤和臂丛神经后束损伤相鉴别。此外，C_7 通过正中神经支配的旋前圆肌和桡侧腕长屈肌腱肌力也会下降。

桡神经完全损伤导致上臂和前臂后侧、上臂前外侧下部和手背外侧感觉丧失，手臂全部伸肌肌力下降，肱三头肌肌力下降，肱三头肌反射消失。肱桡肌麻痹导致肘关节屈曲功能与健侧相比减弱。桡侧腕伸肌（长肌和短肌）和尺侧腕屈肌肌力减弱导致发生垂腕，指间关节无法背伸，旋后功能部分减弱，残存的旋后功能为肱二头肌的作用。手指半屈，腕部及手指无力，拇指掌骨与掌面相对（图3.18）。手指远端伸直可能与蚓状肌功能有关。

- 特定动作可以模拟手指近端背伸。例如，当腕关节屈曲时，肌腱相对固定导致手指背伸。当慢性伸肌麻痹导致硬化时，此现象将更加明显。此外，当手指部分屈曲时，手内肌也会部分参与指间关节背伸。为去除这一影响因素，进行掌指关节背伸查体时，应将腕关节也置于伸直位或固定在一平面上。

桡神经沟处桡神经损伤

桡神经沟是创伤性桡神经麻痹最常发生的部位。桡神经可能于外伤时在肱骨上挫伤，也可能在肱骨干中段骨折时受到损伤。大约15%的肱骨中段骨折同时存在桡神经损伤。由于桡神经在其穿过外侧肌间隔处受到筋膜牵拉、固定，在发生肱骨骨折时使之易于卡压在骨折断端之间（图3.19）。三角肌远端注射失误也会导致此区域内桡神经损伤。

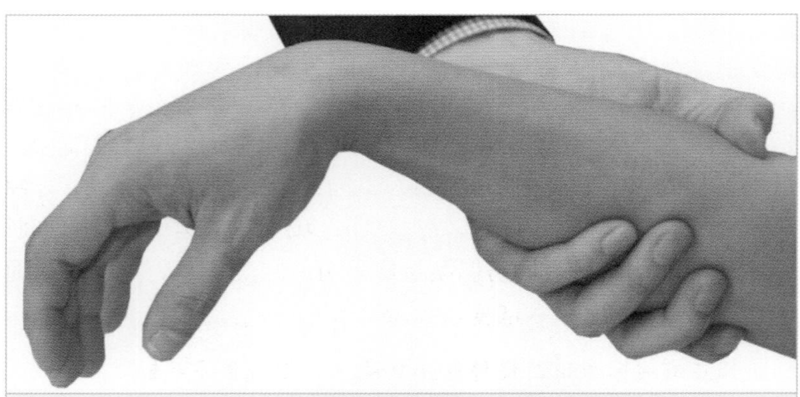

图3.18 桡神经麻痹导致的垂腕、垂指。手指半屈，腕部及手指无力，第一掌骨（拇指）与掌面相对

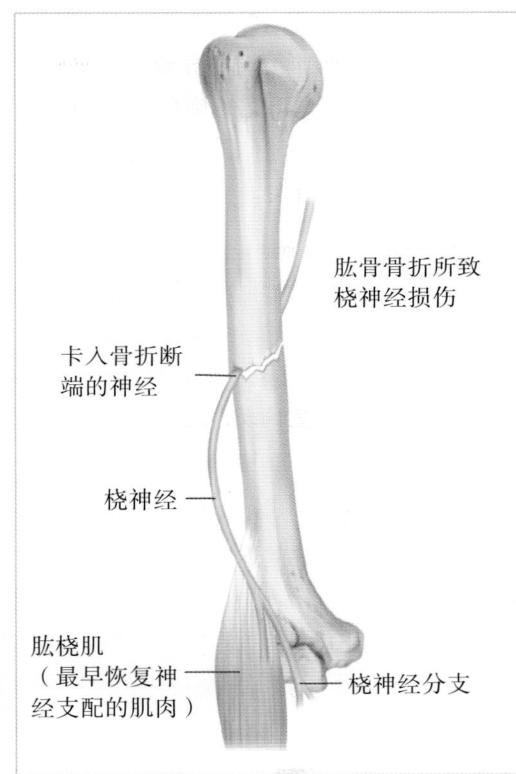

图 3.19　肱骨骨折所致桡神经损伤。由于桡神经在其穿过外侧肌间隔处受到筋膜牵拉、固定，在发生肱骨骨折时使之易于被卡压在骨折断端之间

桡神经沟处桡神经损伤导致包括肱桡肌在内的所有肘关节远端桡神经支配肌肉肌力减弱，肱三头肌和肱三头肌反射不受影响。上臂下外侧和前臂后侧皮肤感觉通常丧失，而由于臂后侧皮神经没有走行于桡神经沟内，其所支配的区域皮肤感觉保留。肱桡肌是桡神经沟处桡神经损伤后能够恢复神经支配的最近端肌肉，通常在损伤后 3 ~ 4 个月恢复。

- 在有些患者中，桡神经沟处桡神经损伤会导致轻度肱三头肌肌力轻度减弱。这是因为桡神经由桡神经沟处发出的支配肱三头肌外侧头和内侧头的分支可能在外伤时受到损伤。

3.4.2 肘前窝

桡管综合征

关于是否存在桡管，目前尚有争议。这是因为，从定义上看，此综合征没有明确的客观起因或感觉缺失或神经电生理改变。如果存在客观体征，尤其是存在伸指肌力下降时，则需考虑其他诊断，特别是骨间背神经旋后肌卡压的情况。从解剖学结构看，桡管是桡神经走行于外侧肌间隔和旋后肌之间的肌肉下通道，在此路径上，肱桡肌、桡侧腕长伸肌和桡侧腕短伸肌依次覆盖于桡神经之上。事实上，桡侧腕短伸肌深面及浅面包裹桡神经。有些专家认为，桡管处桡神经受到的刺激主要来源于异常的桡侧腕短伸肌腱嵴。其他压迫点可能为肘关节前缘的纤维条索和（或）桡骨头，也可能是桡动脉返支发出的扇形小动脉分支。

桡管综合征和网球肘（即肱骨外上髁炎）具有非常相似的临床表现。桡管综合征的诊断依据包括：①对网球肘的保守治疗效果不佳；②当肘关节完全伸直且前臂旋后时，第三指对抗阻力背伸导致桡管部位（非外上髁部位）疼痛加重；③休息位桡管处压痛。因为桡侧腕短伸肌止于第三掌骨（桡侧腕长伸肌止于第二掌骨），第三指查体时可导致疼痛加重。前臂被动用力旋后时触诊桡管部位也可导致疼痛。

- 与此相反，网球肘是应力作用下反复旋前和腕关节背伸所引起的伸肌总腱肱骨外上髁止点无菌性炎症，其症状可以通过在肱骨外上髁处注射可的松得到缓解，此方法可以作为确诊依据。网球肘患者疼痛部位在肱骨外上髁处而非桡管处，并且当手部被动旋前、屈曲时疼痛加重（使得伸肌总腱张力增大）。网球肘通常为锐痛且局限，而桡管综合征则表现为肌肉深部的钝痛。

旋后肌综合征

旋后肌综合征是由骨间背神经穿入旋后肌时受到压迫导致麻痹而引起。骨间背神经在旋后肌深浅头之间走行，类似于将食指插入牛仔裤的前方口袋中。这个“口袋”的前界是 Fröhse 弓，在 30% 的人群中此处为纤维组织，被认为是导致神经压迫的原因（图 3.20）。部分患有此综合征的患者曾有前臂轻微外伤史，或者在发病前有反复前臂旋后动作。

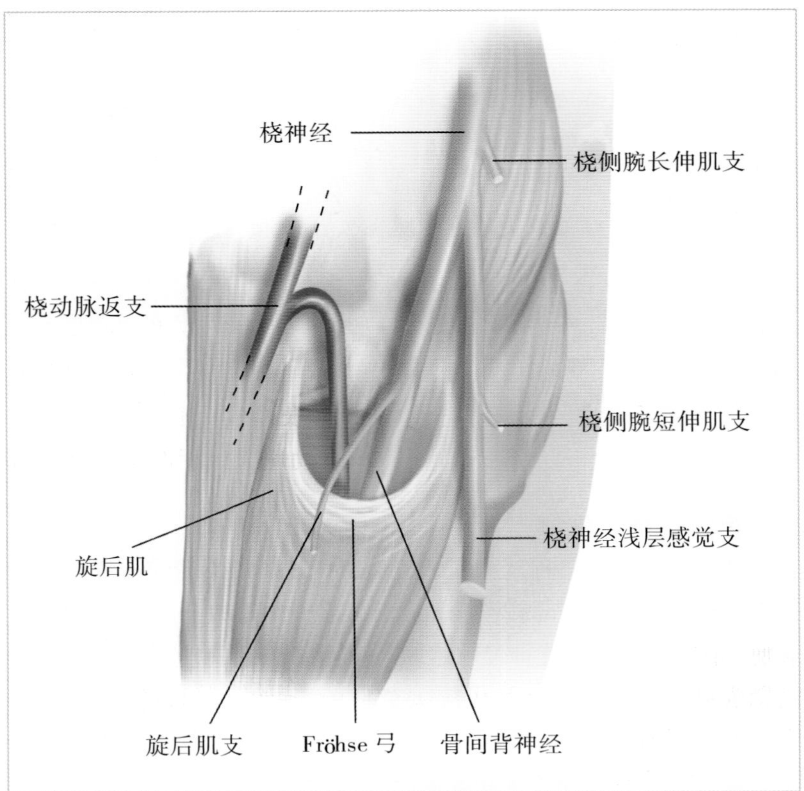

图 3.20　旋后肌综合征。骨间背神经穿入旋后肌时可能受其卡压，其在旋后肌深浅头之间走行，类似于将食指插入牛仔裤的前方口袋中。这个“口袋”的前界是 Fröhse 弓，此处可能为纤维组织形成，可以引起神经卡压

罹患旋后肌综合征的患者通常有旋后肌局部疼痛，且在短时间的强制旋后时加重。通过病史可知患者具有突发性或渐进性伸指力量减弱。由于大部分支配旋后肌的神经分支均在 Fröhse 弓之前发出，因此旋后肌综合征发生时通常不会产生旋后肌失神经支配。桡浅神经支配区感觉正常，肱桡肌肌力正常。一些学者认为，很多被诊断为旋后肌综合征的患者其实是局灶性神经炎（即 Parsonage-Turner 综合征）。

- 近端前臂或肘关节骨折畸形愈合或骨痂过度增生的患者，骨间背神经可在其进入旋后肌处受到较大张力。由此所致的麻痹被称为迟发性桡神经麻痹，通常发生于伤后数月至数年。最常见于孟氏骨折：尺骨近端骨折合并桡骨后脱位。可通过影像学检查得以确诊。
- 罹患类风湿关节炎的患者更易发生手指背伸力量减弱。这些患者易出现肘关节滑膜增厚，从而直接或通过抬高旋后肌位置间接压迫桡神经，进而导致骨间背神经张力增加。类风湿关节炎患者还可能出现伸肌腱断裂，从而出现类似神经麻痹的症状。

3.4.3 前 臂

骨间背神经麻痹

外伤、糖尿病单神经病变、旋后肌压迫（旋后肌综合征）、局部占位性病变、Parsonage-Turner 综合征等均可以导致骨间背神经麻痹。最常见的骨间背神经软组织压迫为脂肪瘤，其次为神经鞘瘤、腱鞘囊肿、滑膜增生（类风湿关节炎）。由于骨间背神经并不含有皮肤感觉神经纤维，因此支配区感觉正常。然而，患者可能感到前臂近端伸肌近桡骨头处钝痛。

骨间背神经麻痹有两大表现：一是尺侧腕背伸力量减弱（由桡侧腕长伸肌和桡侧腕短伸肌控制的桡侧腕背伸正常）；二是掌

指关节处指背伸力量减弱。值得注意的是，此时并不会出现腕下垂，因为两个桡侧腕伸肌均未受到影响。然而，由于尺侧腕屈肌肌力减弱，伸腕偏向桡侧。当肱桡肌和桡浅神经功能正常时，方可认为仅存在骨间背神经麻痹。部分骨间背神经损伤患者，每个手指的伸肌力量减弱程度不同，当仅存在第四、五指伸指肌力减弱时，出现伪爪形手，此时，第四、五指指间关节并无过度伸展，这是与真正爪形手相鉴别的特点。

- 如果导致骨间背神经麻痹的损伤发生于 Fröhse 弓近端，则可能出现旋后肌和桡侧腕短伸肌肌力减弱。

3.4.4 桡浅神经麻痹（Wartenberg 综合征）

外伤、过紧的手铐或手表、静脉穿刺、拇指腱鞘炎手术、肱桡肌与桡侧腕长伸肌腱剪刀式挤压，均有可能导致桡浅神经损伤。Wartenberg 综合征和桡浅神经炎都是桡浅神经麻痹的同义词。主要表现是手背外侧麻木、感觉过敏和灼烧痛。若无及时诊治，此种疼痛可能会永久存在，难以治愈。桡浅神经自前臂中下 2/3 靠外侧（桡侧）、肱桡肌与桡侧腕长伸肌腱之间穿过前臂筋膜（图 3.21）。当前臂旋前时，肱桡肌腱像剪刀似地关闭此两肌腱间隙，由此可能激惹在此处穿出筋膜的桡浅神经，出现相应症状。在这些患者中，当前臂用力旋前、尺偏时，此两肌腱间隙关闭且桡浅神经受到牵拉，由此可致麻木和疼痛症状加重，可以引出 Tinel 征，肌电图检查可以确诊此病。

- 拇指腱鞘炎或拇指狭窄性腱鞘炎不易与桡浅神经麻痹相鉴别，因为其均可引起腕关节周围疼痛。当被动将手（握拳）向尺侧弯曲时可引起腕关节外侧疼痛，此即拇指腱鞘炎时的 Finkelstein 征。桡浅神经麻痹患者也可能出现 Finkelstein 征阳性表现。然而，在狭窄性腱鞘炎患者中却没有感觉丧失情况发生，可以此进行鉴别。

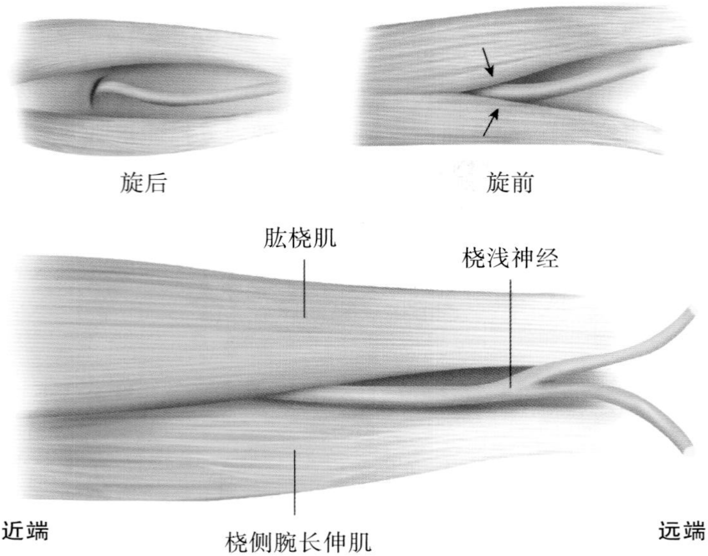

旋后
旋前
肱桡肌
桡浅神经
近端
桡侧腕长伸肌
远端

图 3.21　桡浅神经前臂卡压。当前臂反复旋前时，肱桡肌腱通常会像剪刀似地关闭此两肌腱间隙，由此可能导致自此处穿出筋膜的神经受到激惹

第 4 章
臂丛神经解剖

4.1 近端臂丛

4.1.1 神经与神经干

臂丛神经由 C_5、C_6、C_7、C_8、T_1 脊神经纤维组成。多个腹侧（运动）和背侧（感觉）神经根在椎管内由脊髓发出，在进入椎间孔前合并形成运动和感觉神经根。感觉神经根在椎间孔近端进入脊神经节。在椎间孔中部，运动和感觉神经根融合形成单一脊神经。然而，此种融合并不长久，脊神经在出椎间孔处很快再次分为腹侧支和背侧支。背侧支向后方走行，支配椎旁肌和皮肤；腹侧支形成臂丛神经。

当脊神经穿过椎间孔时，包绕其表面的硬脊膜逐渐转变为神经外膜。脊神经出椎间孔后的基本稳定结构是其下方与横突凹的连接，此处是臂丛神经唯一与骨相连接的部分，其对硬脊膜内的神经根起到保护作用，防止牵拉引起撕脱损伤。此种连接在 C_5、C_6、C_7 神经根附近保护非常完善，而 C_8 和 T_1 神经根处却比较薄弱或缺如，因此相应部位也更易于受到撕脱损伤。

脊神经在形成腹侧支之后进入臂丛之前，先在交感神经节换元，在灰质和白质中均有这种与交感神经的联系存在。在其更近端部位，灰质中含有交感神经至脊神经的突触后神经纤维，这些神经纤维走行至汗腺和血管收缩神经。稍远的白质将脊神经节前信息传递给交感神经节。

重要的是，三叉神经内支配面部的交感神经纤维由上胸髓发出，通过 T_1 和 T_2 脊神经，经过白质后进入椎旁神经节。这些交感神经的神经纤维向头侧走行，最后终止于颈上神经节。突触后交感神经纤维由此出神经节并在颈内动脉上方进入头部，最终在海绵窦转换为三叉神经。三叉神经中的交感神经纤维调节面部出汗，瞳孔扩大，收缩上、下睑板肌和 Müller 肌。因此，T_1、T_2 脊神经损伤时会出现 Horner 综合征：无汗、瞳孔缩小、上睑下垂（睑板肌力量减弱）、眼球内陷（Müller 肌麻痹）。Horner 综合征的出现表明臂丛神经近端损伤，或脊神经损伤，或二者兼有。

C_5 和 C_6 脊神经合成上干。C_8 和 T_1 向头侧走行超过第一肋合成下干。C_7 单独形成中干。此三干（上、中、下）形成后，朝锁骨向远端走行（图 4.1）。除去变异情况，近端臂丛的分支源自 C_5、C_6、C_7 脊神经和上干；而中、下干和 C_8、T_1 脊神经通常是不具有临床意义的分支。

脊神经及臂丛神经干由脊柱向锁骨走行过程中位于前、中斜角肌之间。唯一没有被此两块肌肉覆盖的锁骨上臂丛神经部分是 C_5、C_6 和臂丛神经上干近端部分。C_5、C_6 融合形成上干的位点称为 Erb 点。C_8 和 T_1 由斜角肌下方发出，随后向头侧走行，并被其环绕。

- 脊神经在进入臂丛神经之前通常称为神经根。此种命名法虽不准确，但却是通用的。
- 偶见 C_4 或 T_2 也参与臂丛神经的构成。当有 C_4 加入且合并少许 T_1 参与时，称为臂丛神经前置；当有少许 C_5 参与且合并 T_2 加入时，称为臂丛神经后置。

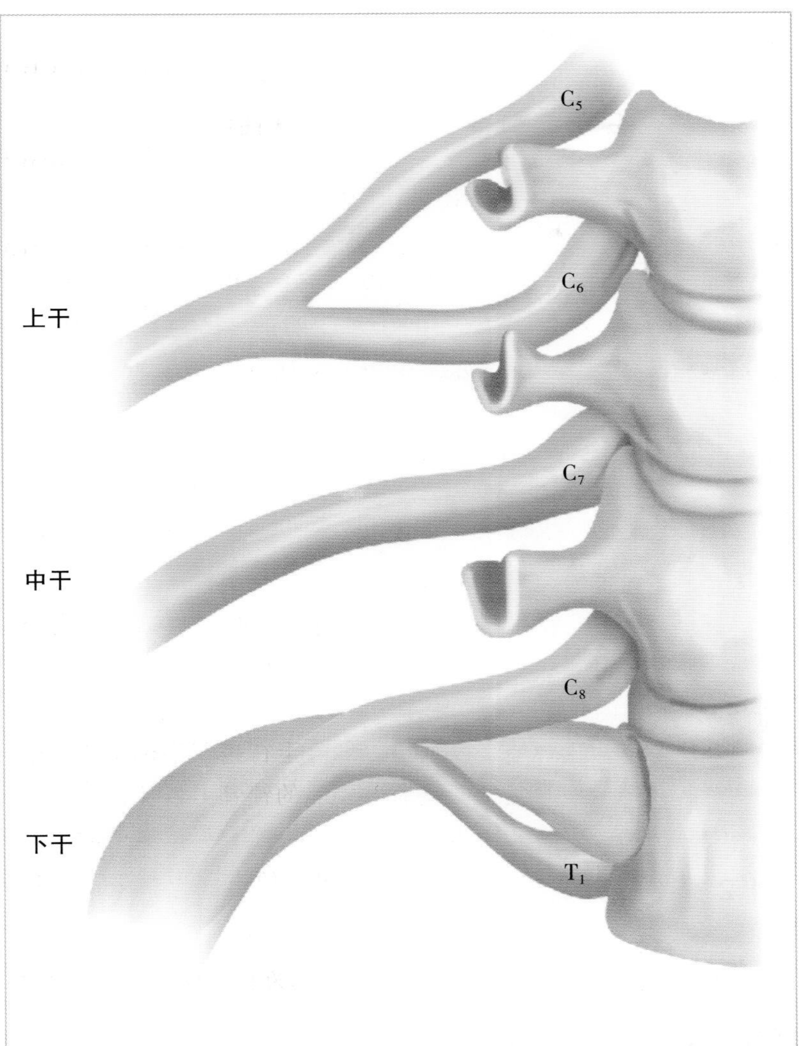

图 4.1　近端臂丛：脊神经至臂丛神经干（无分支）。C_5 和 C_6 脊神经合成上干，C_8 和 T_1 向头侧走行超过第一肋合成下干，C_7 单独形成中干

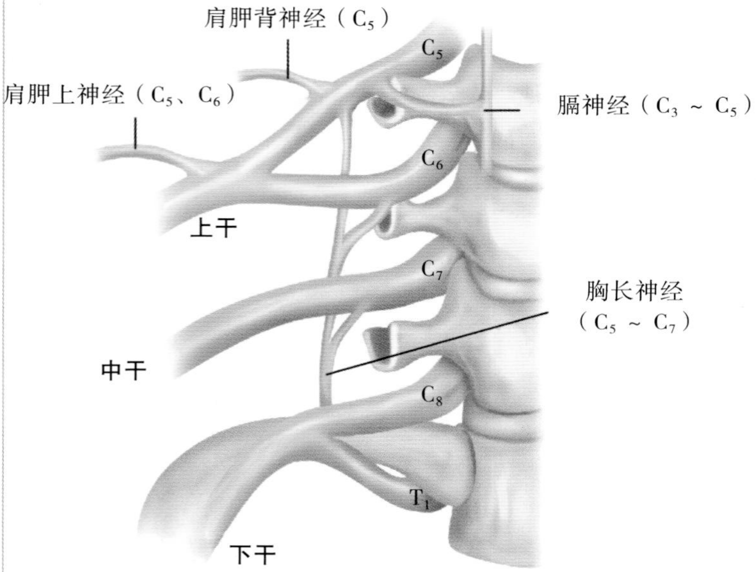

图 4.2 近端臂丛：脊神经至臂丛神经干（有分支）。3 条神经接受 C_5 脊神经根纤维输入：膈神经、胸长神经、肩胛背神经。C_6 和 C_7 也有纤维参与胸长神经组成。上干发出一个重要分支：肩胛上神经

4.1.2 脊神经分支

在进入上干之前，3 条神经均接受 C_5 脊神经根纤维输入：支配膈肌的膈神经，支配前锯肌的胸长神经，支配菱形肌的肩胛背神经。C_6 和 C_7 也有纤维参与胸长神经的形成（图 4.2）。正如前所述，没有重要分支来源于 C_8 和 T_1 脊神经。

膈神经

C_5 脊神经参与膈神经组成。膈神经由 C_3、C_4、C_5 脊神经运动神经元组成，因此有句俗话叫作“C_3、C_4 和 C_5 保证人活着”。膈

神经形成后，即在前斜角肌表面略由外向内向远端走行（此为颈后三角中唯一一个由外向内走行的神经）。在进入胸廓时，膈神经由锁骨下动脉（后方）和锁骨下静脉（前方）之间穿过。每一侧膈肌由相应膈神经支配。根据 C_5 神经参与组成膈神经的程度，近端 C_5 神经根损伤可能导致同侧膈肌抬升或麻痹。这种症状可通过患者吸气时双肺对比叩诊得到明确，当然也可通过胸片和超声检查获得确诊。

体外循环心脏手术使用碎冰进行心脏降温时可能导致膈神经损伤。当发生这种损伤，尤其是双侧损伤时，患者需要呼吸机支持。

胸长神经

近端臂丛神经形成臂丛神经干之前另一个分支是胸长神经，它由 C_5、C_6、C_7 脊神经纤维组成。胸长神经由脊神经背根形成，走行于臂丛近端尾部，第一肋后外部前、中斜角肌之间，并最终支配前锯肌。前锯肌可使肩胛骨远离身体中轴线，向前方绕胸廓运动（肩胛骨外展），也可使肩胛骨上升。更重要的是，此肌肉稳定肩胛骨位置，其他附丽于肩胛骨上的肌肉方可正常发挥功能。

胸长神经损伤可能导致出现翼状肩。前锯肌力量减弱，休息位时肩胛骨内下缘突起，同时肩胛骨向内移位、向下旋转。当患者肘关节完全伸直、肩胛带向前伸展时上肢向前用力对抗阻力，可使翼状肩情况加重（图 4.3）。此为胸长神经损伤的专有表现。

进行前锯肌查体时，嘱患者将患肢向前伸指向墙上某一点，然后另一手控制固定患者胸廓的同时对患者前伸上肢施以阻力。常犯的错误是，未让患者充分前伸患肢。这会导致将由于斜方肌和菱形肌肌力下降所致翼状肩误诊为胸长神经损伤。值得注意的是，当患肢弯曲于胸前，用力向侧方推对抗阻力时，上述 3 块肌肉中的任何一块肌力减弱都有可能导致翼状肩出现。

- 有时会出现胸长神经中没有 C_7 脊神经纤维参与的情况。
- 前锯肌肌力下降本身就可导致肩关节周围钝痛。然而，当疼痛突然出现或非常严重时，应警惕急性臂丛神经炎的发生。

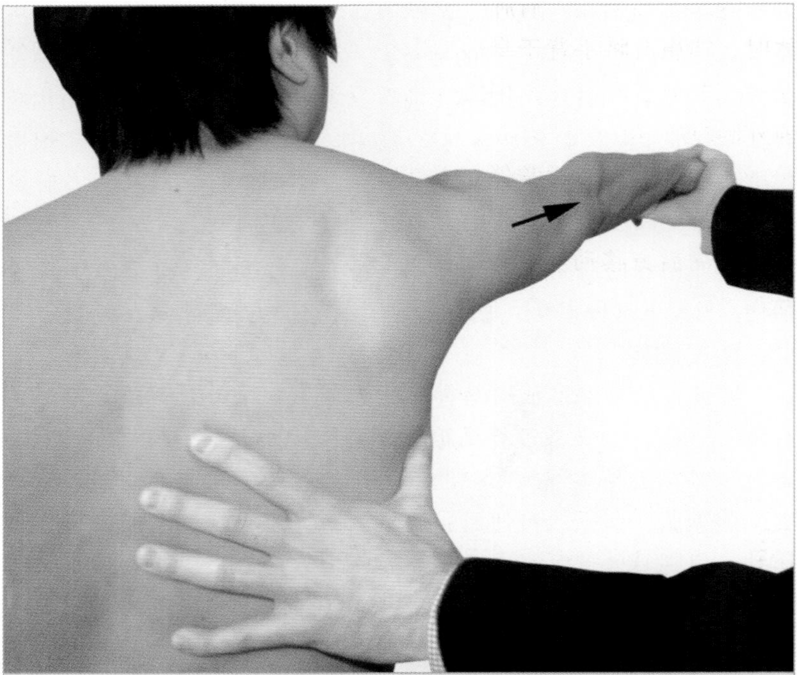

图4.3 前锯肌（C_5 ~ C_7）查体：嘱患者将患肢向前伸指向墙上某一点，然后另一手控制固定患者胸廓的同时对患者前伸上肢施以阻力。在该检查中常犯的错误是，没有让患者充分前伸患肢，这会导致将由于斜方肌和菱形肌肌力下降所致翼状肩误诊为胸长神经损伤

肩胛背神经

肩胛背神经通常仅由 C_5 脊神经构成，其支配大、小菱形肌。菱形肌将肩胛骨内侧缘与脊柱相连接。当其收缩时，菱形肌将肩胛骨向内侧推移（肩胛骨内收），同时向头侧抬升肩胛骨内侧缘（肩胛骨下旋）——与前锯肌作用相反。肩胛背神经走行经过臂丛神经后方，最终穿过中斜角肌。随后，肩胛背神经走行于肩胛提肌下表面直至菱形肌。当菱形肌慢性失神经支配时，肩胛间区可见明显失用性萎缩。当菱形肌肌力下降时，休息位可见轻度翼状肩，

下内侧缘更加明显。肩胛骨也可能会向外侧移位。进行菱形肌查体时，嘱患者将手背于身后，手掌向外，检查者一手与患者手掌相对，嘱患者向后外方用力推检查者手以对抗阻力（在患者胸廓前外侧施加阻力；图 4.4），在患者做此动作时观察和触诊菱形肌。肩胛背神经损伤时通常伴有近端臂丛神经损伤，因此需给予前臂充分支撑。另一个检查菱形肌的方法是，嘱患者主动将肩关节和肩胛骨向后方移动。在此姿势下，收缩的菱形肌可在两侧肩胛骨间被触诊到。

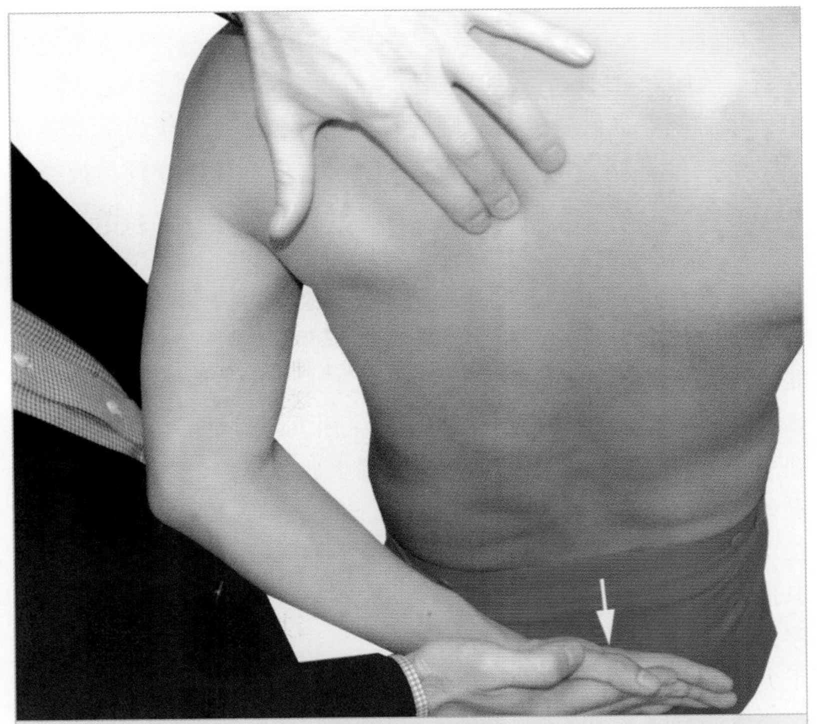

图 4.4　大、小菱形肌（C_5）查体：嘱患者将手背于身后，手掌向外。检查者一手与患者手掌相对，嘱患者向后外方用力推检查者手以对抗阻力（向患者胸廓前外侧推手臂）。指导患者手部用力，而非肘部用力

- 胸背神经在肩胛提肌下方经过，可能提供肩胛提肌部分神经支配。

4.1.3 躯干支

臂丛神经干仅发出一个有意义的分支：肩胛上神经。此神经起自臂丛神经上干上方远端，锁骨的上方。总的来说，所有臂丛神经近端分支均来自 C_5、C_6、C_7 脊神经，或来自臂丛神经上干，但含有 C_5 来源的神经纤维（图 4.2）。

肩胛上神经

肩胛上神经（C_5、C_6）沿臂丛神经上干上方部分向后方及远端走行，随后，在肩胛舌骨肌和斜方肌肌腹之间向肩胛上切迹走行。肩胛上神经在肩胛骨处与肩胛舌骨肌相融合，此可作为手术中重要的解剖标志。肩胛上动、静脉在锁骨上方深部横穿臂丛神经，随后在其接近肩胛上切迹时与肩胛上神经伴行。肩胛上神经在肩胛上韧带下方通过肩胛上切迹；而肩胛上动、静脉则在韧带上方通过（图 4.5）。在通过冈盂切迹走行于肩胛冈外侧缘附近时，血管和神经再次伴行。在此处，所有神经血管束均走行于肩胛下韧带下方。肩胛上神经支配冈上肌和冈下肌。冈上肌附丽于肱骨头上缘，维持上臂最初的 20°~30° 外展。冈下肌附丽于肱骨头后缘，是引导上臂外旋的基本结构。进行冈上肌查体时，嘱患者伸直上肢外展对抗阻力（图 4.6）；进行冈下肌查体时，嘱患者将患侧肘关节屈曲 90° ，随后检查者将患者的肘关节固定于患者体侧，嘱其向外旋上肢做类似网球挥拍动作（图 4.7）。可在以上查体时观察并触及冈上肌和冈下肌的收缩。当出现失神经支配时，肩胛冈上方（冈上肌）或下方（冈下肌）萎缩易于鉴别。

急性肩胛上麻痹多由外伤所致（突然肩部牵拉或肩胛骨骨折）；因此，逐渐出现的麻痹多需考虑腱鞘囊肿或肩胛上切迹特发性卡压病变的可能。当肩关节剧烈疼痛，且伴有肩关节周围肌肉用力

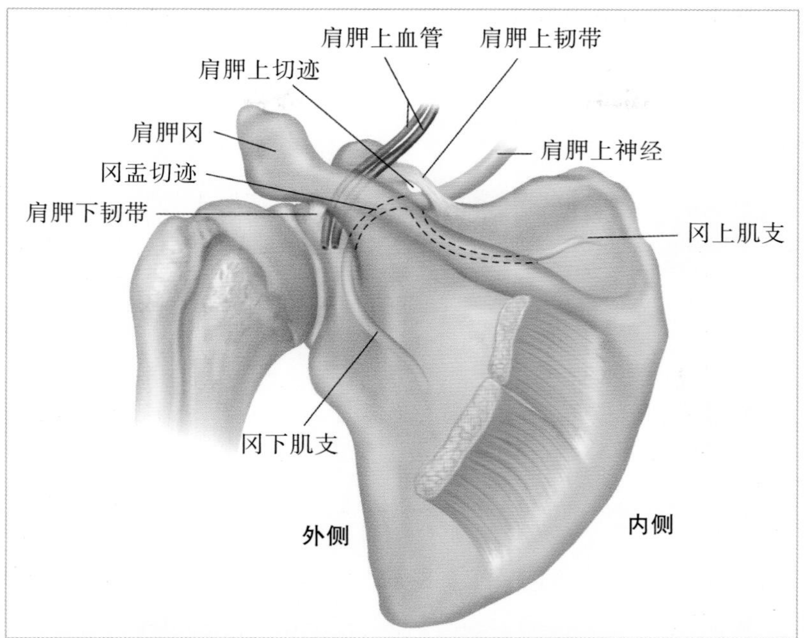

图 4.5　肩胛上区解剖。肩胛上神经由肩胛上韧带下方经过；与之伴行的动、静脉在肩胛上韧带上方经过。在通过冈盂切迹走行于肩胛冈外侧缘附近时，血管和神经再次伴行。在此处，所有神经血管束均走行于肩胛下韧带下方

下降疼痛症状加重表现时，应考虑急性臂丛神经炎发生的可能。对于卡压病例，可在适当角度的 X 线片中看到由于骨赘形成等原因导致的肩胛上切迹缩窄。

- 由臂丛神经上干发出的支配锁骨下肌的锁骨下神经经常会被忽略。此肌肉无法进行临床查体或神经电生理检查。

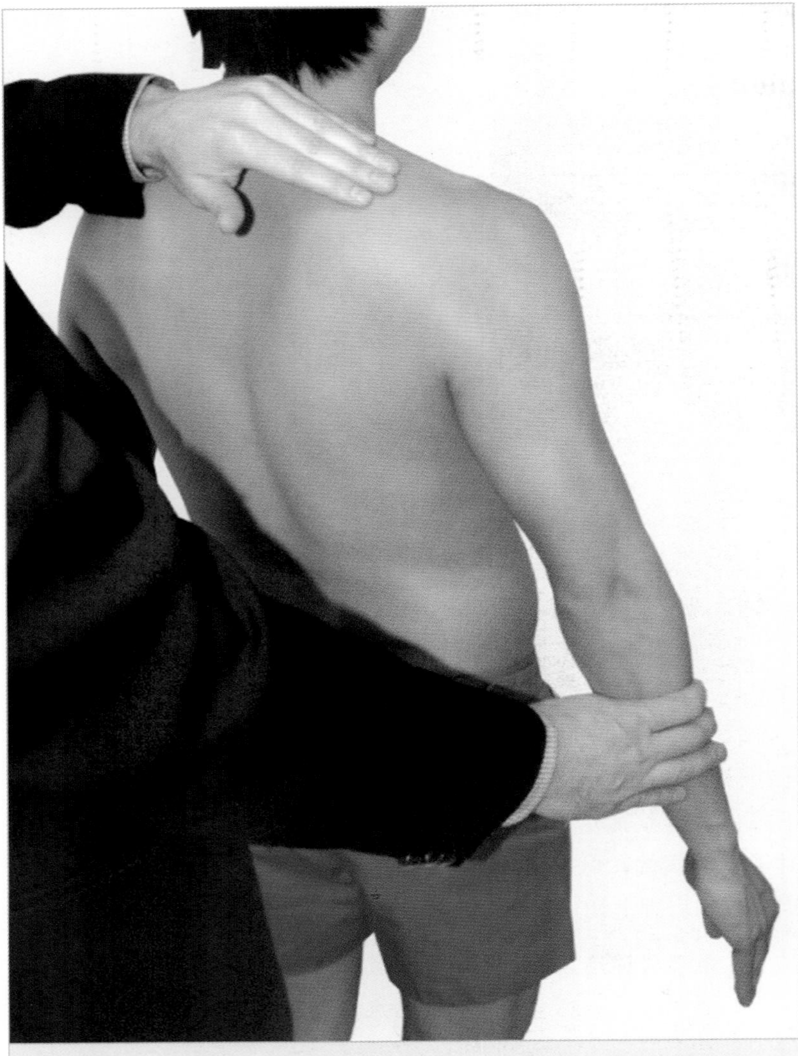

图 4.6　冈上肌（C_5、C_6）查体：嘱患者伸直上肢，外展对抗阻力

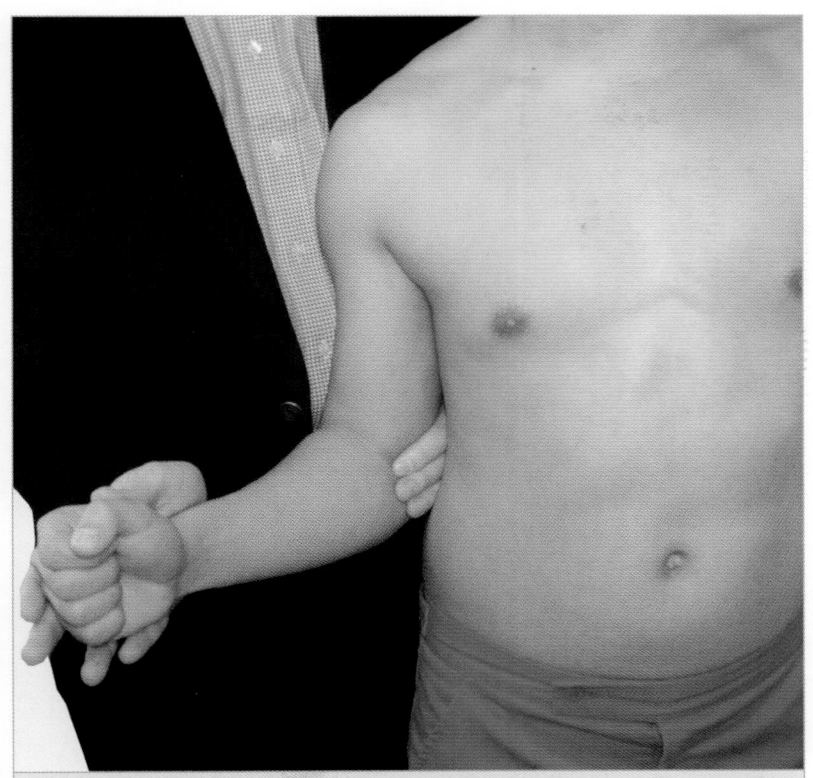

图 4.7　冈下肌（C_5、C_6）查体：嘱患者将患侧肘关节屈曲 90°，随后检查者将其肘关节固定于体侧，并嘱其向外旋上肢做类似网球挥拍动作（小圆肌也参与外旋）

4.2 远端臂丛

4.2.1 臂丛神经束的主要分支

远端臂丛神经由臂丛神经不同束支组成，并根据其与胸小肌深面腋动脉的相对位置命名为外侧束、内侧束和后束（图 4.8）。

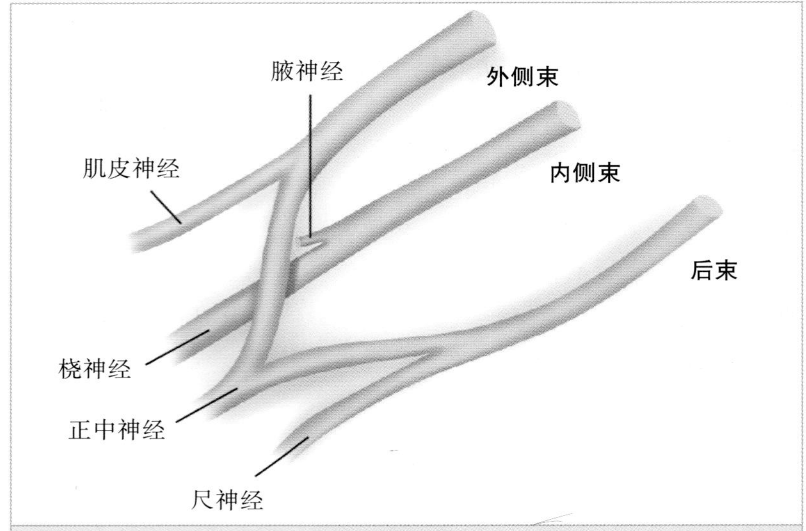

图 4.8 远端臂丛束及终末支。远端臂丛神经由臂丛神经不同束支组成，并根据其与胸小肌深面腋动脉的相对位置命名为外侧束、内侧束和后束

在此区域内，臂丛神经束与腋动脉、静脉紧密伴行。当臂丛神经束走行至胸小肌远端时，其与腋动脉的解剖关系也发生变化，不再是外侧、内侧和后侧的关系了。

臂丛神经的主要分支（即正中神经、尺神经和桡神经）已在前述第 1、2、3 章中讨论过了。正中神经并非某一束支本身的延续，而是分别由外侧束发出的神经纤维（多为感觉神经）和内侧束发出的神经纤维（多为支配手内肌的运动神经）共同组成。这些分支通过腋动脉表面，并在其前方汇合形成正中神经。内侧束在分出形成正中神经的分支后继续向远端走行，在上肢形成尺神经；外侧束在分出形成正中神经的分支后，继续下行部分形成肌皮神经。此种解剖结构在腋动脉和肱动脉上方形成 M 型结构，其外侧支是肌皮神经，中间支是正中神经，内侧支是尺神经。后续章节将继续讨论肌皮神经和腋神经。

4.2.2 肌皮神经

肌皮神经（C_5、C_6）为外侧束继续向手臂走行部分所形成，其中神经纤维来自臂丛神经上干（图 4.9）。肌皮神经在腋窝部向远端外侧走行，穿过并支配喙肱肌。在肩关节屈曲时，喙肱肌协助三角肌前部发挥作用（在身体前方抬高上肢），它也可在肘关节屈曲时固定肱骨。喙肱肌并不单独发挥作用，也不易被触及。因此，临床上并不单独进行喙肱肌查体。肌皮神经穿过喙肱肌并走行于其下方，随后继续在肱肌表面、肱二头肌深面走行。这两块肌肉为肌皮神经发出的众多分支所支配。肌皮神经继续向远端走行进入肘前窝，并在此处肱二头肌腱外侧穿出浅筋膜走行于皮下，此时称为前臂外

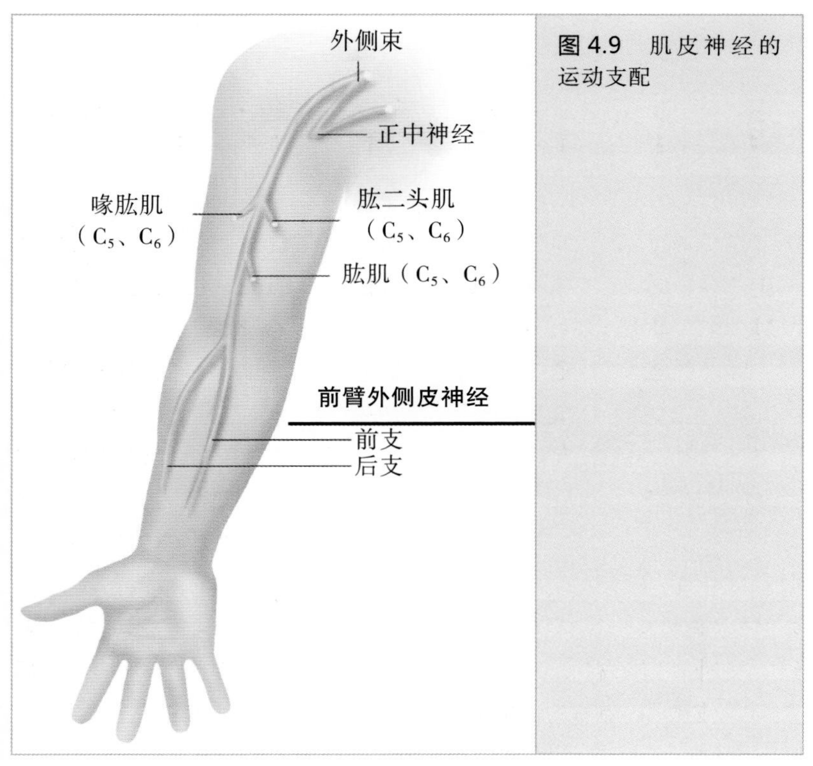

图 4.9　肌皮神经的运动支配

侧皮神经。正如其名字一样，此感觉神经支配范围包括前臂外侧半（图 4.10）。前臂外侧皮神经具有前、后两个分支。

肱二头肌、肱肌和肱桡肌共同作用屈曲肘关节。当肘关节屈曲时，肱二头肌是强力的前臂旋后肌。进行肱二头肌和肱肌查体时，嘱患者前臂充分旋后，并屈曲肘关节对抗阻力（图 4.11）。当前臂完全旋后时，肱桡肌的作用被最小化。

单独的肌皮神经瘫痪很少发生，但可以发生于创伤后或肩关节脱位时。这些患者存在前臂前外侧区域麻木，同时伴有肘关节

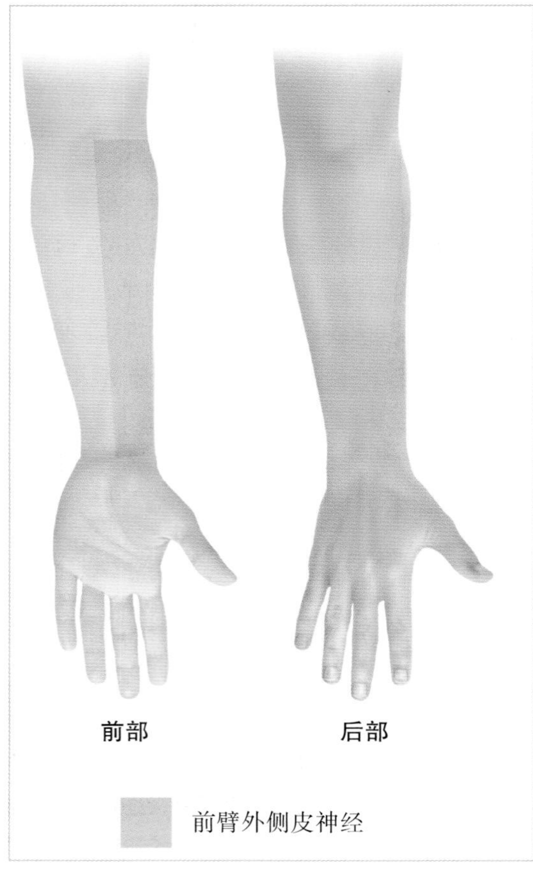

图 4.10 肌皮神经感觉支配。前臂外侧皮神经支配范围，正如其名称所示为前臂外侧半

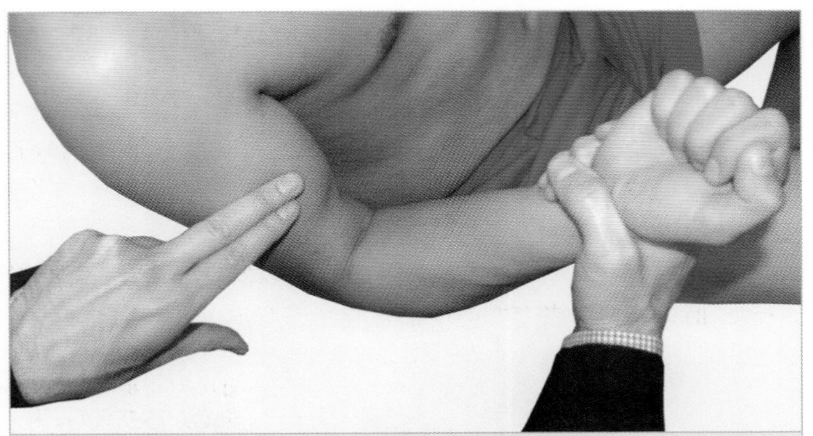

图 4.11　肱二头肌（C_5、C_6）查体。进行肱二头肌和肱肌查体时，嘱患者前臂充分旋后，并屈曲肘关节对抗阻力。当前臂完全旋后时，肱桡肌（桡神经）的作用被最小化

屈曲力量减弱。这些临床表现需要与肱二头肌腱撕裂及 C_6 神经根性病变相鉴别。当肱二头肌腱撕裂时，肱二头肌仍可收缩并屈曲上肢。C_6 神经根性病变时，不仅存在神经根性疼痛，而且可能存在除肌皮神经支配以外的 C_6 神经支配肌肉（包括肱桡肌和背阔肌）无力。此外，C_6 神经根性病变时，通常导致拇指和食指局限性麻木，而前臂外侧皮神经的感觉支配范围到腕关节为止。肘前窝静脉穿刺可能导致前臂外侧皮神经局灶性损伤。

4.2.3 腋神经

腋神经（C_5、C_6）起自臂丛神经后束腋动脉深部。旋肱后动脉从腋动脉分出后向内下方走行至腋神经。此血管神经束于肩胛下肌上方向肱骨外科颈走行，随后穿过四边孔（上界：小圆肌；下界：大圆肌；外界：肱骨颈；内界：肱三头肌长头），见图 4.12。与肩胛上神经在肩胛上切迹中的情况类似，腋神经在四边孔内也相对固定，易于在臂丛神经或肩部受到顿挫伤或牵拉伤时受损。当

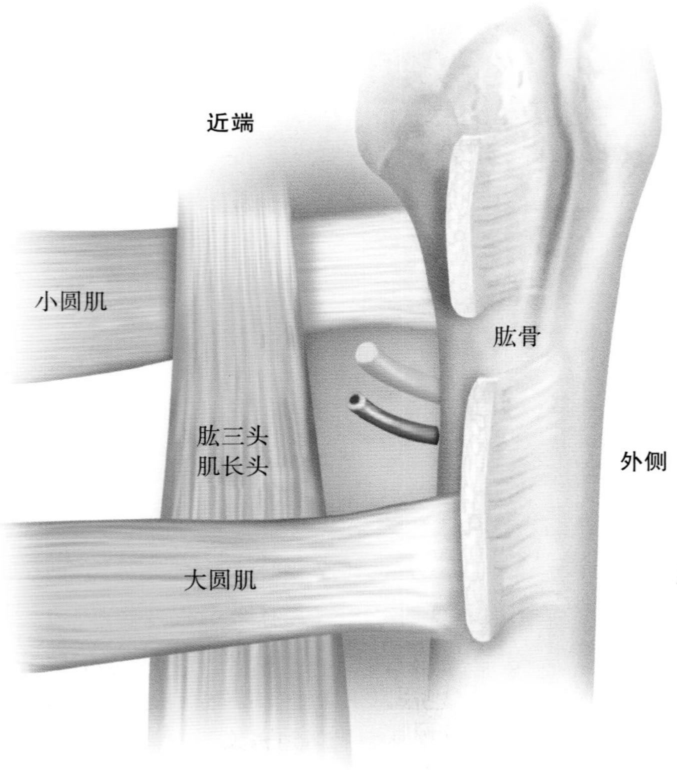

近端

小圆肌

肱骨

肱三头
肌长头

外侧

大圆肌

远端

图 4.12 四边孔（腹侧）。腋神经穿过四边孔（上界：小圆肌；下界：大圆肌；外界：肱骨颈；内界：肱三头肌长头）

腋神经穿出四边孔后，即分为前支和后支。前支折返走向前上至三角肌深面并支配其运动；后支在出四边孔后分支支配小圆肌（图 4.13），随后在三角肌肱骨附丽点后方穿过臂筋膜远端走行至皮

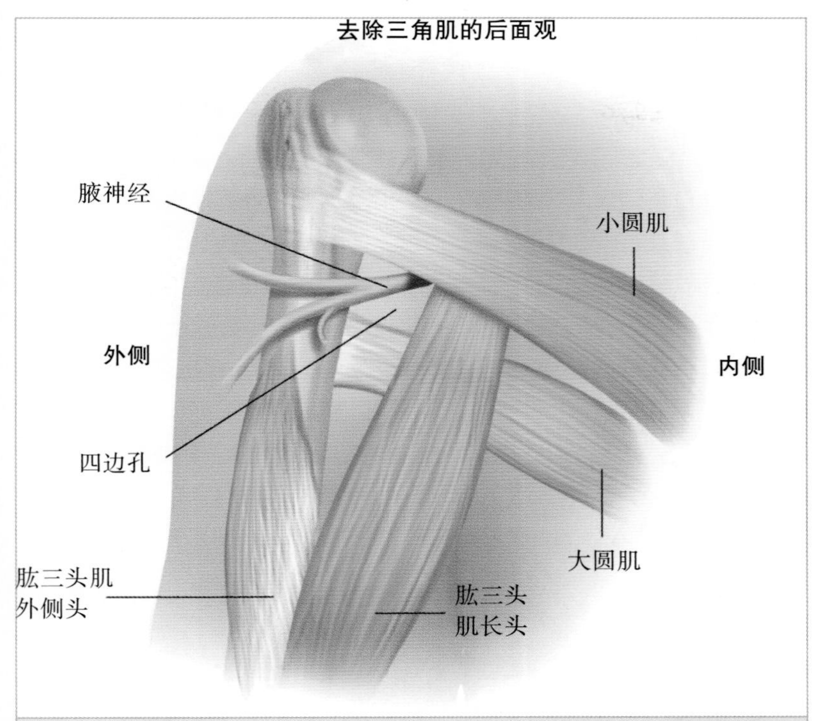

图 4.13　腋神经解剖（去除三角肌的后面观）。当腋神经穿出四边孔后，即分为前支和后支。前支折返走向前上至三角肌深面并支配其运动；后支在出四边孔后分支支配小圆肌，随后穿过臂筋膜走行至皮肤

肤。腋神经支配上臂外侧皮肤感觉的部分称为上臂外侧皮神经（图 4.14）。腋神经同时也含有肩部感觉神经纤维。

小圆肌与冈下肌共同完成上臂外旋，同时其也在上肢伸直位内收过程中协助大圆肌发挥作用。临床上无法单独进行小圆肌查体，但如果患者比较消瘦，则可能进行小圆肌收缩的观察和触诊。三角肌是上肢主要外展肌肉，尤其是当上肢与躯干的夹角在 30° ~ 90° 时。在肩关节最初 30° 外展时，冈上肌起主要作用。在超过 90° 以后，则为斜方肌（向上抬举肩胛带）起主要作用。

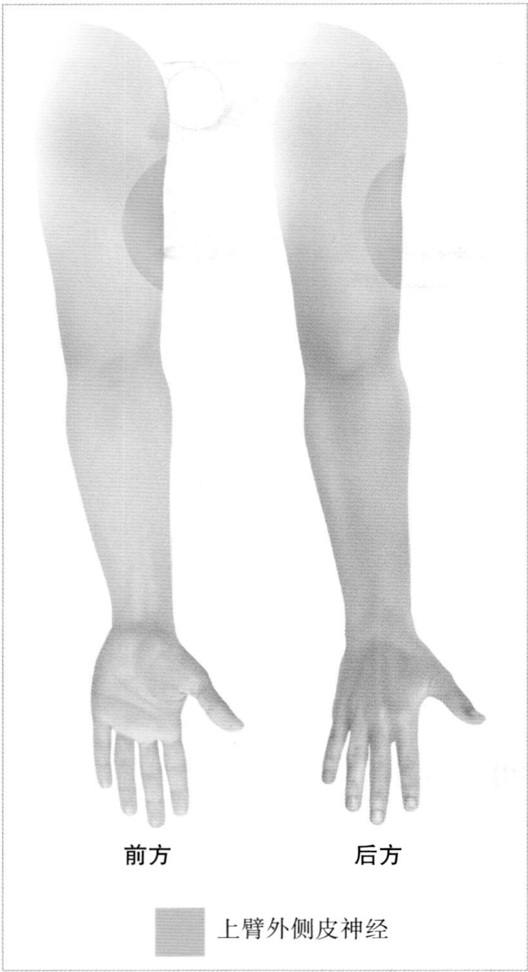

图 4.14 腋神经感觉支配范围。腋神经在三角肌肱骨附丽点后方穿过臂筋膜远端走行至皮肤，支配上臂外侧皮肤感觉的部分称为上臂外侧皮神经

嘱患者外展上肢对抗阻力时进行三角肌查体（图 4.15）。三角肌分为 3 个独立的头：前方头、外侧头、后方头。嘱患者将上肢略偏向身体前侧并向外抬举，可检查三角肌前方头和外侧头。进行三角肌后方头查体时，嘱患者伸直上肢侧平举至 90°，随后向后上方伸展患肢对抗阻力（图 4.16）。三角肌后方头无收缩有助于确

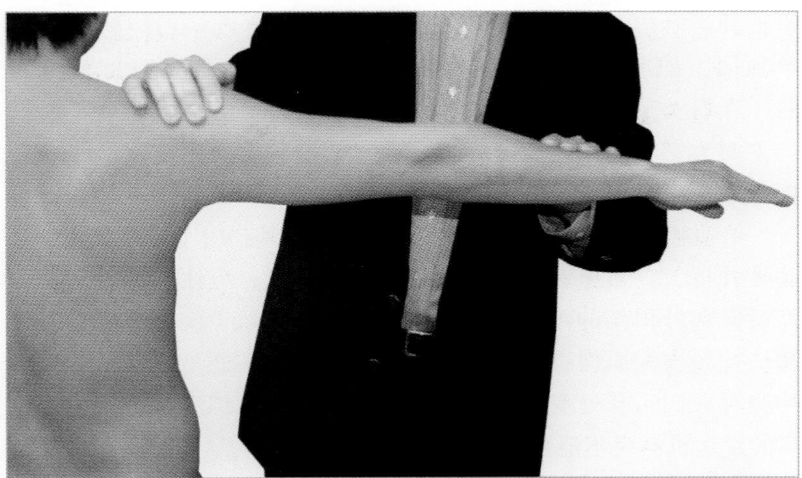

图 4.15 三角肌（C_5、C_6）查体：嘱患者外展上肢对抗阻力，以检查三角肌肌力。三角肌有三个独立的头：前方头、外侧头、后方头。嘱患者将上肢略偏身体前侧并向外抬举，可检查三角肌前方头和外侧头。三角肌控制上肢 30° ~ 90° 之间的外展活动

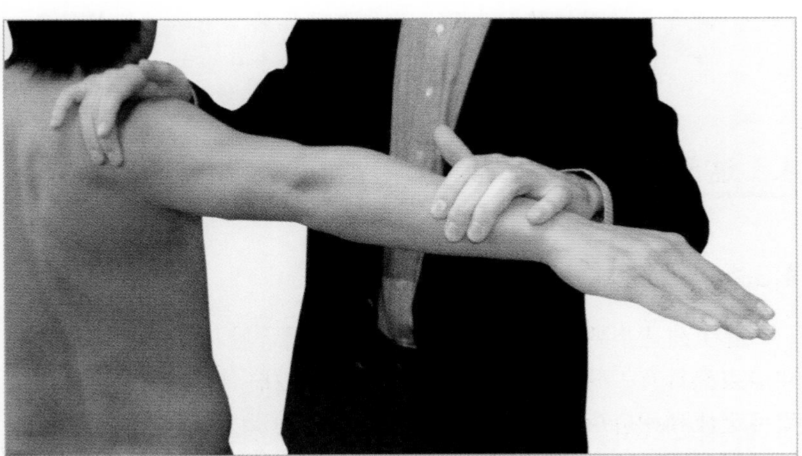

图 4.16 三角肌后方头（C_5、C_6）查体：嘱患者伸直上肢侧平举至 90°，随后向后上方伸展患肢对抗阻力。此时可以观察并触及三角肌后方头收缩

诊腋神经麻痹，对于冈上肌发达的患者尤其有效，在这些患者中，单独冈上肌收缩即可使上肢侧平举至 90°。上肢向身体前方屈曲（在肩关节处）是由三角肌前方头所控制；在屈曲至 60° 时，均主要为三角肌前方头所控制；当超过 60° 时，则前锯肌协助发挥作用。

单独腋神经损伤通常发生在肩关节受到外伤时（肩关节脱位、肱骨骨折）。当患者存在可疑腋神经损伤时，应注意排除臂丛神经后支部分损伤的可能。在进行相应的背阔肌（胸背神经）查体和桡神经支配肌肉查体后，是否存在后束损伤便可一目了然。腋神经可在四边孔处受到压迫，从而出现四边孔综合征。目前，此病的发病机制尚不清楚。

- 即使出现三角肌完全麻痹，患者仍然可以通过其他上肢肌肉模拟三角肌功能，外展上肢。如前所述，发达的冈上肌可以使上肢外展 30° 以上。上肢外旋动作本身也可微弱外展上肢。除此之外，连接肩胛骨与肱骨的喙肱肌和连接肩胛骨与鹰嘴的肱三头肌长头，也可代替三角肌功能抬举上肢。因此，在查体时注意三角肌触诊十分重要。

4.3 远端臂丛

4.3.1 神经束的小分支

除了前述主要终末分支（例如肌皮神经、腋神经），每一臂丛神经束都具有一些“细小”分支（图 4.17）。任何一个小分支损伤，均可定位到相应束支。

4.3.2 外侧束

胸外侧神经（C_5、C_6）由外侧束近端发出，走行经过臂丛神经

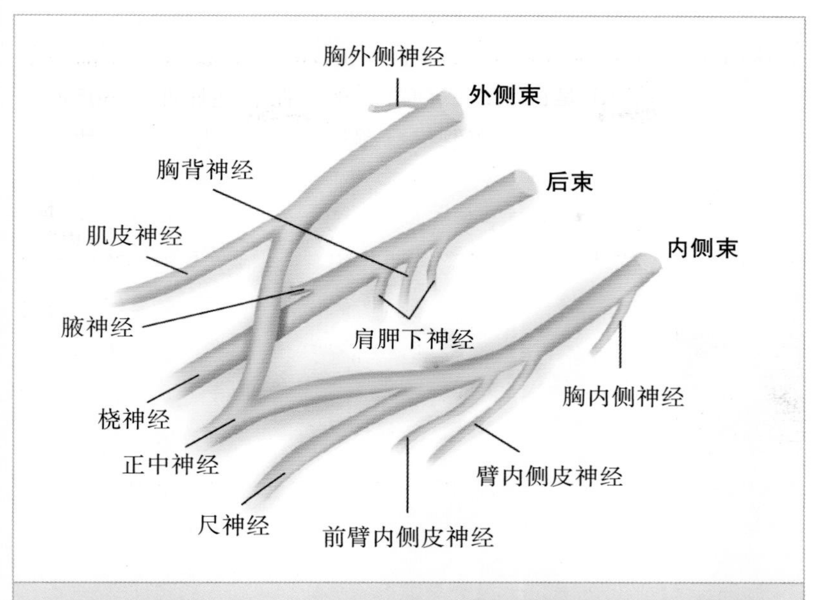

图 4.17　远端臂丛神经及其分支。除了主要分支以外，每一束支均有其他“细小”分支：外侧束一个，内侧束和后束各有 3 个

和腋动脉上方，随后穿过锁胸筋膜（将包括胸小肌在内的所有深层结构与胸大肌分隔开）呈扇形分布，从下方支配胸大肌。胸外侧神经仅支配胸大肌的锁骨头。当此神经分支越过臂丛神经后，通常会与内侧束来源的胸内侧神经形成暂时或永久的融合。胸大肌是能够使上肢强力内收、内旋的肌肉。当进行胸大肌锁骨头查体（即胸外侧神经查体）时，嘱患者将上肢外展 90° ，屈曲肘关节，并使手掌向前（图 4.18）。随后，嘱患者向身体前方中线处移动手臂，检查者在患者肘关节内侧施以阻力。胸外侧神经是外侧束唯一的小分支。

4.3.3 内侧束

内侧束有 3 个小分支：近端的胸内侧神经和远端的臂内侧皮神

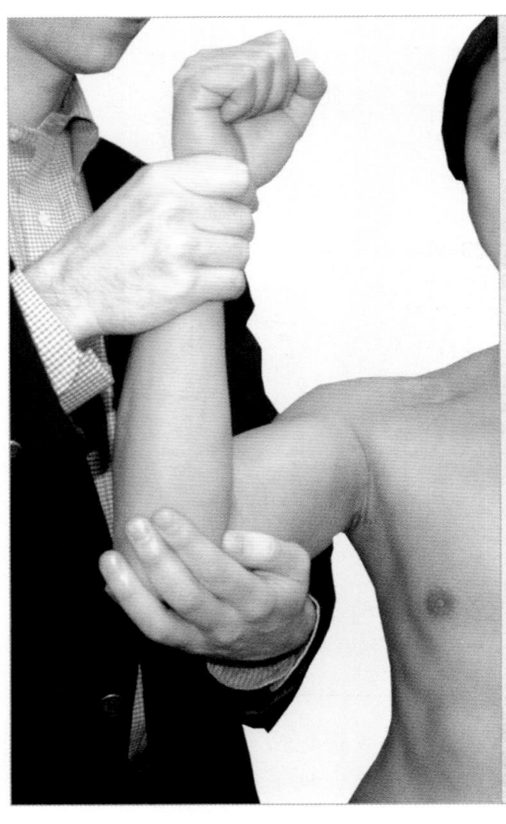

图 4.18 胸大肌锁骨头（C_5、C_6）查体：嘱患者将上肢外展 90°，屈曲肘关节，并使手掌向前。随后，嘱患者向身体前方中线处移动手臂，检查者在患者肘关节内侧施以阻力

经及前臂内侧皮神经。胸内侧神经（C_6 ~ T_1）支配其经过的胸小肌，随后穿过锁胸筋膜支配胸大肌的胸骨头。如前所述，此神经常与胸外侧神经相交通。进行胸大肌胸骨头查体时，患者需先将待检测上肢外展 30°，同时使肘关节屈曲 90°。随后，嘱患者内收上肢对抗检查者于肘关节处所施加的阻力（图 4.19）。胸小肌随胸大肌共同运动，临床查体时通常无法完全区分，因此不进行单独的胸小肌查体。

在形成尺神经之前，内侧束发出两条分支：臂内侧皮神经和

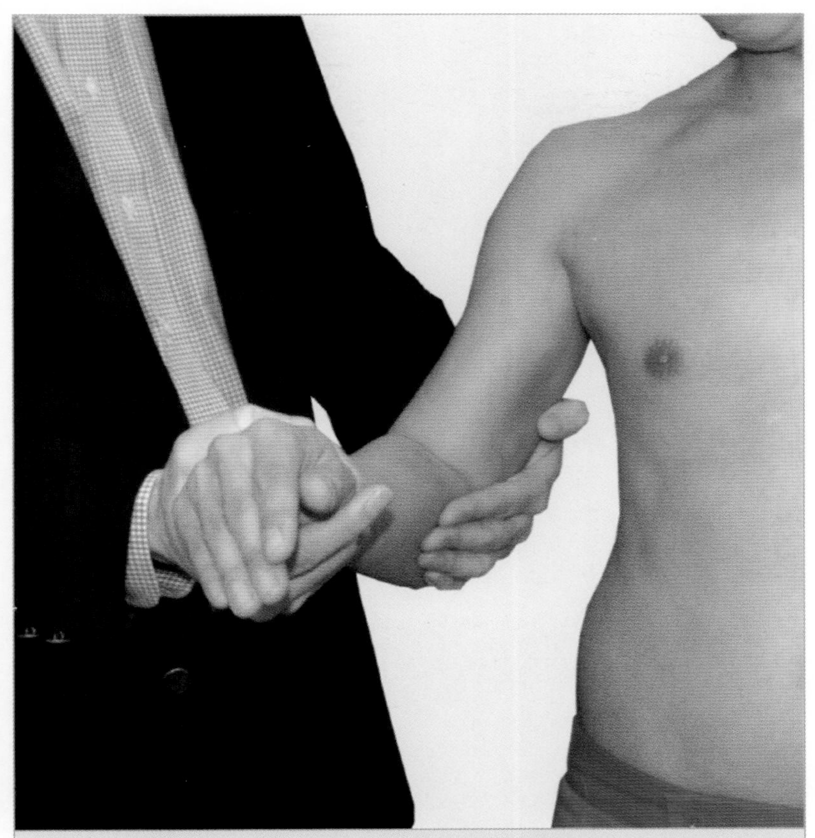

图 4.19　胸大肌胸骨头（C_6、T_1）查体：嘱患者将待检侧上肢外展 30°，同时使肘关节屈曲 90°。随后，嘱患者内收上肢对抗检查者于肘关节处所施加的阻力

前臂内侧皮神经。为了便于理解，这两条神经已在前述尺神经章节中进行了详细讨论。总之，上臂内侧半（臂内侧皮神经）和前臂内侧半（前臂内侧皮神经）感觉丧失应该考虑并检查是否存在臂丛神经内侧束损伤。

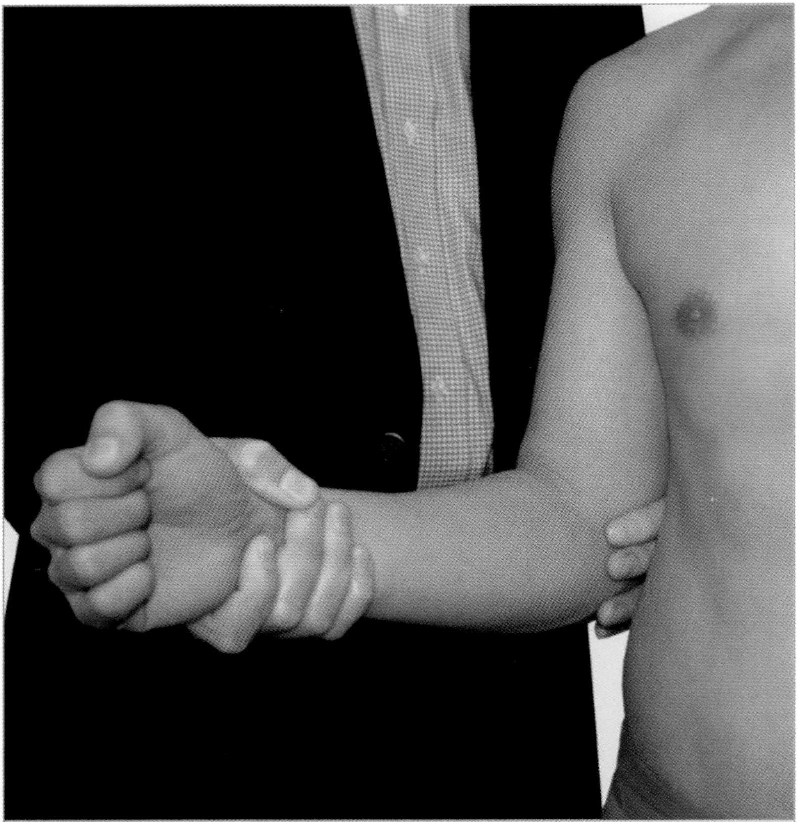

图 4.20　肩胛下肌（C_5、C_6）查体：检查者固定患者肘关节于体侧，嘱患者肘关节屈曲后内旋上肢

- 上臂内侧区域有部分属于 T_2 皮神经节支配。因此，臂内侧皮神经感觉支通过内侧束和下干返回 T_2 脊神经。臂丛神经中并无 T_2 脊神经纤维参与。

4.3.4 后 束

与内侧束相似，后束同样具有3个小分支。桡神经（后束终末支）

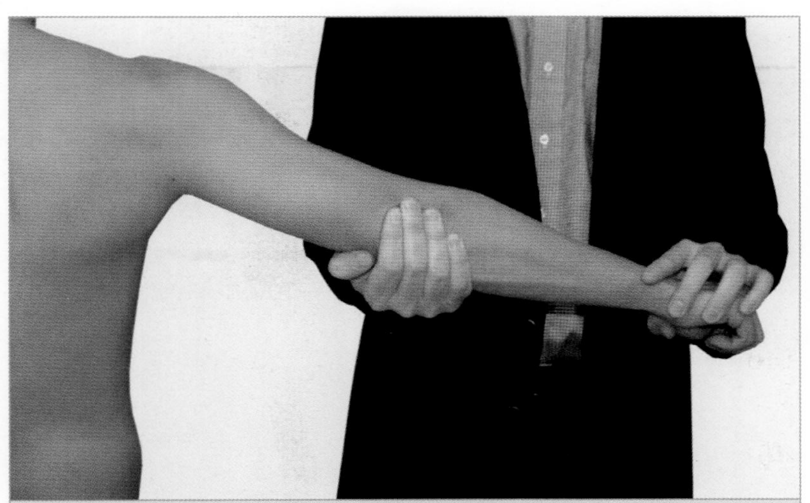

图 4.21　大圆肌（C_5、C_6）查体：进行大圆肌查体时，首先嘱患者掌心向下水平外展伸直手臂。随后嘱患者内收手臂对抗阻力，并同时检查大圆肌

出腋窝后，在此 3 个分支所支配的 3 块肌肉（肩胛下肌、背阔肌、大圆肌）浅层走行经过。所有这 3 条神经分支像冰柱一样从后束垂向下方走行经过肩胛下肌表面。

第一、三分支根据其位置分别被命名为上肩胛下神经和下肩胛下神经（C_5、C_6）。上肩胛下神经不长，走行进入支配肩胛下肌。肩胛下肌（与大圆肌、背阔肌和胸大肌一起）内旋上肢。尽管无法完全区分单独的肩胛下肌作用，但仍然可以通过上肢内旋查体进行检查（图 4.20）。下肩胛下神经支配肩胛下肌下半及大圆肌。大圆肌、背阔肌和胸大肌共同组成主要导致上肢内收的肌肉。进行大圆肌查体时，首先嘱患者掌心向下水平外展伸直手臂。随后嘱患者内收手臂对抗阻力，并同时检查大圆肌（图 4.21）。另外一个后束的小分支是胸背神经，其在上肩胛下神经和下肩胛下神

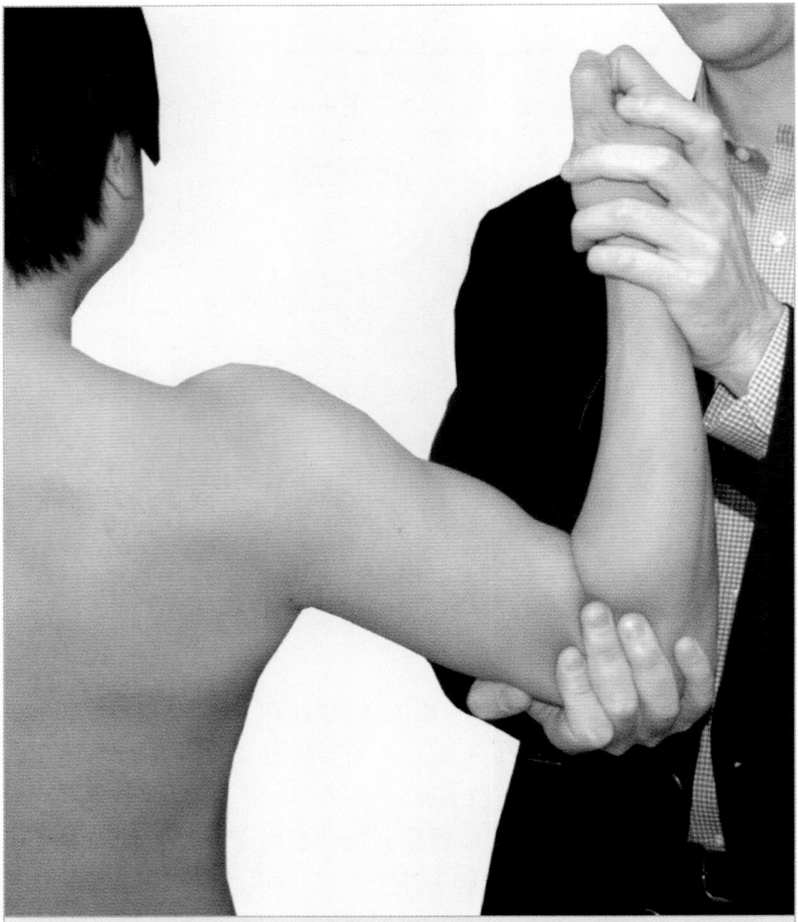

图 4.22　背阔肌（C_6 ~ C_8）查体：进行背阔肌查体时，嘱患者肘关节屈曲 90° 时内收上肢

经之间走行，支配背阔肌。进行背阔肌查体时，嘱患者肘关节屈曲 90° 时内收上肢（图 4.22）。总之，所有后束分出的这些分支在功能上都是支配上肢内收、内旋的。

4.4 臂丛神经分支完整图谱

前述第 1、2、3 章分别回顾了正中神经、尺神经和桡神经，本章继续讨论剩余臂丛神经部分，包括肌皮神经、腋神经和一些“细小”分支。至此晦涩难懂的章节已经讲完，连接臂丛神经远近两端的部分相对简单易懂。

臂丛神经股连接臂丛神经干与臂丛神经束（图 4.23），没有分支由其上直接发出。所有 3 个臂丛神经干均分为前、后两股。全

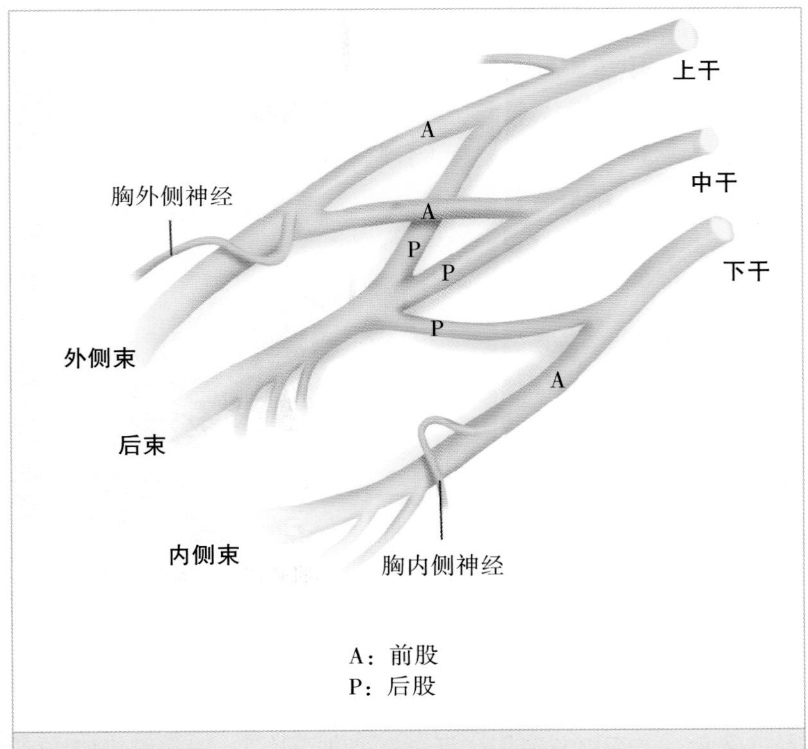

图 4.23　臂丛神经股。后束由所有 3 个后股形成，外侧束由上干和中干的前股形成，内侧束由下干的前股形成

部 3 个后股融合形成后束，上干、中干的前股形成外侧束，下干的前股形成内侧束。后束接受所有 3 个后股神经纤维，最终形成臂丛神经最大终末支——桡神经。下干前股为来自 C_8 和 T_1 的脊神经纤维组成，其单独构成内侧束。我们知道，尺神经主要由 C_8、T_1 节段控制，因此可以顺理成章地推导出臂丛神经下干前股向远端走行形成尺神经的结论（图 4.24）。

4.5 区域解剖关系

臂丛神经呈线性走行，由椎间孔发出，依次经过锁骨下方和腋窝，止于手臂中部，在其走行区域中与众多肌肉、动脉、静脉相伴行。

近端臂丛位于颈后三角中。颈后三角由胸锁乳突肌前缘、斜方肌后缘和锁骨下缘组成。肩胛舌骨肌后侧肌腹穿过此三角形下部，与肩胛上神经在肩胛骨处汇合。

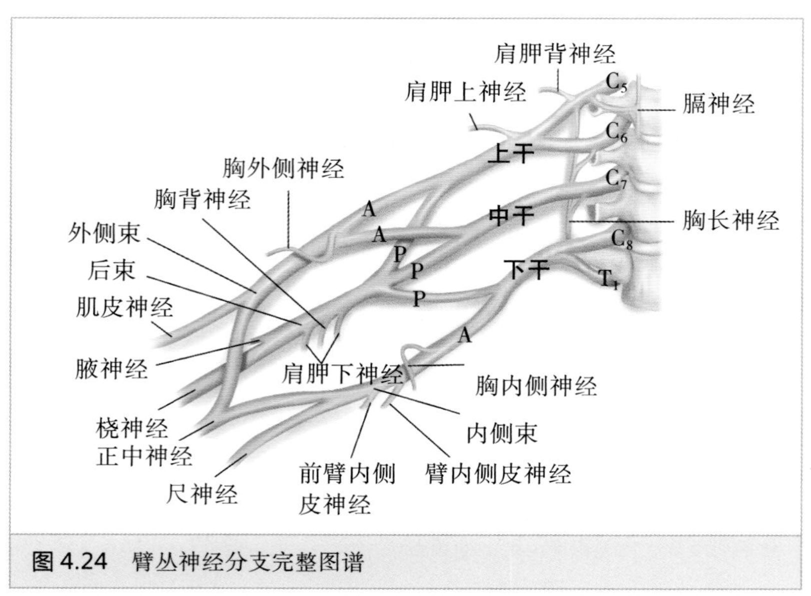

图 4.24　臂丛神经分支完整图谱

臂丛神经穿过由前斜角肌、中斜角肌和第一肋组成的斜角肌三角（斜角肌间隙），其顶点位于颈后三角。前、后斜角肌分别起自多个颈椎横突的前、后结节。这些肌肉向下方走行附丽于第一肋骨，脊神经和臂丛神经像三明治一样夹于其中。臂丛神经和锁骨下动脉自斜角肌之间、第一肋骨之上穿出的区域为存在潜在卡压风险的区域（胸廓出口综合征）。臂丛神经股走行于锁骨下方深部，而臂丛神经束及其分支则走行于胸小肌和喙突深面。臂丛神经束在腋窝走行于锁胸筋膜（浅）与肩胛下肌（深）之间。

锁骨下血管由第一肋内侧出胸廓。前斜角肌在锁骨下动、静脉之间走行，锁骨下动脉在前斜角肌后方与 C_8、T_1 脊神经及臂丛神经下干相邻。锁骨下静脉在锁骨下方、前斜角肌前面走行。锁骨下动脉出胸廓后发出两条小分支在臂丛神经上方横穿颈后三角，其中上方的分支为颈横（浅）动脉，下方分支为肩胛上动脉。肩胛上动脉与肩胛上神经走行至肩胛上切迹处开始伴行。肩胛背动脉通常在臂丛神经上干和中干之间通过。

臂丛神经血供由锁骨下血管系统支配。特别需要指出的是，椎动脉和颈升动脉供应 C_5、C_6，颈深动脉供应 C_7，肋间上动脉供应 C_8 和 T_1。

正如预期的一样，臂丛神经的静脉血供系统复杂多变。锁骨下静脉在前斜角肌前方走行，接受腋静脉（在腋窝内走行于腋动脉内侧及腹侧）回流血液，臂丛神经后束在此两个静脉深处走行。颈外静脉在胸锁乳突肌锁骨附丽处下方汇入锁骨下静脉。通常颈外静脉起自下颌角，向肩部走行，穿过颈后三角前下方，其在颈阔肌深部走行，偶尔走行至肩胛舌骨肌后方肌腹深部。

4.6 颈　丛

颈丛神经由 C_1 ~ C_4 脊神经腹侧支形成。这些腹侧支出各自椎间孔后即相互交通、融合，最终形成几个深（运动）支和浅（感觉）支。

深支支配多个颈部肌肉（斜角肌、带状肌、肩胛提肌等）。颈襻即是由这些深运动支发出支配颈部带状肌的。上颈襻由 C_1、C_2 脊神经腹侧支组成，下颈襻由 C_2、C_3 脊神经纤维组成。上、下颈襻在颈静脉前方相融合。

与深支不同，颈丛浅支覆盖胸锁乳突肌后缘，提供颈部至肩部以及上胸部（包括锁骨下方区域）感觉支配（图 4.25）。颈丛发出的 4 个感觉分支，由上至下为枕小神经、耳大神经、颈横神经、锁骨上神经（图 4.26）。如果沿耳大神经逆向寻找其在胸锁乳突肌下方的起始点，可在其起始点头侧（及更深部）几毫米处定位副脊神经。由颈丛发出的唯一越过颈后三角后缘的神经是锁骨上神经及其终末分支。

- 枕大神经起自 C_2 后支。
- C_1 无皮肤感觉成分。
- 副脊神经（CN Ⅺ）穿过颈后三角头侧。

4.7 副脊神经（第十一对颅神经）

副脊神经由 C_1 ~ C_4 发出的神经分支和髓质发出的神经分支共同组成。这些分支在硬脊膜内融合形成副脊神经后，由颅底出颈静脉孔，颅底处其与颈静脉位置的相互关系多变。副脊神经支配胸锁乳突肌（同时也受颈丛深运动支支配）后，由锁骨上方约 8cm 处胸锁乳突肌下方进入颈后三角。随后，副脊神经向肩部顶端走行，最终支配斜方肌并在其下方穿过（图 4.26）。如前所述，此神经在胸锁乳突肌下方、耳大神经前侧穿出，后者可以作为明确的手术标记。副脊神经穿过颈后三角，与相毗邻的淋巴系统交织缠绕。

医源性损伤是导致副脊神经损伤的最常见原因，通常发生于

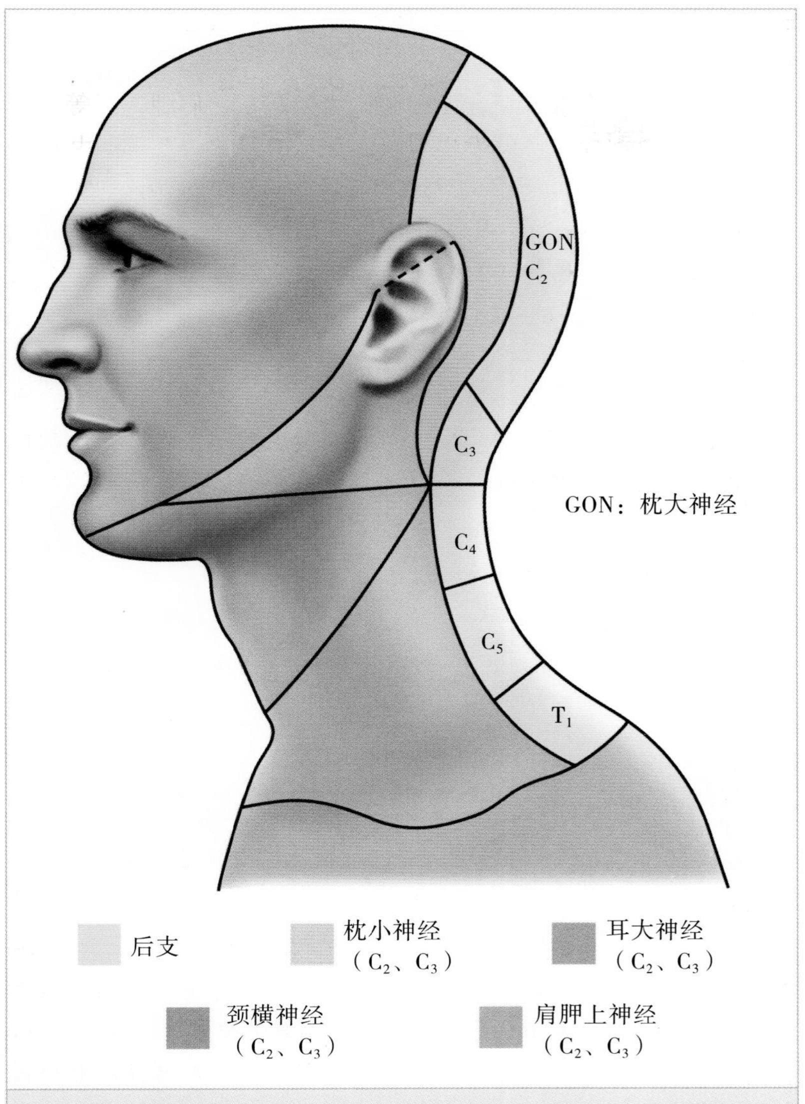

图 4.25　头部和颈部感觉支配（不包括面部）。颈丛的感觉分支和上颈部脊神经背根支配此区域感觉。注意：枕大神经单独由 C_2 脊神经后支发出，并非颈丛的分支

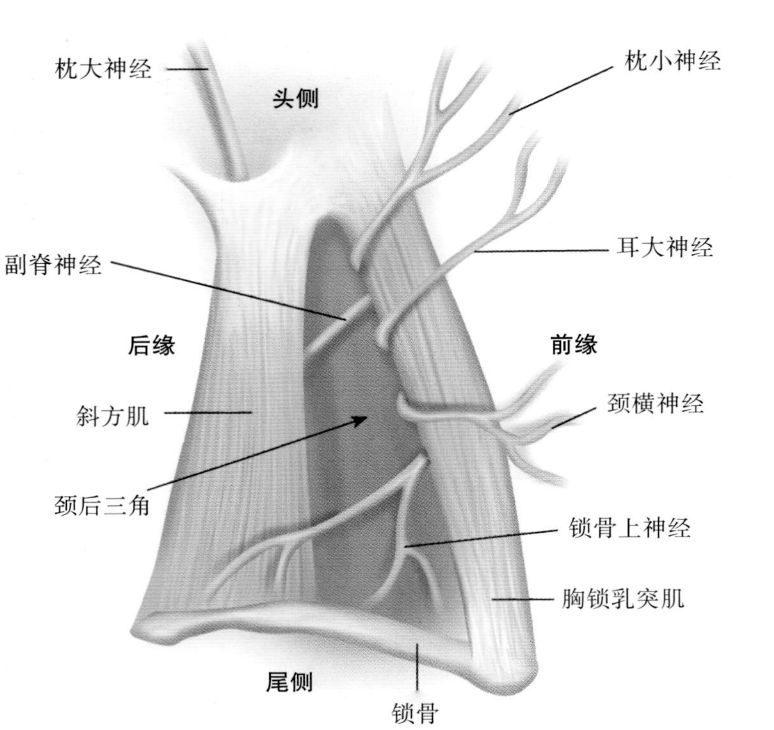

图4.26 颈丛和副脊神经(图解)。颈丛发出的4个感觉分支,由上至下为:枕小神经、耳大神经、颈横神经、锁骨上神经。由颈丛发出的唯一越过颈后三角后缘的神经是锁骨上神经及其终末分支。副脊神经在胸锁乳突肌下方、耳大神经头侧几毫米的位置发出

颈部淋巴结活检或清扫术后。伴疼痛感的先天性神经病变（通常认为是急性臂丛神经炎的变异形式）同样可以影响该神经。副脊神经、迷走神经、舌咽神经均从颈静脉孔出颅，在此部位的损伤称为 Vernet 综合征。本病多为局部肿瘤转移或神经鞘瘤所致。

副脊神经麻痹导致斜方肌肌力下降。斜方肌麻痹的患者上肢外展功能受限，并且伴有肩胛带区域不适感。这是因为，斜方肌

协助三角肌使上肢外展超过 90° 。局部不适感是由于斜方肌肌力减弱后相关肌肉、韧带压力代偿性增加所致。休息位时，受累侧肩部通常低于未受累侧。即使是斜方肌完全麻痹，通常也不会出现耸肩无力。这是因为，肩胛提肌（由 C_3、C_4 节段通过颈丛支配）同样参与耸肩动作的完成。胸锁乳突肌肌力下降非常罕见，不仅因为副脊神经运动支发出位置很高，而且由于此肌肉受颈丛共同支配。

副脊神经麻痹导致斜方肌肌力减弱，并由此导致翼状肩，此翼状肩的症状在休息位时并不明显，但通常会累及肩胛骨上缘（存在多种变异情况）。所有类型的翼状肩（前锯肌、斜方肌、菱形肌）的症状均会在上肢（肘关节部分屈曲）于胸前向身体对侧或前侧伸展对抗阻力时加重。然而，上肢外展伸直位对抗阻力时出现翼状肩仅可能是由前锯肌肌力减弱所致。菱形肌肌力减弱有助于区分菱形肌翼状肩和斜方肌翼状肩。表 4.1 比较了这 3 种翼状肩。

表 4.1 翼状肩的鉴别诊断

神经	肌肉	休息位肩胛骨位置	上肢与肩关节处屈曲	上肢与肩关节处外展	其他
胸长神经	前锯肌	向内下缘突出	引起翼状肩		当上肢伸展时引起翼状肩
		向内侧脱位	>60° 时困难		
		向下旋转			
副脊神经	斜方肌	向外侧脱位		引起翼状肩	肩部低于健侧
				>90° 时困难	斜方肌萎缩
肩胛背神经	菱形肌	向内下缘突出			菱形肌肌力减弱
		向外侧脱位			菱形肌萎缩
		向上旋转			

第 5 章 臂丛神经查体

5.1 近端臂丛神经麻痹

5.1.1 脊神经肌节

与脊神经皮节类似，脊神经肌节范围也是一个不精确的大致范围。然而，了解脊神经肌节对于颈神经根病变和臂丛神经近端损伤的查体十分重要。在此，我们讨论 C_5 ~ T_1 的脊神经肌节。

C_5 脊神经：抬高上肢

上肢外展、外旋主要由 C_5 脊神经支配。这两个动作对于上肢功能十分重要，其受到影响是上臂丛损伤（例如产伤）的典型表现。终末支介导的运动包括腋神经支配三角肌，肩胛上神经支配冈上肌和冈下肌。冈上肌（0°~30°）和三角肌（30°~90°）共同外展上肢；冈下肌是上肢最重要的外旋肌（大圆肌也参与上肢外旋）。抬高上肢是 C_5 神经根支配的此三块肌肉综合作用的结果。由上肢伸直于身体侧方位置开始，患者外展上肢至 90°，同时外旋上肢使上臂下面朝前（图 5.1）。

C_5 皮神经节支配肩部至肘关节外侧半部分（图 5.2）。腋神经发出的上臂外侧皮神经和桡神经发出的前臂外侧皮神经均部分参与此区域的感觉支配。

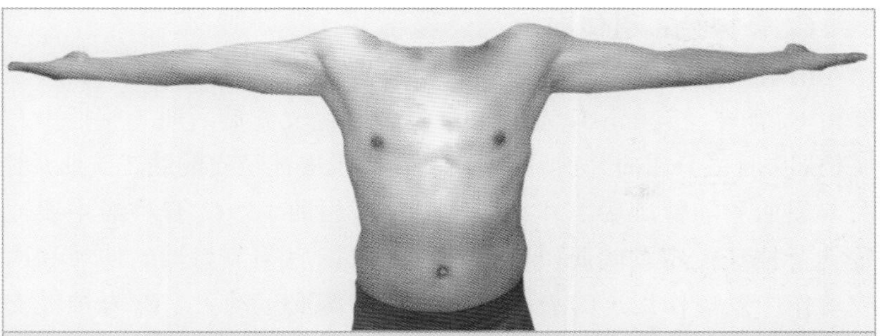

图 5.1　C_5 脊神经运动支配：抬高上肢。由上肢伸直于身体侧方位置开始，患者同时外旋、外展上肢至 90°

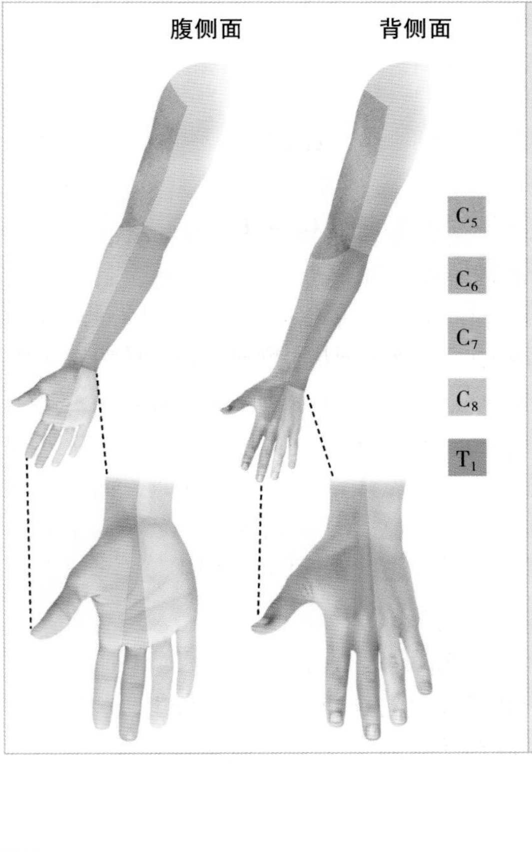

腹侧面　背侧面

C_5

C_6

C_7

C_8

T_1

图 5.2　上肢感觉皮节（C_5 ~ T_1）。上臂内侧（无阴影部分）感觉由 T_2 脊神经通过臂内侧皮神经支配

C_6 脊神经：引体向上

前臂旋后、肘关节屈曲和上肢在肩关节处的伸展和内收均主要由 C_6 脊神经支配。C_6 脊神经通过桡神经支配旋后肌（旋后）和肱桡肌（肘关节屈曲并前臂部分旋后）。肌皮神经支配肱二头肌（肘关节屈曲和前臂旋后）和肱肌（肘关节屈曲）。C_6 脊神经主要通过胸背神经控制背阔肌，使得其在上肢以肩关节为轴的伸展和内收动作中发挥作用（C_7 脊神经也支配背阔肌运动）。C_6 脊神经支配肌肉动作的综合结果可描述为经典的反手引体向上动作——前臂旋后、肘关节屈曲、背阔肌收缩，综合作用使下颌部超过横杆（图 5.3）。如果 C_6 运动支配消失，肱二头肌和肱桡肌反射将会消失。

C_6 脊神经感觉支配区为前臂外侧和拇指（图 5.2）。此部分感觉由肌皮神经通过前臂外侧皮神经支配，而拇指的感觉则由正中神经和桡神经的终末感觉支支配。

5.1.2 上　干

上干包含 C_5 和 C_6 来源的神经纤维。肩关节被动向下受到牵拉的同时，头部固定或被动向相反方向移动，会使臂丛神经上干受到牵拉，导致上干牵拉伤。此种损伤多见于摩托车车祸、高处坠落伤和产伤。上干损伤又称为 Erb 麻痹。当发生时，C_5 和 C_6 支配的肌肉力量减弱，受累肢体在休息位时呈现出未受累拮抗肌收缩所致的特征性姿势：患侧上肢内收、内旋（由胸大肌不受对抗所致），肘关节伸展、前臂旋前（由肱三头肌和旋前圆肌不受对抗所致），腕关节和手指屈曲 [由手指和腕关节伸肌肌力减弱所致（可变的 C_6 支配）]，此动作被称为小费手（图 5.4）。

相同的损伤机制既可能导致臂丛神经上干损伤，也有可能导致相应脊神经损伤。然而，菱形肌、前锯肌和（或）膈肌肌力减弱有利于确定损伤位于 C_5 和 C_6 脊神经而非臂丛神经上干，因为支配这些肌肉的神经均是由 C_5 和 C_6 脊神经直接发出的。如果损伤涉

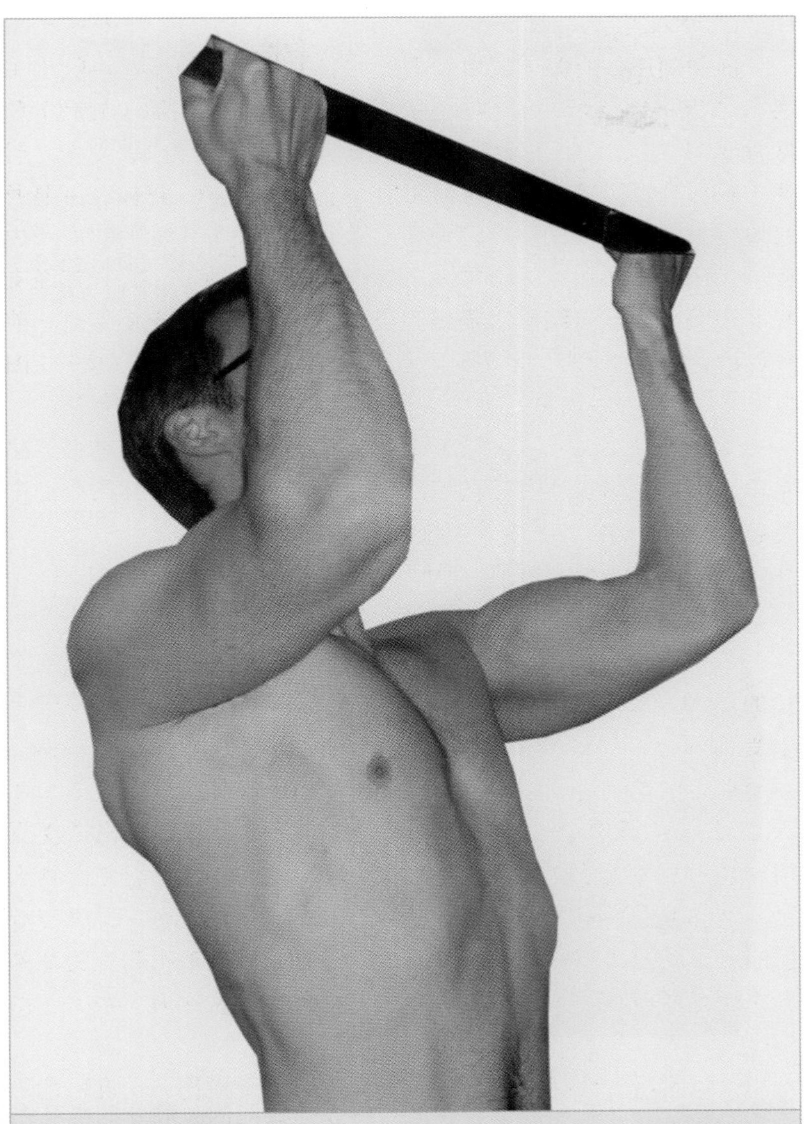

图 5.3　C_6 脊神经运动支配：引体向上。前臂旋后、肘关节屈曲、背阔肌收缩，使得下颌部超过横杆

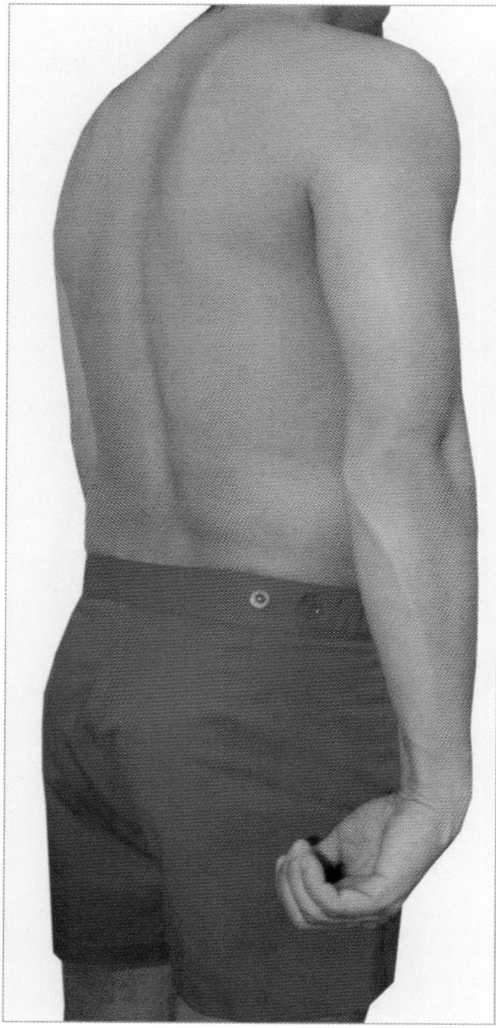

图 5.4 Erb 麻痹或小费手。患侧上肢呈现特征性姿势——内收、内旋（由胸大肌不受对抗所致），肘关节伸展、前臂旋前（由肱三头肌和旋前圆肌不受对抗所致），腕关节和手指屈曲 [由手指和腕关节伸肌肌力减弱所致（可变的 C_6 支配）]

及臂丛神经上干或 C_5、C_6 脊神经，将会导致同侧上肢外侧半及拇指感觉丧失（图 5.5）。

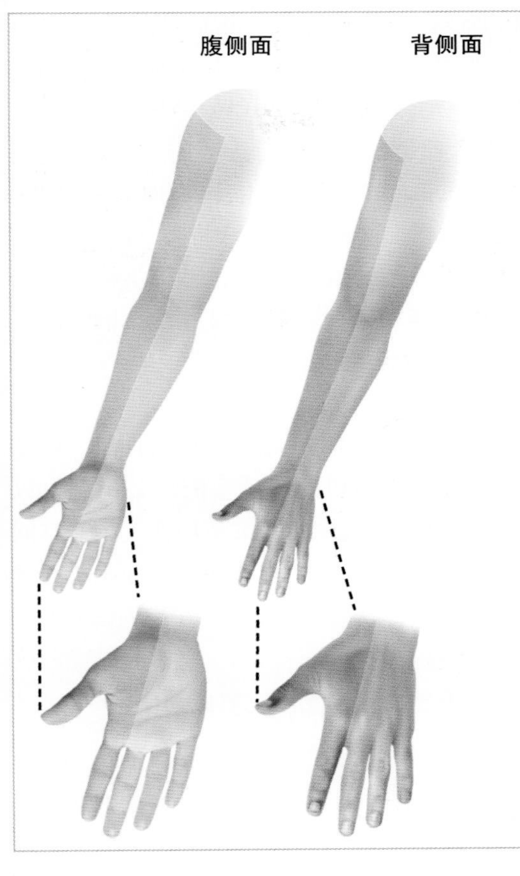

图 5.5　臂丛神经上干或 C_5、C_6 脊神经损伤。此损伤导致上肢外侧半及拇指感觉丧失

5.1.3 中 干

C_7 脊神经：肱三头肌俯卧撑

中干仅由来自 C_7 脊神经的神经纤维组成，因此将对它们进行共同讨论。C_7 脊神经支配的肌肉包括，肱三头肌（桡神经）、桡侧腕屈肌（正中神经）、尺侧腕屈肌（尺神经）和旋前圆肌（正中神经）。C_7 脊神经还支配腕伸肌、指伸肌和指屈肌，然而，这些支配要么多变，要么与其他神经根（例如 C_6、C_8）共同支配。

因此，腕伸与指伸或指屈不被认为是 C_7 单独支配的动作。由 C_7 脊神经或中干支配肌肉活动所引起的动作为肱三头肌俯卧撑。患者由坐位双手撑桌面站起的这一动作即为肱三头肌俯卧撑（图 5.6）；完成此动作的要领是，患者前臂旋前（旋前圆肌）、腕关节屈曲（桡侧腕屈肌与尺侧腕屈肌），肱三头肌收缩用力伸直肘关节；中干损伤的患者不能完成此动作。运动检查无法将 C_7 脊神经损伤与中干损伤区分开，还需要继续进行其他临床和影像学检查（例如磁共振或脊髓造影可显示神经根撕裂，肌电图可显示椎旁肌失神经支配、相邻节段脊神经损害表现等）。

C_8 脊神经：手抓握

C_8 脊神经发出运动神经纤维参与多个手指的屈肌与伸肌，以及手内肌的支配。T_1 脊神经也参与手内肌的运动支配。C_8 麻痹可以导致食指和中指指深屈肌肌力减弱（远端指间关节屈曲），并且同时可以导致拇短展肌、拇对掌肌以及拇指、食指和中指伸肌肌力减弱。因此，可以通过让患者抓握、放松检查者手指的动作进行 C_8 脊神经功能的检查，特别需要检查的是第一、二、三指的抓握、放松功能（图 5.7）。C_8 脊神经麻痹的患者无法完成此动作。

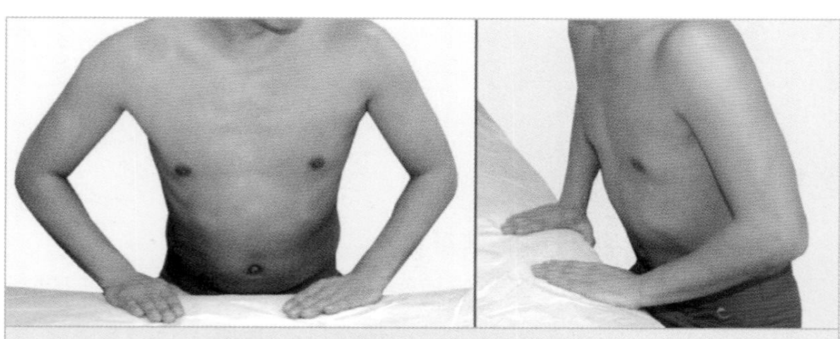

图 5.6 C_7 脊神经运动支配：肱三头肌俯卧撑。患者由坐位双手撑桌面站起的动作即为肱三头肌俯卧撑。动作要领为：患者前臂旋前（旋前圆肌），腕关节屈曲（桡侧腕屈肌与尺侧腕屈肌），肱三头肌收缩用力伸直肘关节

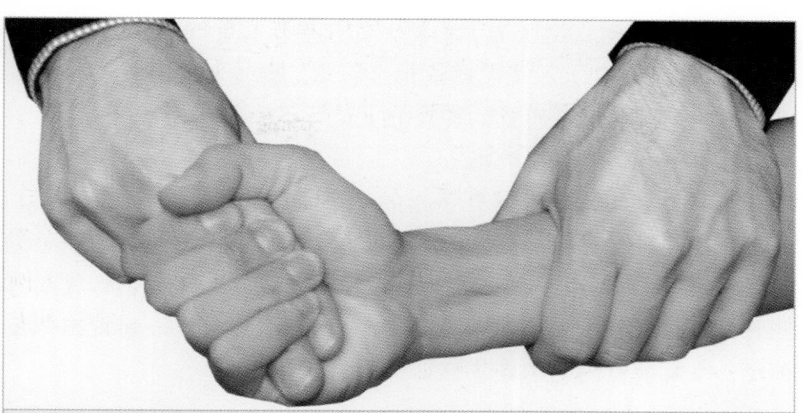

图 5.7　C_8 脊神经运动支配：手抓握功能。一个简单而快速检查 C_8 功能的方法是，嘱患者抓握和放松检查者手指，特别需要检查的是第一、二、三指的抓握、放松功能。C_8 麻痹的患者无法顺利、有力并重复完成此动作

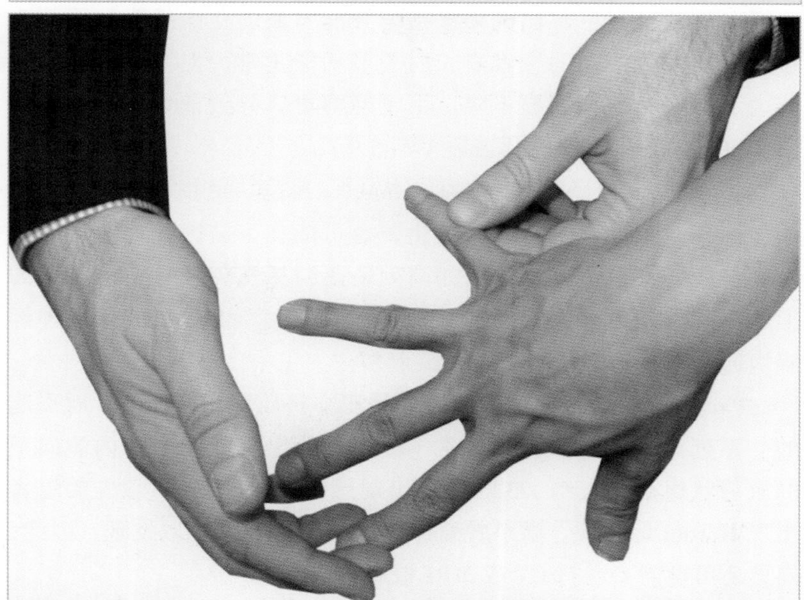

图 5.8　T_1 脊神经运动支配：分开手指功能。T_1 脊神经可以通过分开手指的动作而被独立评估，背侧骨间肌的运动控制这一动作，当第一背侧骨间肌萎缩时，很容易被观察到

C_8 皮节感觉支配区为手内侧（即尺侧）1/3，包括第五指和小鱼际外侧（图 5.2）。背尺侧皮神经、掌尺侧皮神经和尺神经浅层感觉支为支配此区域感觉的神经分支。

T_1 脊神经：分开手指

T_1 脊神经可以通过分开手指的动作而被独立评估（图 5.8），此动作由 T_1 支配的背侧骨间肌运动所致。当第一背侧骨间肌萎缩时，很容易被观察到。T_1 脊神经运动纤维通过尺神经走行支配背侧骨间肌。T_1 感觉皮神经节通过内侧束远端分支——前臂内侧皮神经，支配前臂内侧半皮肤感觉（图 5.2）。

5.1.4 下 干

由于臂丛神经下干包含来自 C_8 和 T_1 脊神经的纤维，因此损伤后可以导致包括手部抓握和手指分开能力减弱在内的明显手部力量减弱。下干损伤的患者肩、肘关节功能正常，但手指精细运动能力和抓握力量均明显下降。下干麻痹可以导致前臂内侧、手部内侧以及第五指皮肤感觉丧失（图 5.9）。

C_8 和 T_1 脊神经损伤被称为 Klumpke 麻痹。此损伤可能在突然用力上提儿童伸展的上肢时发生，也可能在上肢因其他原因突然被动伸直的情况下发生（例如高处坠落时抓住树枝等物体导致的上肢突然、用力伸直，或者发生车祸时）。产伤导致的臂丛神经麻痹通常不会是单纯的 Klumpke 麻痹。

Pancoast 综合征指肺尖部肿块侵犯、挤压臂丛神经下干所引起的一系列表现。此综合征通常率先表现为沿上臂和前臂内侧向下的放射状疼痛。大约 1/3 的患者出现感觉、运动障碍，2/3 的患者出现 Horner 综合征。微小肿瘤在 X 线摄影中通常难以发现，因此，确诊还可能需要进行 CT 或 MRI 造影扫描。

- 上臂内侧感觉主要由 T_2 神经皮节支配。T_3 神经皮节的感觉支配区域包括腋窝和部分上臂内侧近端区域。

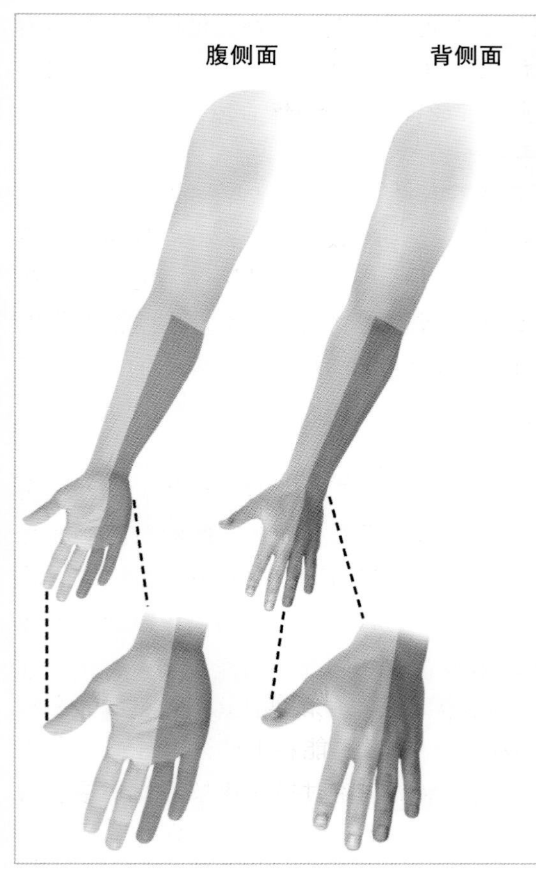

图 5.9　臂丛神经下干或 C_8、T_1 脊神经损伤后感觉丧失区域。前臂内侧、手部内侧以及第五指皮肤感觉丧失

5.1.5 总　结

掌握脊神经分节支配情况是正确评估臂丛神经近端损伤的关键。不同肌群肌力减弱提示不同脊神经或臂丛神经干损伤。随后再根据皮肤感觉丧失情况 [上臂外侧（C_5）、拇指（C_6）、中指（C_7）、小指（C_8）、前臂内侧（T_1）] 最终确定损伤节段。进行脊神经或臂丛神经上干发出分支（胸长神经、膈神经、肩胛背神经、肩胛上神经）支配的肌肉查体可以进一步确定损伤位置。影像学检查

发现假性脑脊膜膨出和特定的神经电生理检查有助于确定是否有脊神经直接受累（后续详述）。

5.2 远端臂丛神经麻痹

5.2.1 附加麻痹

最易于记忆某个臂丛神经束支损伤临床表现的方法是，思考肌皮神经、尺神经或桡神经（每个束支的终末支）麻痹的表现，然后加上各自对应的肌力减弱所支配的肌肉，我称此法为附加麻痹。

5.2.2 外侧束：肌皮神经附加麻痹

外侧束由上干和中干前股融合形成，因此包含了 C_5、C_6 和 C_7 来源的神经纤维。此束支分开后形成正中神经外侧部分（C_5 ~ C_7），随后继续向远端走行，形成肌皮神经。不出所料，单纯的外侧束损伤包含肌皮神经麻痹，附加正中神经部分功能丧失，即正中神经内由 C_5 至 C_7 支配的部分功能丧失，此种功能丧失可以被称为肌皮神经附加麻痹（图 5.10）。

由于肱二头肌、喙肱肌和肱肌肌力减弱，典型的肌皮神经麻痹表现为肘关节屈曲功能减弱，同时前臂外侧感觉丧失（前臂外侧皮神经）。如前所述，正中神经功能可以分为外侧（C_5 ~ C_7；外侧束）和内侧（C_8、T_1；内侧束）两部分。正中神经全部感觉纤维均由外侧束发出（内侧束不参与正中神经皮肤感觉支配）。因此，手掌外侧半和第一至三指感觉丧失由外侧束损伤引起。尽管外侧部分主要支配感觉，但其同样控制部分正中神经支配的近端肌肉（旋前圆肌和桡侧腕屈肌）。与之相对，内侧部分（C_8、T_1）控制部分正中神经支配的远端肌肉（手内肌）。长指屈肌（第一、二指的指浅屈肌和指深屈肌）为一中间灰色地带，其由正中神经

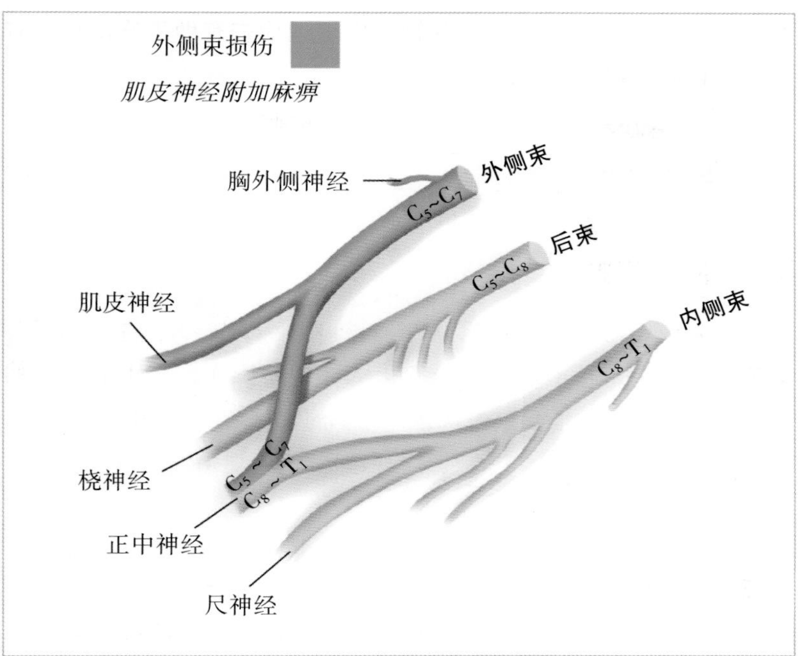

图 5.10　肌皮神经附加麻痹（外侧束损伤）。外侧束终末部分形成正中神经外侧部分（C_5 ~ C_7）和肌皮神经。不出所料，单纯外侧束损伤由肌皮神经麻痹附加正中神经 C_5 ~ C_7 部分功能丧失组成

外侧部分和内侧部分共同支配。但是，C_8 和 T_1 通常对这些肌肉的支配作用更大。

因此，臂丛神经外侧束损伤导致肌皮神经麻痹（肘关节屈曲减弱），附加由正中神经外侧部分运动神经纤维支配的前臂旋前和腕关节屈曲减弱。外侧束损伤同时可以导致前臂外侧和第一至三指指尖感觉丧失。此外，由于支配此肌肉的胸外侧神经由臂丛神经外侧束发出，因此还会出现胸大肌锁骨头肌力减弱。

5.2.3 内侧束：尺神经附加麻痹

内侧束由下干前股形成，包含 C_8 和 T_1 的神经纤维。尽管存在通过神经副支加入部分 C_7 纤维的可能性，但这里不讨论此种情况。内侧束形成包含 C_8 和 T_1 神经纤维的正中神经内侧部分，剩余部分继续向上肢远端走行形成尺神经。因此，单纯内侧束损伤包含尺神经麻痹，附加正中神经中 C_8 和 T_1 神经纤维支配的肌肉功能丧失（图 5.11）。

尺神经麻痹导致腕关节内侧屈曲减弱（尺侧腕屈肌），第四、五指远端指间关节屈曲无力（指深屈肌），其他第五指活动（对掌肌、屈肌、小指展肌）和指外展及内收（骨间肌）功能减弱。尺神经支配感觉丧失包括手内侧 1/3。如前所述，正中神经内侧部分控制正中神经支配的手内肌——拇对掌肌、拇短屈肌（浅头）、

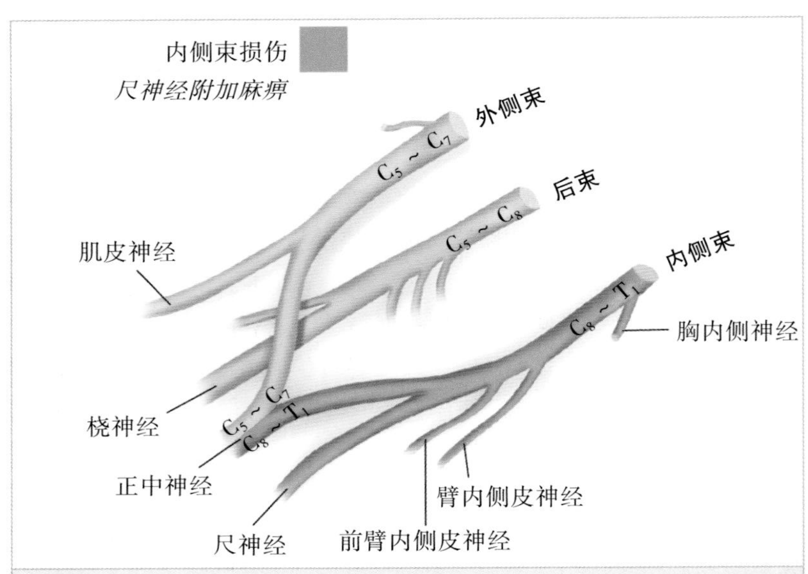

图 5.11 尺神经附加麻痹（内侧束损伤）。内侧束形成正中神经内侧部分，其中包含 C_8 和 T_1 神经纤维，并继续向远端走行形成尺神经。因此，单纯的内侧束损伤包括尺神经麻痹，附加正中神经中 C_8 和 T_1 神经纤维支配的肌肉肌力下降

拇短展肌和第一、二蚓状肌。因此，内侧束损伤或尺神经附加损伤，除了可以导致尺神经支配运动丧失、正中神经支配的拇指运动拇指无力外，还可以导致第一、二指近端指间关节伸直困难（蚓状肌）。值得注意的是，由于 Martin-Gruber 交通支的存在，C_8 和 T_1 正中神经支配的肌肉是相同的（参见第 1 章）。

内侧束存在一些分支可以通过查体确认其支配范围。臂内侧皮神经和前臂内侧皮神经起自内侧束远端，分别支配上臂内侧和前臂内侧手臂感觉。胸内侧神经起自内侧束近端，如果受到损伤，可以导致胸大肌胸骨头肌力减弱。

5.2.4 后束：桡神经附加麻痹

后束由三干后股组成，包括 C_5 ~ C_8 的神经纤维。是否有 T_1 神经纤维参与后束组成，目前尚存在争议。臂丛神经后束的终末支是桡神经和腋神经，因此，桡神经和腋神经复合麻痹是臂丛神经后束损伤的标志（图 5.12）。此后，后束损伤可以被称为桡－腋麻痹或桡神经附加麻痹。

桡神经麻痹导致伸肘（肱三头肌）力量、前臂旋后（旋后肌）力量、腕关节背伸（桡侧腕长伸肌、桡侧腕短伸肌和尺侧腕伸肌）力量和伸拇或伸指（浅层和深层指伸肌）力量减弱。桡神经支配感觉丧失包括手臂后侧（臂后侧皮神经）和前臂（前臂后侧皮神经）、手臂下外侧（臂下外侧皮神经）以及手背外侧（桡神经浅感觉支）。腋神经麻痹导致的三角肌无力引起上肢外展困难。腋神经损伤也可以引起手臂上外侧感觉丧失（臂上外侧皮神经）。此外，臂丛神经后束的分支支配上肢内收、内旋，当这些动作减弱或丧失时，可以协助确诊后束损伤（例如上肩胛下神经和下肩胛下神经，以及胸背神经）。

5.2.5 总　结

为了正确评估臂丛神经远端功能，评估者必须熟悉其损伤表

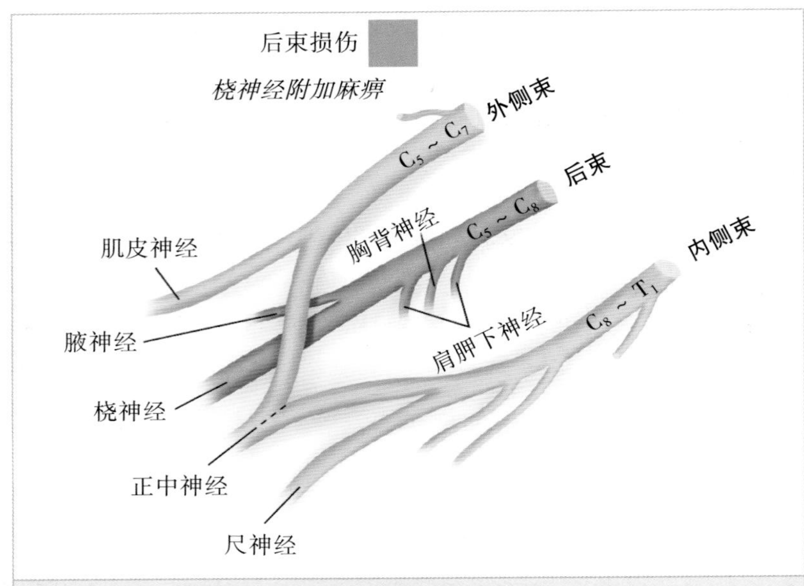

图 5.12 桡神经附加麻痹（桡 – 腋神经麻痹，后束损伤）。后束的两个终末支分别为桡神经和腋神经；因此，此两条神经支配区感觉、运动丧失说明臂丛神经后束损伤

现，这些神经包括：肌皮神经、正中神经、尺神经、桡神经和腋神经。掌握这些知识可使诊断臂丛神经束损伤变得非常简单，臂丛神经束损伤导致的神经功能缺失是由各分支损伤综合的结果，因此，可以根据脊神经损伤情况推测近端臂丛神经损伤情况，根据远端臂丛神经主要分支损伤情况评估远端臂丛神经损伤情况。

5.3 臂丛神经股损伤情况评估

临床实践中很难将单独的臂丛神经股损伤与臂丛神经干和束损伤区分开。因此，除非手术探查，否则很难判断臂丛神经干或束损伤时是否伴有股损伤。

单纯的一个或多个臂丛神经股损伤可以导致与束损伤相同的表现，甚至更加严重。例如，下干（C_8、T_1）前股的损伤包括几乎全部内侧束纤维。然而，影响外侧束的股损伤包括上干（C_5、C_6）的前股或中干（C_7）的前股。3 个后股中任意一个损伤都会导致后束功能缺失。例如，单纯的上干后股损伤易与腋神经麻痹相混淆；而同时出现的肱桡肌、旋后肌肌力下降与拇指背部感觉丧失则将诊断指向臂丛神经束或股的部分损伤，而非腋神经麻痹。

具有快速诊断臂丛神经近段和远段损伤能力的医生能够区分出臂丛神经股损伤。然而，臂丛神经股损伤无法与束部分损伤相区分。幸运的是，臂丛神经股损伤并不常见。

5.4 节前损伤的诊断

臂丛神经牵拉伤可以导致脊神经背侧根、腹侧根撕裂。C_8 和 T_1 脊神经根沿横突方向与椎体连接很少，更易于损伤。与之形成鲜明对比的是 C_5 和 C_6 脊神经，其与相应横突联系紧密，在受到相同外力的作用下，神经更不容易受到损伤。有多种方法可以确定脊神经根是否受到节前损伤或撕裂，这对于疾病的治疗和预后具有非常重要的意义。

脊髓造影和造影后 CT 扫描对于颈段臂丛神经节后损伤或断裂的检查具有良好的敏感性，这两项发现强烈提示脊神经根损伤。磁共振检查同样可以发现上述变化，然而，对于某些患者而言，单独行影像学检查确定脊神经损伤的证据并不充分。近端臂丛神经分支损伤，如膈神经（半侧膈肌麻痹）、肩胛背神经（菱形肌肌力下降）和胸长神经（翼状肩）等，同样提示臂丛神经节前损伤，或至少是椎间孔之间的神经损伤。T_1 脊神经撕裂伤可以导致 Horner 综合征，这在查体时更易于发现。

神经电生理检查有助于确诊臂丛神经节前损伤。在此类损伤中，外周神经感觉神经纤维与脊神经节内的神经细胞胞体相连接。因此，尽管在检查时患者没有感觉，但远端感觉神经动作电位波幅正常（或增加）。混合动作电位的存在不支持脊神经撕裂的诊断。脊髓周围的失神经支配同样显示存在节前损伤或椎间孔间神经损伤。

5.5 查体方法

5.5.1 综合查体

当进行臂丛神经检查时，检查者需运用系统方法进行查体，由近端开始，逐渐向远端进行。除非在急诊室紧急情况下进行筛查，否则不应缩减检查项目，原因是微小但重要的体征可能会被忽略。我在为患者进行查体时分 6 个步骤进行（表 5.1）。

第一步：背部。嘱患者背对检查者，此时，患者处于休息位，

表 5.1 全面臂丛神经查体的 6 个步骤

背部
• 观察
• 菱形肌
• 背阔肌
• 斜方肌
• 翼状肩
肩部
• 冈上肌
• 三角肌
• 三角肌后部
• 大圆肌
• 胸大肌
• 冈下肌

（续表 5.1）

上臂
● 肱三头肌
● 肱二头肌
● 肱桡肌
前臂
● 旋后肌
● 旋前肌
● 屈腕
● 伸腕
● 伸指
手部
● 观察
● 屈指
● 掌固有肌
● 小鱼际固有肌
● 骨间肌
● 蚓状肌
皮肤
● 感觉
● 出汗或 Horner 综合征
● 脉搏或包块
● 反射或 Tinel 征

翼状肩、肌肉萎缩、双肩不对称等情况更加显著；其次，嘱患者向上耸肩，以此评估斜方肌和肩胛提肌功能；嘱患者用力合拢两侧肩胛骨，以此评估菱形肌功能；背阔肌可以在躯干两侧进行触诊，嘱患者用力咳嗽，引起其收缩；嘱患者用力伸直双上肢，并向侧方平举双臂直至头顶，以此检查斜方肌功能；随后，嘱患者向前

方伸直患侧上肢，以此检查评估翼状肩情况。

第二步：肩部。检查由嘱患者双上肢伸直侧平举开始，这样做可以充分评估冈上肌和三角肌功能，当上肢与地面水平时，可以进行三角肌后侧头（后方运动）和大圆肌（下方运动）测试。随后，患者屈肘前臂与上臂呈 90°，此时可以通过观察和触诊进行三角肌的锁骨头（胸外侧神经）和胸骨头（胸内侧神经）的查体。在患者侧面观察上肢外旋情况，可以检查冈下肌。

第三步：上臂。肱三头肌的查体在上臂平行于地面、重力作用被抵消的情况下进行。当前臂完全旋后时，屈曲肘关节可以检测肱二头肌；当前臂部分旋后时，屈曲肘关节可以检查肱桡肌。

第四步：前臂。在肘关节伸直位时检查前臂旋后、旋前功能。随后评估腕关节活动，首先是屈腕（桡侧腕屈肌和尺侧腕屈肌），然后是前臂旋前时检查伸腕肌（桡侧腕长伸肌、桡侧腕短伸肌、尺侧腕长伸肌）；将前臂放置于水平面上检查前臂手指长伸肌（指总伸肌、食指伸肌、小指伸肌、拇长伸肌和拇短伸肌）。

第五步：手部。首先在休息位观察手部有无萎缩发生；随后嘱患者伸直分开、并拢各指，观察是否存在挛缩情况（例如爪形手）；接下来进行拇指检查，包括外展、内收、对掌和屈曲。检查 Froment 征和 OK 征；分别检查近端指间关节屈曲（指浅屈肌）和远端指间关节屈曲（指深屈肌）；评估第五指外展和对掌功能，以及 Wartenberg 征和掌短肌征；最后评估指外展（背侧骨间肌）、内收（掌侧骨间肌）和指间关节伸直（蚓状肌）。

第六步：皮肤。由肩部向手指末梢进行轻触和针刺感觉检查，按上臂、前臂、手部的顺序依次环形查体。由于拇指、中指和小指末端代表不同神经皮节，因此手指尖端的检查尤为重要。任何上肢感觉异常或不对称均需向肢体末端延伸检查，并评估患者的两点区分和定位能力。眼底镜可以观察到少汗。触诊检查颈部、腋窝是否有瘢痕、肿块或 Tinel 征。最后检查脉搏和反射（C_6、C_7）。

经过上述步骤，医生可以凭借自己关于外周神经解剖的知识定位损伤。对功能丧失进行比较评级以指导后续治疗。

5.5.2 初筛检查

在某些特殊情况下（例如急诊室）应进行臂丛神经损伤的快速筛查。此种急诊筛查评估常常受到患者全身其他损伤（例如长骨骨折、脊柱损伤、昏迷等）的影响而难以全面准确地检查出臂丛神经的真实损伤情况。此初筛检查需要评估由臂丛神经不同传导通路单独支配的 9 块肌肉（表 5.2），其中包括 2 块肩部肌肉、3 块上肢肌肉和 4 块手部肌肉。

初步筛查在患者平卧或坐位时进行。首先检查 2 块肩部肌肉：三角肌和冈下肌查体；随后进行上肢肌肉检查：肱二头肌、肱桡肌和肱三头肌；最后检查手部运动：桡侧腕屈肌、食指伸肌、拇短展肌和骨间背侧肌。

如果初筛检查提示某一神经功能缺失，则需在急诊室进一步

表 5.2　臂丛神经初筛检查

部位	肌肉	神经
肩部		
	三角肌	C_5, 上干，后束，腋神经
	冈下肌	C_5, 上干，肩胛上神经
上肢		
	肱二头肌	C_6, 上干，外侧束，肌皮神经
	肱桡肌	C_6, 上干，后束，桡神经
	肱三头肌	C_7, 中 干，后束，桡神经
手部		
	桡侧腕屈肌	C_7, 中干，外侧束，正中神经
	食指伸肌	C_8, 下干，后束，桡神经
	拇短展肌	C_8, 下干，内侧束，正中神经
	骨间背侧肌	T_1, 下干，内侧束，尺神经
备注：此 9 块肌肉应由近及远检查		

进行相应感觉和运动的详细检查。当初筛查发现损伤位于近端或远端时，近端损伤可以使用脊神经模板（发现哪个脊神经受到影响？）进行检查，而臂丛神经远端损伤则可以沿束支进行排查（哪个束支受到影响？影响有多大？）。在初步确定损伤范围后，需要进行进一步检查。进一步检查开始前，需要明确损伤可能影响的所有肌肉，然后依次由近及远进行查体。需要按如前所述内容，进行全面细致的检查，然而，对于多数外伤患者而言，这种检查需要等到患者能够完全配合时才可以进行。

5.6 导致臂丛神经损伤的原因

臂丛神经损伤通常是由于牵拉（包括产伤）、撕裂、枪击、顿挫等外伤所致。其他致伤原因包括，小部分患者是由于纤维脊增生与斜角肌共同卡压所致（神经源性胸廓出口综合征），慢性放射损伤和急性臂丛神经炎（Parsonage-Turner 综合征）。认真询问病史和致伤危险因素后，可以在查体前得出精确的病因学诊断。

5.6.1 神经源性胸廓出口综合征

神经源性胸廓出口综合征，或 Gilliatt-Sumner 手，是由于 C_8 和 T_1 脊神经或臂丛神经下干受到刺激所致。胸廓出口动、静脉排列顺序是另一个独立的有争议话题，在此处不做评论。导致该胸廓出口综合征的刺激源自斜角肌三角。斜角肌三角由前斜角肌前缘、中斜角肌后缘组成两边，第一肋骨下缘组成底边。臂丛神经和锁骨下动脉穿过此三角形结构，但锁骨下静脉不由此处经过。通常由一异常的纤维条索状结构与斜角肌三角两侧边的肌肉形成对臂丛神经的刺激作用。C_7 横突增长或颈肋均可能导致斜角肌走行方向发生改变，从而导致神经压迫或刺激。典型的神经源性胸廓出口综合征患者表现为肩关节向前下垂。

神经源性胸廓出口综合征通常表现为 C_8、T_1 脊神经症状。患者表现为手内肌力量下降及萎缩。感觉丧失通常发生于前臂内侧 1/3 及手内侧 1/3。手内肌力量下降及萎缩通常发生于中间而非尺侧，而感觉丧失则均发生于尺侧（尺神经和前臂内侧皮神经均由内侧束发出）。疼痛并不常见，而肩胛带或腋窝部可发生钝痛。在头顶外旋、外展上肢 1min 或 2min 会诱发症状并致其加重（Roos 动作或抬臂压力试验），在进行该动作时，桡侧脉搏可消失（Adson 征）。这两种试验均有较高的假阳性率，查体时可能出现锁骨上 Tinel 征。顶端前凸位颈椎 X 线片可以显示是否存在颈肋或 C_7 横突增长情况。

需要仔细辨别胸廓出口综合征与 C_8 神经根病及肘部尺神经压迫的区别。正中神经（拇短展肌）及尺神经（小指展肌、第一背侧骨间肌）支配肌肉肌力均减退说明臂丛神经更近端部位损伤（例如神经源性胸廓出口综合征，而非腕管或肘管综合征）。若患者无颈部或神经根性疼痛病史，且存在 C_8 和 T_1 感觉、运动改变，可以排除单一神经节段病变。

5.6.2 产伤所致臂丛神经损伤

新生儿可在生产过程中由于牵拉导致近端臂丛神经损伤。体重巨大儿是此种损伤的危险因素。最常见的产伤所致臂丛神经损伤是由于 C_5、C_6（或臂丛神经上干）损伤导致的 Erb 麻痹。如前面在成人中表现所述，Erb 麻痹在婴儿中亦表现为上肢内收、肘关节伸直、前臂旋前、腕关节屈曲（小费手）。另一种产伤所致臂丛神经损伤是由于 C_8、T_1 神经根损伤所致的 Klumpke 麻痹。尽管臀位产时由于上肢于头顶过度外展可以导致此种损伤，但 Klumpke 麻痹更常见于颜面部首先娩出头部过度伸展时。发生 Klumpke 麻痹的婴儿无法抓握物品。其他类型的产伤所致臂丛神经损伤包括完全臂丛神经损伤和 Erb 附加麻痹。Erb 附加麻痹包括 C_5、C_6，附加 C_7 损伤。

Klumpke 麻痹是最不常见的产伤所致臂丛神经损伤。Klumpke 麻痹和完全臂丛神经损伤的预后明显比 Erb 麻痹差，后者常常于发病后的数月自愈。

对婴儿进行体格检查是一件十分富有挑战的事情。产伤所致臂丛神经麻痹的诊断多依赖于对婴儿休息时上肢和手部位置的观察，患肢缺乏活动，且上肢在玩耍和爬行时动作不对称等。随着时间的推移，还应该进行一系列的相关检查。影像学检查有助于排除骨折和半侧膈肌麻痹（膈神经麻痹）。神经电生理检查应在损伤后 4 ~ 6 周进行，然后每 3 个月复查一次，以观察康复情况。当婴儿逐渐长大能够配合检查时，则需要进行一系列上肢重要运动功能的查体。

5.6.3 急性臂丛神经炎（Parsonage-Turner 综合征）

急性臂丛神经炎的典型症状通常为肩关节疼痛，并向手臂、颈部或肩胛骨放射。发病通常比较突然，且持续数小时至数周。此病多发生于男性，各年龄段均会累计。患者在上肢内收、肘关节屈曲位时症状可以得到缓解，这就是所谓的急性臂丛神经炎的内收屈曲征。颈部活动和瓦氏动作通常不会使疼痛加剧。颈椎影像学检查有助于排除因颈椎间盘突出引起的神经根刺激症状。急性疼痛期通常没有肢体无力表现。然而，当疼痛期过后，表现出特定臂丛神经支配肌肉的麻痹。最终肌肉力量减轻的程度通常与初始疼痛的严重程度有关。尽管任一或全部上肢及肩胛带肌肉均有可能被累及，最常见受累的肌肉是三角肌、冈上肌和冈下肌。此病可累及双侧，尤其是表现为亚临床状态（例如，仅在一侧电生理检查时发现异常）。典型的急性臂丛神经炎通常没有感觉丧失或感觉丧失程度很小，此特点有助于诊断。神经炎为自限性疾病，大约 90% 的患者均在 3 年内逐渐恢复正常。此病病因不明，约半数患者在发病前有病毒感染史；部分患者发病前有轻度至中度肩关节外伤或过劳，此可能为一诱因；其他患者可能存在近期手术史。神经电生理检查对于诊断和预后的判断均具有重要意义。

- 有报道极为罕见的常染色体显性遗传性急性臂丛神经炎。此种患者有不断反复发作的特征性疼痛和肌肉无力，常涉及多条神经。尽管这些症状均在分娩、剧烈运动、感染等压力事件之后发生，但在绝大多数患者中目前仍未发现明确、具体的诱因。这种遗传性疾病可以影响儿童。

5.6.4 放射性臂丛神经病

臂丛神经炎可在对肿瘤的放射治疗后发生，尤其是乳腺癌。放射性臂丛神经损伤可以发生在放疗后任何时间（平均 5 年），通常表现为无痛性感觉、运动丧失，可以累及臂丛神经上干或全臂丛；单独累及下干并不常见。Horner 综合征并不常见，如果发生，则需要检查是否存在转移性神经丛病变或肺尖部转移。如果存在严重疼痛，则肿瘤复发可能性较大。尽管不是普遍现象，但这些患者中通常可以见到放射诱导的皮肤改变。

第 6 章
坐骨神经

6.1 解剖基础

6.1.1 臀　部

坐骨神经主要由骶丛发出，由 L_4、L_5、S_1、S_2 和 S_3 脊神经纤维组成。当脊神经汇合形成坐骨神经后，从梨状肌下方出坐骨大孔。梨状肌由骨盆内侧外面骶骨表面发出，附丽于股骨大转子尖端。此肌肉呈三角形，以骶骨为基底，大转子尖端为顶点。

出骨盆后，坐骨神经在臀大肌下朝大腿中线方向远端走行，并垂直由 5 个连续肌肉的上方跨过。这些肌肉由近及远分别是：上孖肌、闭孔内肌、下孖肌、股方肌和大收肌。当位于坐位时，坐骨神经受到臀大肌和坐骨结节的保护。在其向远端走行的过程中，坐骨神经始终位于大收肌后方（背侧；图 6.1）。前 3 块肌肉（上孖肌、闭孔内肌、下孖肌）止于股骨大转子；股方肌止于股骨小转子；大收肌止点很长，位于股骨干部。

- 当坐骨神经出坐骨切迹时，可以走行于梨状肌上方，或穿梨状肌而过。
- 坐骨神经中可以含有或不含 S_3 神经纤维，而 S_4 神经有时也会参与坐骨神经的组成。

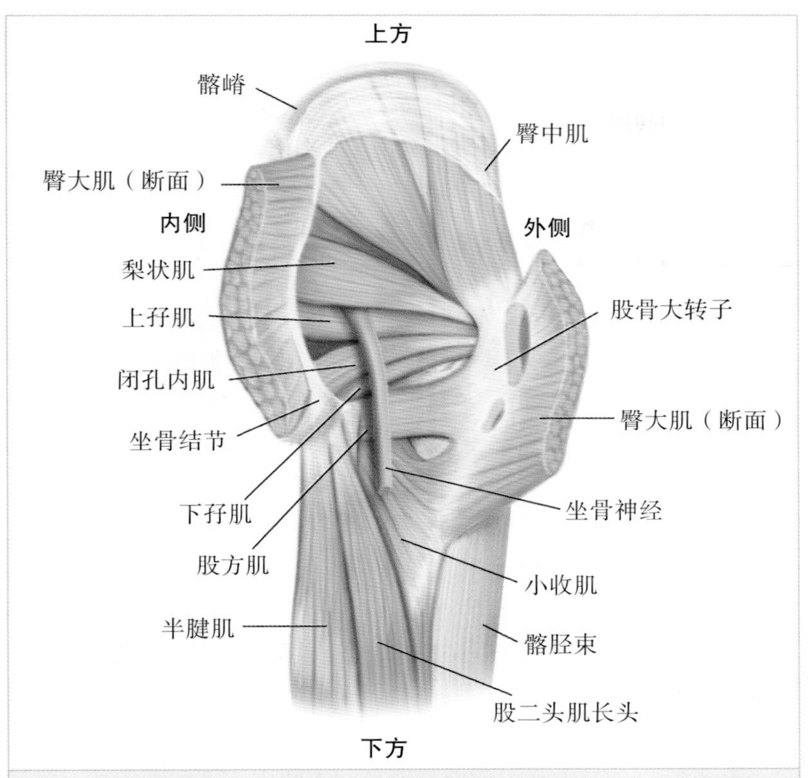

图 6.1　梨状肌与臀部深处肌肉的解剖。在坐骨神经形成后，由梨状肌下方坐骨大孔出骨盆。出骨盆后，坐骨神经在臀大肌下朝大腿中线方向远端走行，并垂直由 5 个连续肌肉的上方跨过

坐骨神经由胫神经和腓总神经共同构成，这两条神经在共同的神经外膜包裹下由骨盆向下走行至大腿下 1/3，随后两条神经分开走行。胫神经由 L_4 ~ S_3 神经纤维组成，走行靠内侧且相对较为粗大。腓总神经由 L_4 ~ S_2 神经纤维组成，主要为腰骶干神经参与，走行位置偏外侧且相对细小。

在形成坐骨神经前，脊神经腹侧支分为前、后股，其中前股形成胫神经，后股形成腓总神经。此种神经支配方式出人意料，因为

胫神经支配后方肌肉，而腓总神经支配前方肌肉。

同样由梨状肌下方坐骨大切迹出骨盆的还有经坐骨神经内侧走行的股后皮神经（小坐骨神经）、臀下神经和血管，以及最内侧的阴部神经和血管。臀上神经在梨状肌上方出坐骨大孔。以上这些神经将在第 8 章腰骶丛部分中详细讨论。

6.1.2 大腿和膝关节

坐骨神经在大腿后部腘窝处越过中线，其向背侧（表浅）走行至大收肌，但在腘绳肌下方。腘绳肌由内、外侧各 2 个、共 4 块肌肉组成。外侧的 2 个为股二头肌长、短头。股二头肌长头由坐骨结节发出，股二头肌短头由股骨干发出。肌肉发出后汇合并均附丽于腓骨头处。股二头肌长头走行于短头的浅层，跨过大腿中线。

内侧的腘绳肌包括半腱肌和半膜肌，此两块肌肉均起自坐骨结节，并沿股骨内侧向远端走行，最终与缝匠肌和股薄肌肌腱共同附丽于胫骨内侧。半腱肌更加表浅且靠内侧。坐骨神经在腘绳肌深面走行，多数情况下当股二头肌长头由内侧向外跨越股骨干时，坐骨神经走行于其下方。坐骨神经在大腿中下约 1/3 处分为胫神经和腓总神经。腘绳肌内、外侧群在大腿远端“拱门状”由中线分开走行，其下方形成腘窝。

胫神经（L_4 ~ S_3 的前股）较粗大，并在大腿中线靠内侧向腘窝走行。在大腿远端，胫神经与腘动、静脉伴行。腘动、静脉是股动、静脉的延续，其经由股骨内侧的收肌腱裂孔进入大腿后部。从后方观察腘窝时，胫神经走行于腘血管的外侧（图 6.2）。此神经血管束经过腓肠肌和比目鱼肌下方向小腿（定义为膝关节与踝关节之间的下肢部分）走行。胫神经走行于这些肌肉与组成腘窝底部的腘肌之间。腘肌横行由胫骨上内侧穿向股骨下外侧。

胫神经进入小腿之前发出腓肠内侧皮神经分支。此分支沿中线浅层在腓肠肌两个头之间走行，最终穿过浅筋膜走行于皮下。当腓肠内侧皮神经穿过浅筋膜后，便与腓肠外侧皮神经（腓总神经

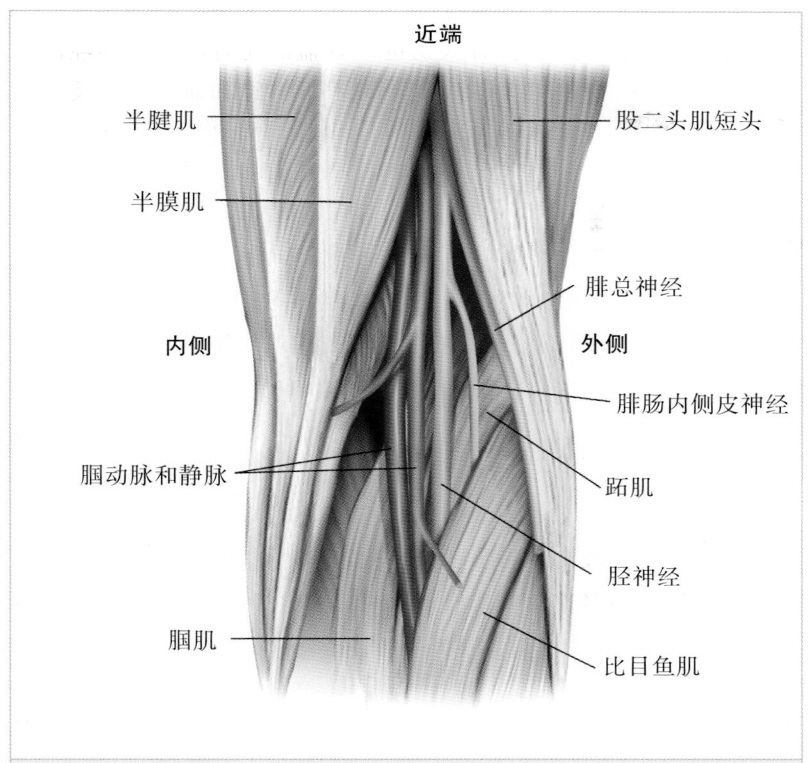

图 6.2　腘窝的解剖。腘窝后面观，胫神经位于腘动、静脉外侧。腓总神经由腘窝顶端沿股二头肌内侧缘向腓骨头走行

发出）融合形成腓肠神经。腓总神经走行经过小腿后侧和外踝后方，最终进入足背外侧。

腓总神经（L_4 ~ S_2 的后股）由腘窝顶点斜向腓骨头后侧走行（图 6.2）。因此，其走行于股二头肌内侧缘。在此区域中，腓总神经发出的两个感觉分支——与腓肠内侧皮神经（胫神经分支而来）相融合的腓肠外侧皮神经（前文所述）；以及小腿外侧皮神经。在发出这两个感觉分支后，腓总神经由近端腓骨干外侧、腓骨长肌下方走行经过。

- 腓肠神经通常由内侧和外侧腓肠皮神经组成，然而，一些患者的腓肠神经仅有内侧或外侧腓肠皮神经组成，内侧多见。

6.1.3 胫神经

腿

胫神经由腘窝中部沿直线向小腿走行直至内踝后方，走行在腓肠肌和比目鱼肌深处，小腿后方深层肌肉的浅层（背侧）。在小腿近端，胫神经走行于胫后肌群的背侧。在小腿远端，胫神经走行于趾长屈肌内侧与跗长屈肌外侧的裂隙中。腘动、静脉在小腿处依然与胫神经伴行，但此时被称为胫后动、静脉。血管在神经内侧走行，首先经过胫后肌，随后经过趾长屈肌。

胫神经经内踝后方屈肌支持带深面进入足部。屈肌支持带是连接内踝和跟骨的薄层韧带，除了胫神经以外，胫后动、静脉也从其下方经过，并且由前至后的其他结构依次为胫后肌腱、趾长屈肌和跗长屈肌。这个足部肌腱下解剖管道称为踝管（图 6.3）。

胫神经在踝管内或踝管近端分为内、外侧跖神经。胫神经支配足跟内侧感觉的分支亦由踝管内或踝管前发出。此分支称为跟内侧神经。

足

足底内侧神经如其名称所示，在足底内侧走行（图 6.4），是胫神经远端两个分支中较大的一支，其走行于跗外展肌和趾短屈肌之间，趾短屈肌位于足底中线位置。足底内侧神经在足部远端分支为支配内侧 3 个半足趾的趾神经。与此相反，支配感觉的神经分支发出位置位于近端，在足底内侧神经刚进入足底时便已经分支了。

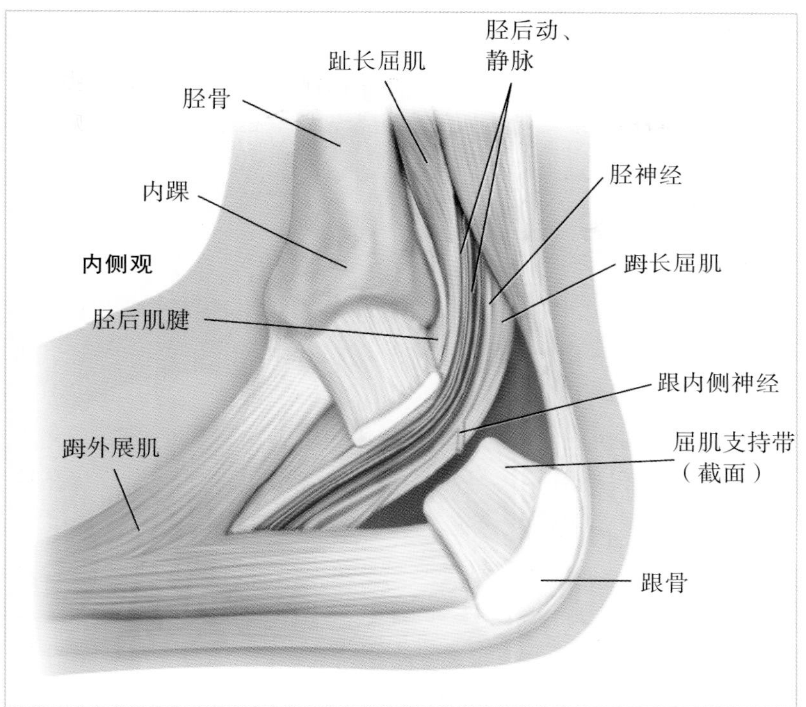

图 6.3　踝管。胫神经在内踝后方屈肌支持带深面进入足部。屈肌支持带是由内踝走行至跟骨的韧带结构，除胫神经以外，还有胫后动、静脉和多个肌腱在其下方走行

6.1.4 腓总神经

深　支

腓总神经由腓骨头下方、腓骨上段外侧经过，走行于腓骨长肌后方筋膜下方。此区域内两个韧带条索组成所谓的腓管：腓骨长肌腱膜（深层）和比目鱼肌与腓骨肌之间的腱膜（浅层）。腓总神经在腓骨长肌下方分为浅支和深支。

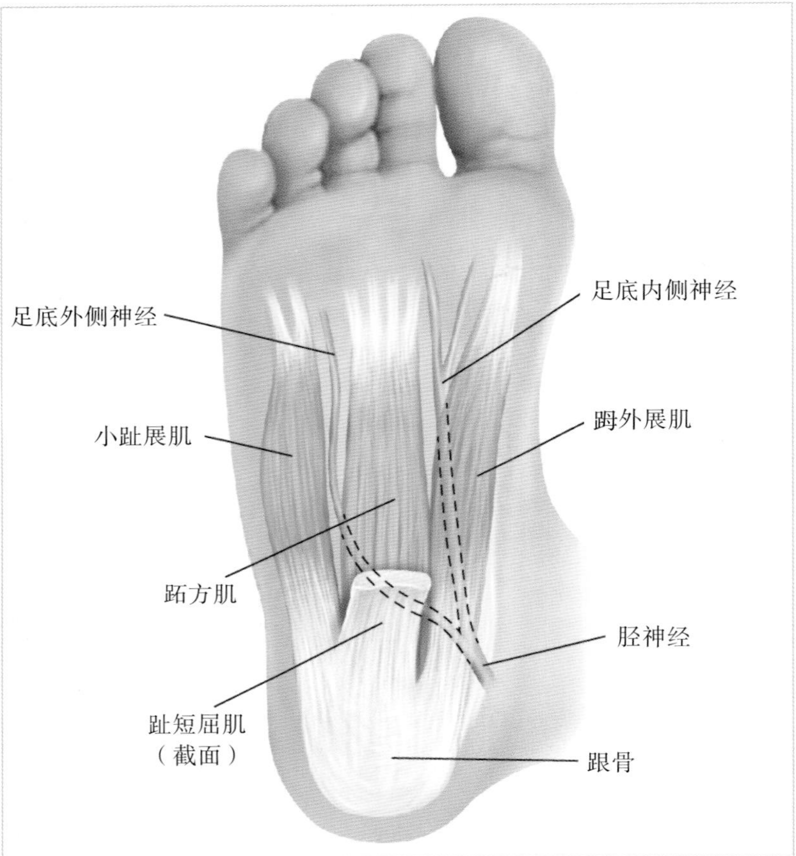

图 6.4 足底神经与肌肉解剖。足底内侧神经走行于𧿹外展肌和趾短屈肌之间，趾短屈肌位于足底中线位置。足底外侧神经走行于趾短屈肌深部，在外侧其在跖方肌内侧与小趾展肌外侧前缘经过

腓深神经在腓骨前方穿入趾长伸肌，并与胫前动脉共同向小腿远端走行。此神经血管束走行于趾长伸肌前方与肌间隔或胫骨后方之间。在小腿远端，腓深神经略向中线偏移，贴胫骨走行于胫前肌下方。腓深神经经过 2 个伸肌支持带（上、下）组成的前

跗管，沿足背部向远端走行。腓深神经在足背部分为内、外侧分支，其中内侧分支与足背动脉伴行走向远端，最终在第一趾蹼形成终末感觉支；外侧分支支配趾短伸肌。

浅 支

腓总神经浅支在经过腓骨后，于腓骨长肌下方向远端走行，其于趾长伸肌浅层走行，趾长伸肌将浅支和深支分隔开。浅支在小腿下 1/2 浅出，走行于腓骨长肌腱外侧，趾长伸肌浅层。此神经在足背伸肌支持带近端分为两个感觉支。此两个感觉支均走行于伸肌支持带浅层，分别称为足背内侧皮神经和足背中间皮神经。

6.2 运动支配与查体

6.2.1 臀部或大腿群

坐骨神经出骨盆后立即分为 2 条支配腘绳肌的运动神经（图 6.5），其中一条由胫神经发出，另一条从腓总神经发出，这两个分支在臀部与坐骨神经伴行走向远端。坐骨神经在大腿远端发出补充支参与腘绳肌的支配。然而，通常来讲，当近端的主要分支完整时，这些细小分支的失神经支配可能无法在查体发现。由于支配腘绳肌的分支靠近骨盆，因此单纯的坐骨神经损伤一般不会导致腘绳肌的失神经支配，除非其损伤部位非常靠近近端（例如臀部）。

坐骨神经的胫骨部分支配内侧腘绳肌（半腱肌、半膜肌）和股二头肌长头。股二头肌短头是唯一由腓总神经分支支配的腘绳肌。进行腘绳肌（$L_5 \sim S_2$）查体时，嘱患者取坐姿，屈曲膝关节对抗阻力。与此同时，检查者在腘窝近端触诊腘绳肌（图 6.6）。腘绳肌查体亦可在患者俯卧位进行。单纯影响坐骨神经胫骨侧的损伤不影响腓总神经支配的股二头肌短头。

坐骨神经胫骨侧部分同时也支配大收肌的坐骨侧部分（L_4）。

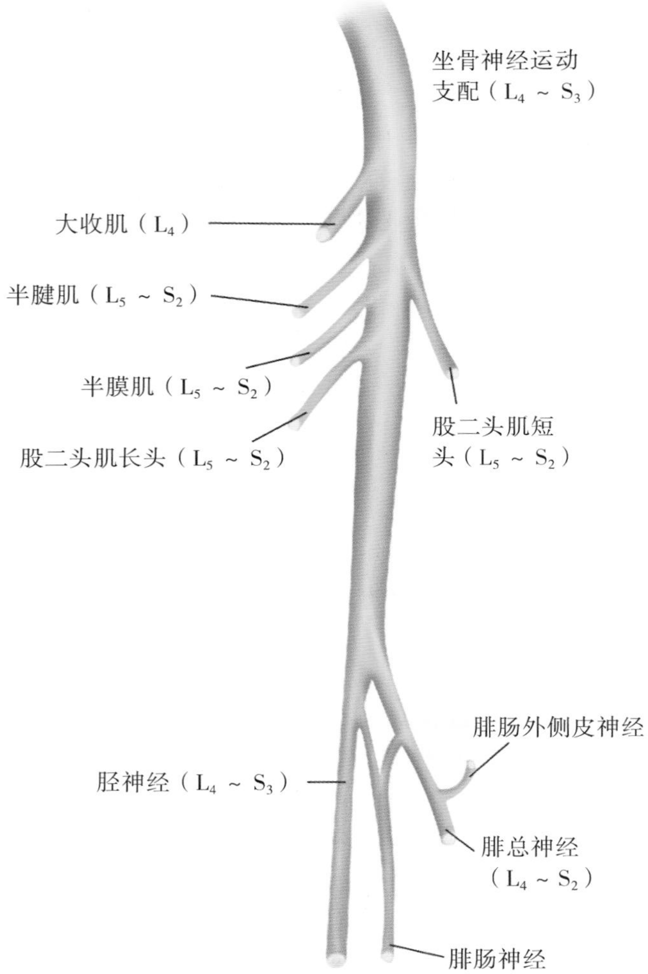

坐骨神经运动支配（L_4 ~ S_3）

大收肌（L_4）

半腱肌（L_5 ~ S_2）

半膜肌（L_5 ~ S_2）

股二头肌长头（L_5 ~ S_2）

股二头肌短头（L_5 ~ S_2）

腓肠外侧皮神经

胫神经（L_4 ~ S_3）

腓总神经（L_4 ~ S_2）

腓肠神经

图 6.5 坐骨神经（如图所示）在臀部和大腿部的运动神经支配

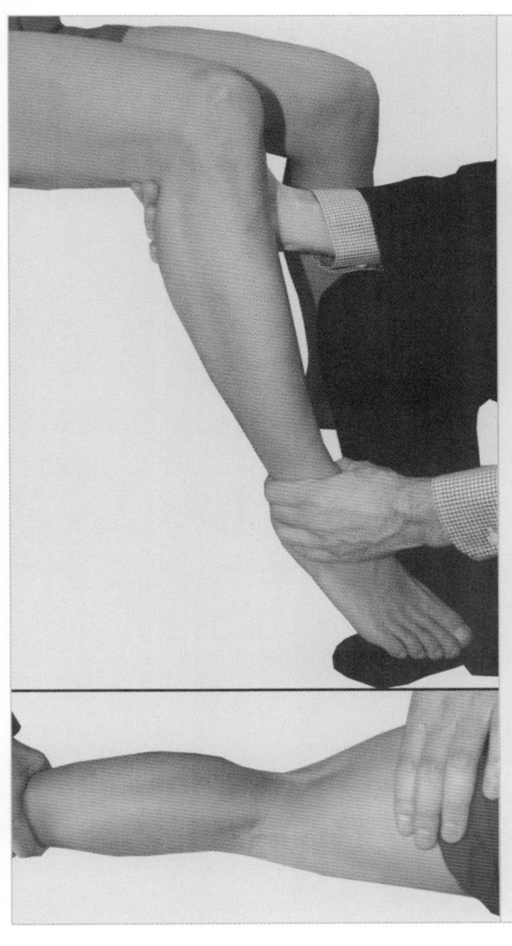

图 6.6　腘绳肌（L_5 ~ S_2）查体：腘绳肌查体在患者坐位时进行。嘱患者屈膝对抗阻力，与此同时，检查者在腘窝近端触诊腘绳肌腱。腘绳肌查体还可以在患者俯卧位时进行（如图）

进行此肌肉查体与其他髋部内收肌（由闭孔神经支配）查体时，嘱患者于坐位或仰卧位时内收夹紧膝关节对抗阻力（图 6.7）。

6.2.2 下 肢

胫神经组

胫神经支配小腿后方的肌肉，控制足跖屈、内翻及足趾屈曲（图

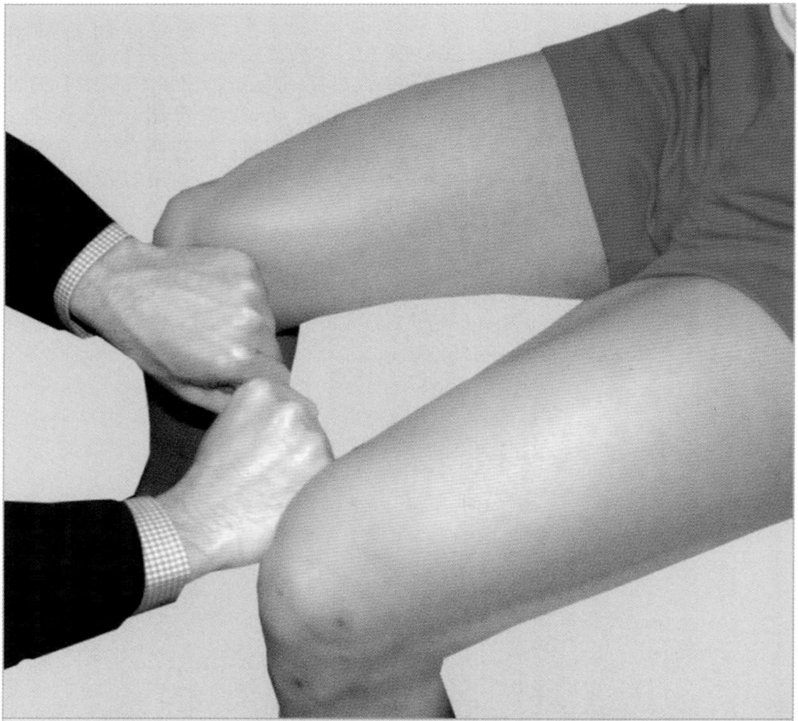

图 6.7 臀部内收肌（L_2 ~ L_4）查体：嘱患者于坐位或平卧位时夹紧膝关节对抗阻力（坐骨神经包括 L_4 脊神经成分；L_2 和 L_3 脊神经成分组成闭孔神经）

6.8）。在穿行至腓肠肌和比目鱼肌（S_1、S_2）下方之前，胫神经先发出分支支配这两块肌肉，因此，在这两块肌肉下方损伤胫神经将不会对其神经支配产生影响。尽管腓肠肌（内、外侧头）和比目鱼肌均附丽于跟骨，但其起始点不相同。腓肠肌由股骨远端发出，其收缩可以在膝关节伸直位使足部跖屈。与此相对，比目鱼肌由胫骨发出，因此其收缩时无论膝关节位于屈曲位或伸直位均可以使足跖屈。腓肠肌查体时，患者取坐姿，嘱其伸膝并跖屈对抗阻力（“踩油门”；图 6.9），此时可以触及腓肠肌收缩。比目鱼肌查体时，患者取坐姿，嘱其踮起脚尖屈曲膝关节（图 6.10）。如果需要观察跖屈轻度减弱，则需嘱患者单脚踮脚尖站起。

胫神经进入比目鱼肌之后开始支配胫后肌（L_4、L_5）。胫后肌

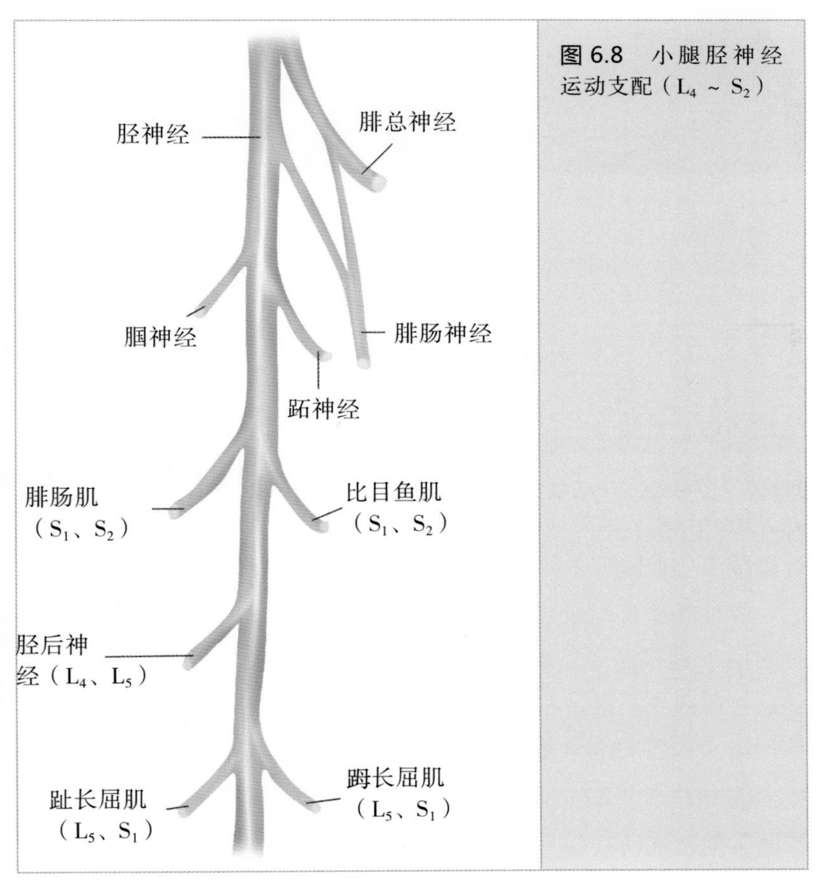

图 6.8　小腿胫神经运动支配（L_4 ~ S_2）

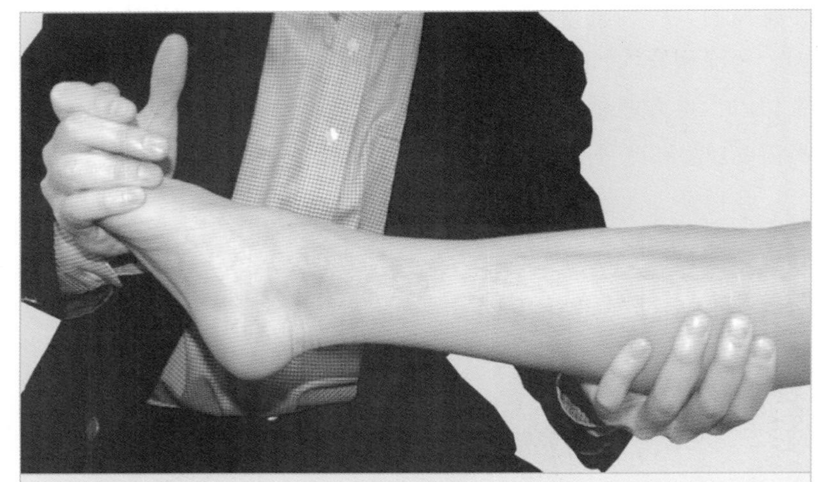

图 6.9　腓肠肌（S_1、S_2）查体：进行腓肠肌查体时，嘱患者于伸膝位跖屈踝关节对抗阻力。检查者另一手稳定患肢，触及腓肠肌收缩。如果需要检查轻微的跖屈减弱，需嘱患者单足足趾站立，甚至行走

是足部运动最重要的结构，其肌腱附丽于跗骨内侧，并穿过足底后再次附丽于跗骨外侧。进行胫后肌查体时，嘱患者内翻足部对抗阻力（图 6.11）。足趾屈肌应保持放松状态，以防止其代偿作用影响查体结果。查体时亦可以让患者在坐位时双侧足底相对进行。

胫神经还支配趾长屈肌和踇长屈肌（L_5、S_1）。这些肌肉的肌腱附丽于远端趾骨，收缩可以导致其所跨越关节的屈曲。为了评估这些肌肉（及趾短屈肌），检查者应嘱患者屈曲足趾对抗阻力。施加阻力时，检查者双手握住待检查患足，双手拇指用力将足趾扳向背伸位置（图 6.12）。踇长屈肌控制第一趾活动，趾长屈肌控制其他趾活动。

- 趾长屈肌、腓骨肌和胫后肌均可使足跖屈。这种相互替代作用可以使前足得到最大限度的屈曲，但并不能屈曲踝关节。
- 在腘窝远端，胫神经分支支配腘肌和跖肌，这两块肌肉几乎没有特别的临床作用。

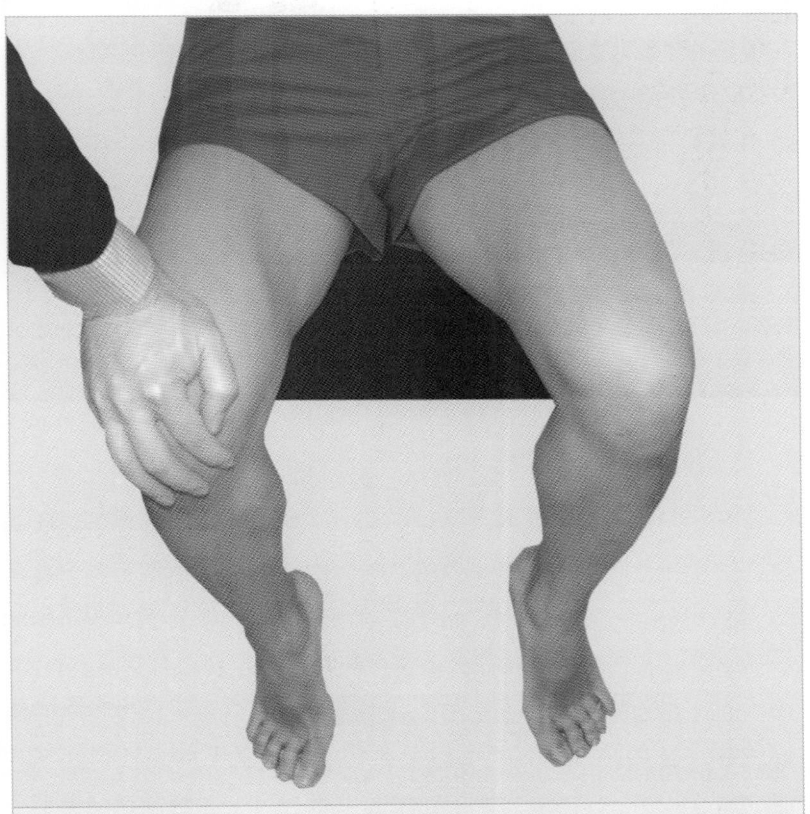

图 6.10　比目鱼肌（S_1、S_2）查体：进行比目鱼肌查体时，嘱患者坐位屈膝踮脚尖对抗阻力，检查者于膝关节上方施加压力

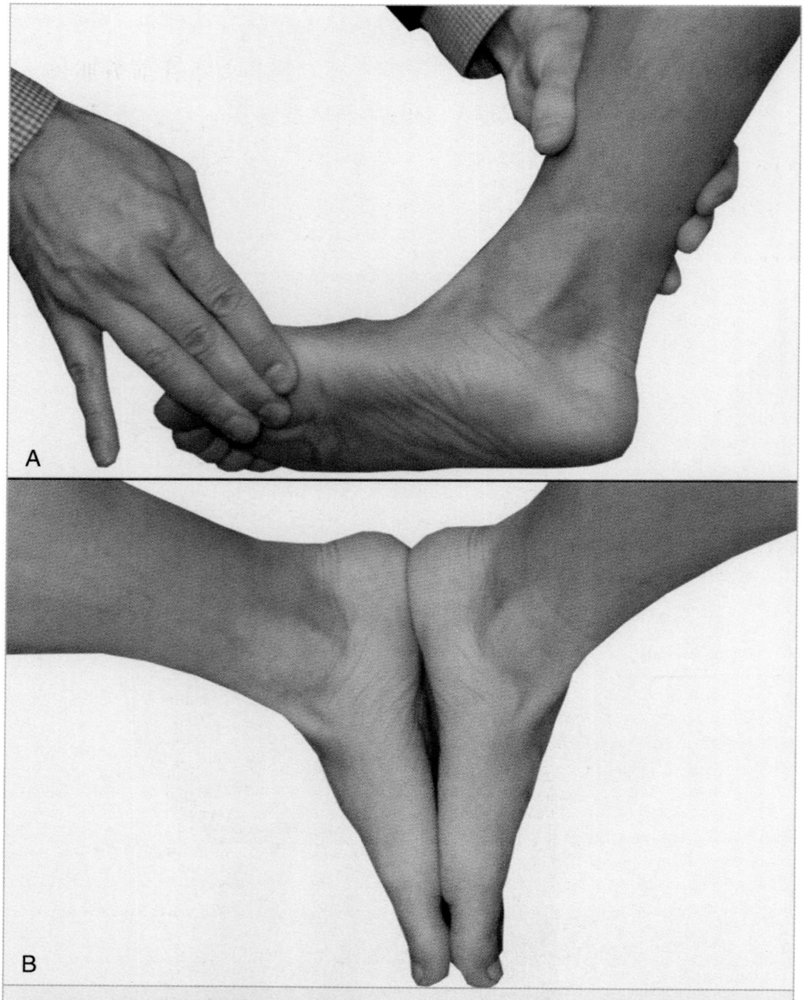

A

B

图 6.11 胫后肌（L_4、L_5）查体：患者内翻足部对抗阻力以检查胫后肌，检查时应保持足趾放松状态防止肌肉代偿作用的影响；或者，嘱患者于坐位将双足足底相对（图 B）

腓深神经组

腓深神经支配除腓骨长、短肌以外的大多数小腿前方肌肉，腓骨长、短肌由腓浅神经支配（图 6.13）。在经过趾长伸肌深部后，腓深神经分出运动支支配胫前肌，胫前肌是足背屈的最主要肌肉。胫前肌无力加上腓骨肌失用提示腓深神经在腓骨起始部受到损伤。查体时，可触及胫前肌收缩（图 6.14）。检查时要注意保持足趾放松，

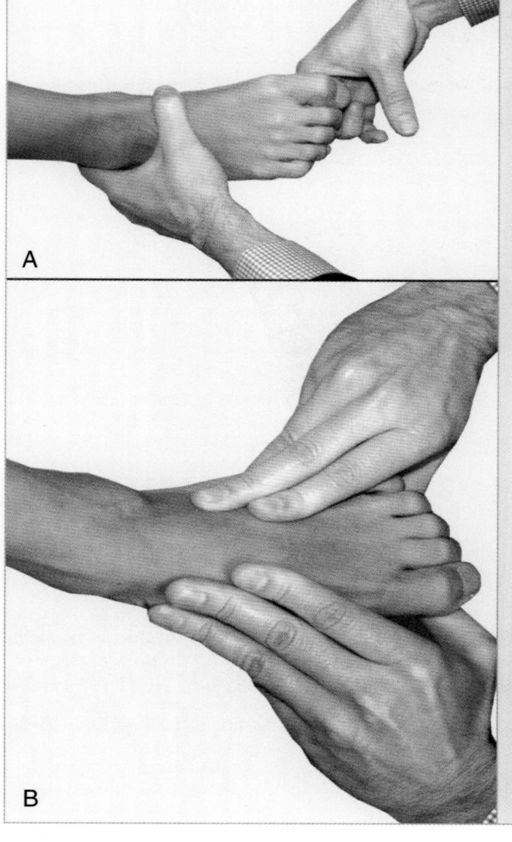

图 6.12　趾长屈肌、䟴长屈肌（L_5、S_1）和趾短屈肌（S_1、S_2）查体：评估足趾屈曲功能时，嘱患者屈曲足趾对抗阻力；或者，检查者双手抓握患足施以阻力，手指握住足背，双手大拇指用力将足趾搬向背伸位置（图 B）

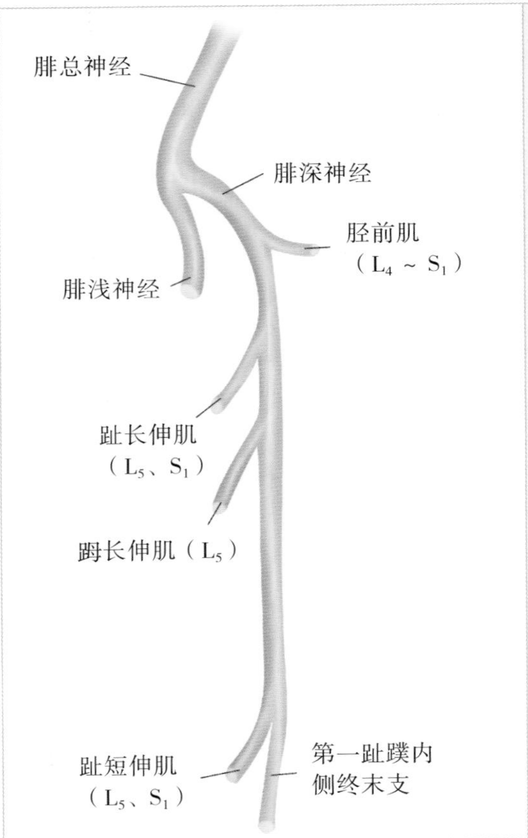

图 6.13 腓深神经运动支配（L_4 ~ S_1）

因为足趾伸肌收缩可以代偿足背屈。

腓深神经支配趾长伸肌（L_5、S_1）和踇长伸肌（L_5）。这些肌肉的肌腱附丽于趾骨的远端，嘱患者背伸足趾对抗阻力时可以检查其力量（图 6.15、6.16）。当踇长伸肌收缩时，其肌腱易于在第一趾近端形成弓弦状改变。

- 支配趾长伸肌的运动支在贴近腓骨干的位置跨越较长的距离，因此可能会在此区域的骨折或医疗操作中受到损伤。

6.2.3 腓浅神经组

腓浅神经通过支配小腿前外侧的腓骨长、短肌（L_5、S_1）控制足外翻（图 6.17）。这些肌肉由腓骨发出，经过外踝后方进入足部。腓骨短肌附丽于第五跖骨下方。而腓骨长肌则可视为胫后肌的镜像，绕过足底部最终附丽于第一跖骨近端。嘱患者外翻足部对抗阻力以进行腓骨肌查体（图 6.18）。这些肌肉的收缩可以被观察和触诊到。腓骨短肌收缩时，其肌腱在外踝与第五跖骨头之间形成弓弦状改变。

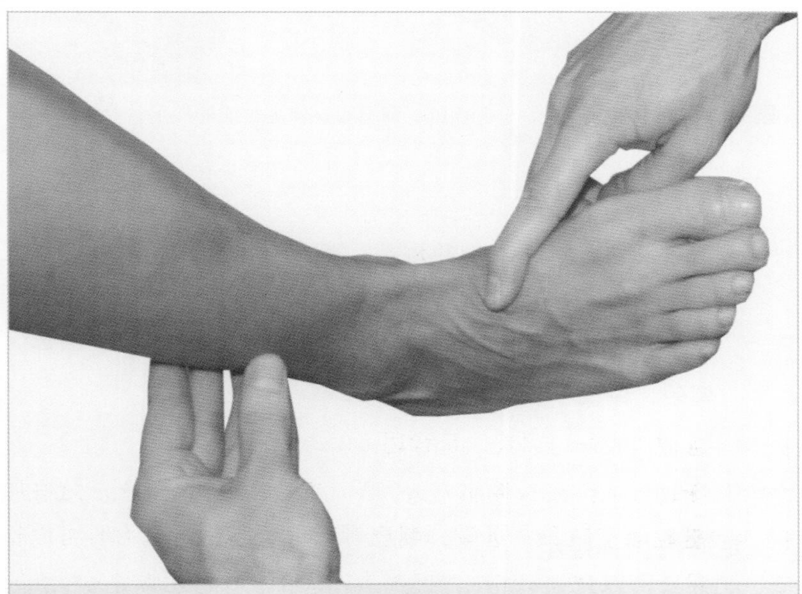

图 6.14　胫前肌（L_4 ~ S_1）查体：足部背屈时可见此肌肉收缩。检查时足趾需保持放松状态，因为足趾伸肌收缩可以代偿足背屈作用

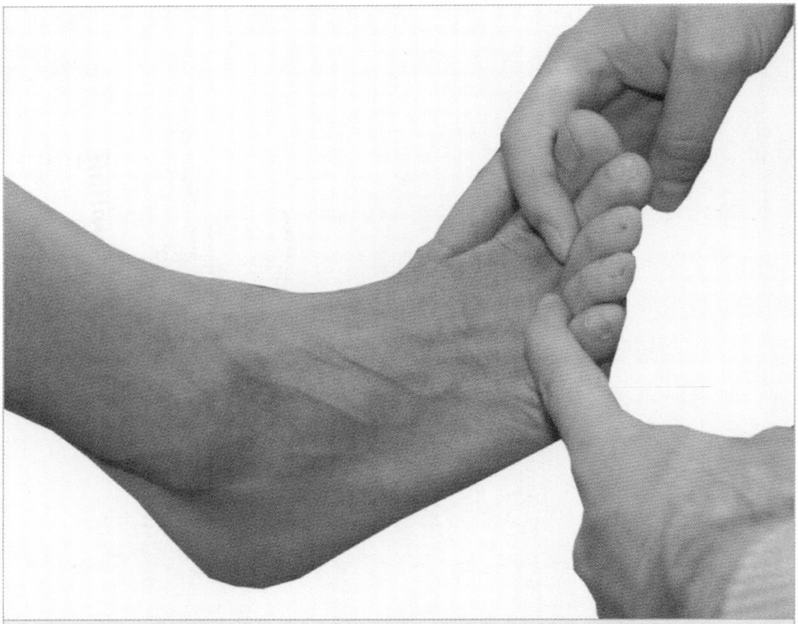

图 6.15 趾长伸肌（L_5、S_1）查体：嘱患者背伸足趾或外展足趾对抗阻力

- 位于趾长伸肌外侧的伸肌——第三腓骨肌，在某些人群中可能会出现。此肌肉由腓浅神经（而非支配趾长伸肌的腓深神经）支配，并且附丽于第五跖骨，负责足部外侧的“伸展”。

6.2.4 足

足底内侧神经组

足底内侧神经在经过踇展肌和趾短屈肌后支配如图 6.19 所示的肌肉。趾短屈肌腱附丽于第二至五趾近端趾骨，控制跖趾

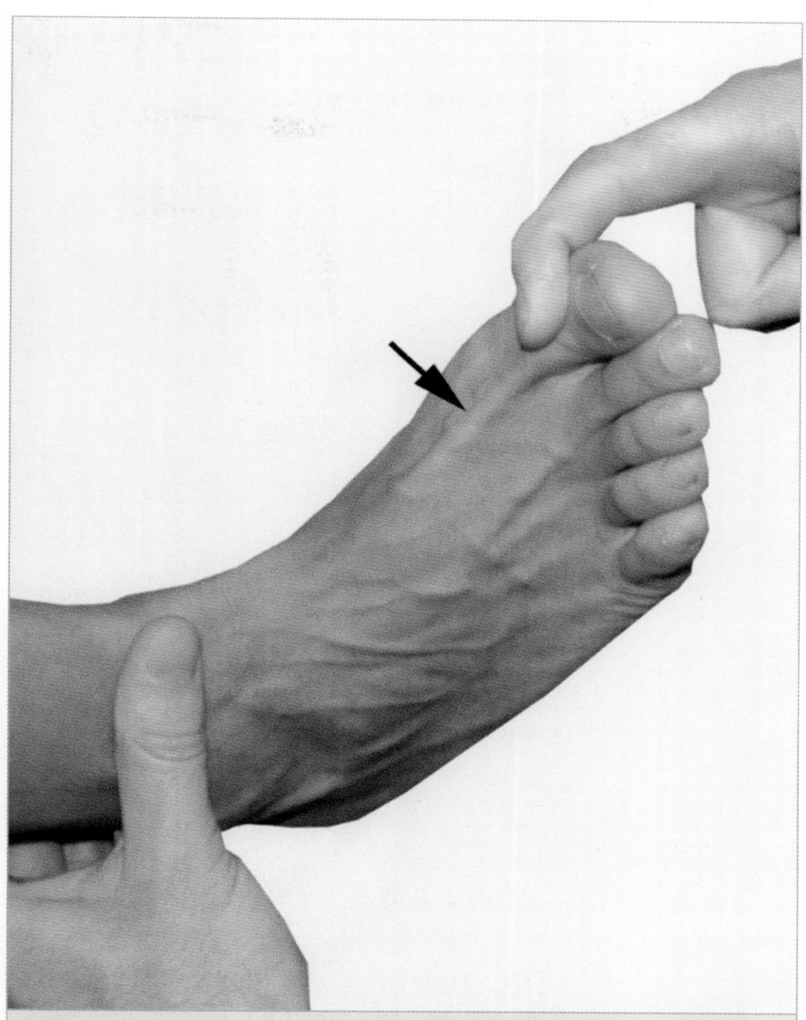

图 6.16　踇长伸肌（L_5）查体：嘱患者背伸踇指对抗阻力，其肌腱（箭头所示）易于在第一趾近端形成弓弦状改变

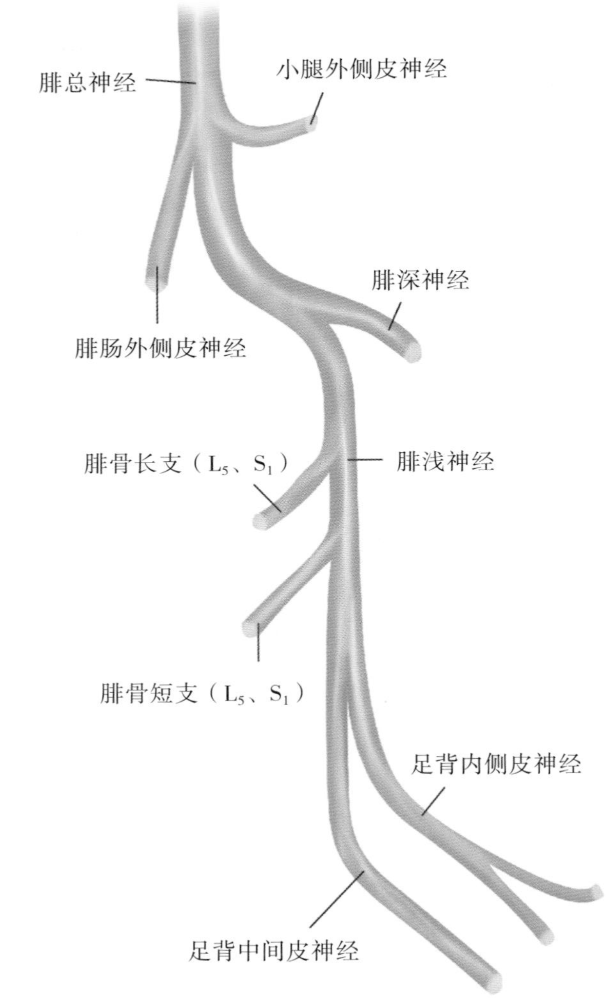

图 6.17 腓浅神经运动支配（L_5 ~ S_1）

关节屈曲。再往远端，足底内侧神经支配踇短屈肌（S_1、S_2），控制足踇指屈曲。这些足部小肌肉很难单独进行查体；然而，可以进行整体足趾屈曲功能的检查（图 6.20）。当患者屈曲内侧足弓时，即可检查踇短屈肌。当失神经支配时，可以观察到踇展肌萎缩。与之相对，趾短屈肌由于有足底跖筋膜覆盖，通常不容易观察到其萎缩。足底内侧神经通常支配足第一蚓状肌（L_5、S_1）。

足底外侧神经组

足底外侧神经及其深支支配大多数足部固有肌肉，类似于上肢尺神经的功能（图 6.19）。这些肌肉包括跖方肌、小趾展肌、

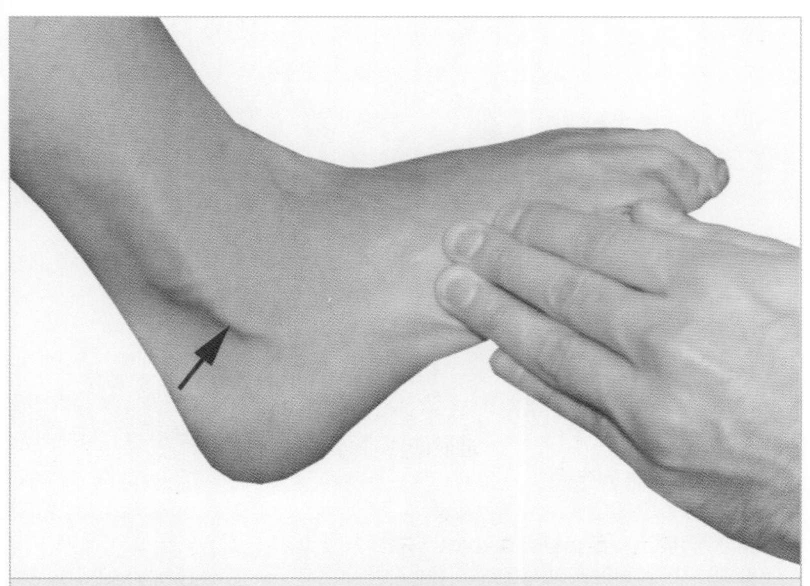

图 6.18　腓骨长、短肌（L_5、S_1）查体：腓骨肌查体时，嘱患者外翻足部对抗阻力。这些肌肉的收缩可以被观察和触诊到。腓骨短肌收缩时，其肌腱（箭头所示）可在外踝和其附丽的第五跖骨头之间形成弓弦状改变

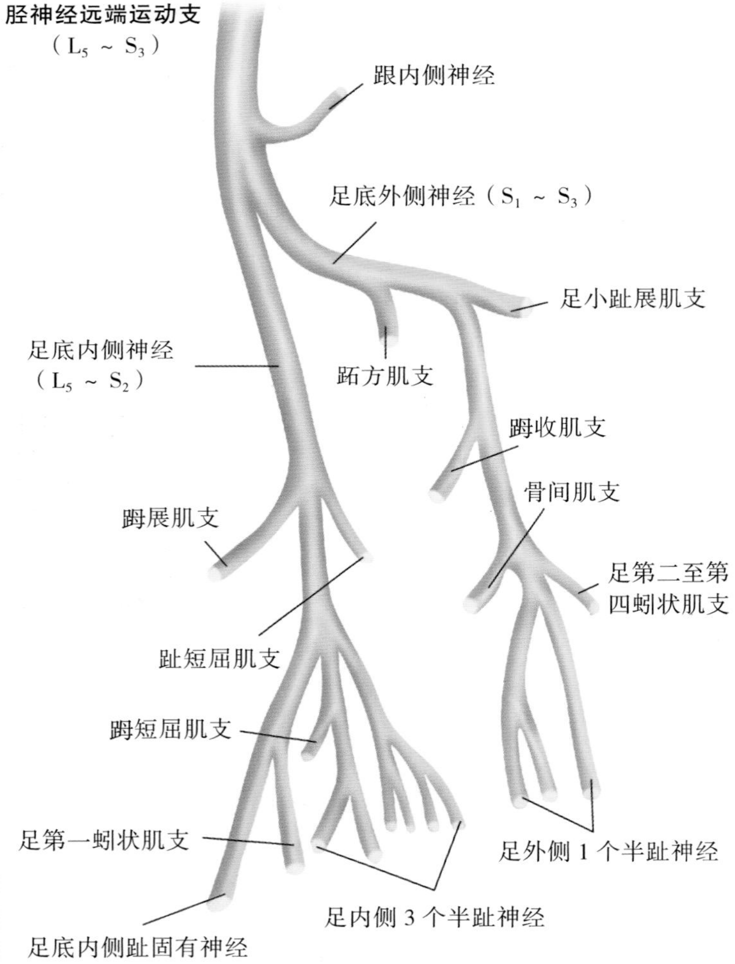

胫神经远端运动支（$L_5 \sim S_3$）

跟内侧神经

足底外侧神经（$S_1 \sim S_3$）

足小趾展肌支

跖方肌支

足底内侧神经（$L_5 \sim S_2$）

踇收肌支

骨间肌支

踇展肌支

足第二至第四蚓状肌支

趾短屈肌支

踇短屈肌支

足第一蚓状肌支

足外侧 1 个半趾神经

足内侧 3 个半趾神经

足底内侧趾固有神经

图 6.19　足底神经运动支配

足第二至四蚓状肌、全部背侧骨间肌和踇收肌的两个头（均通过 S_1 ~ S_3 支配），其他支配足部固有肌肉的神经包括踇展肌、趾短屈肌、踇短屈肌（足底内侧神经），以及足背部的趾短伸肌和踇短伸肌（腓深神经，将在后续章节讨论）。评估固有运动功能时嘱患者屈曲足部（图 6.20）。足部单一固有肌肉的运动很难进行单独查体。足部慢性、严重的固有肌力减弱可以导致“爪形”足趾。

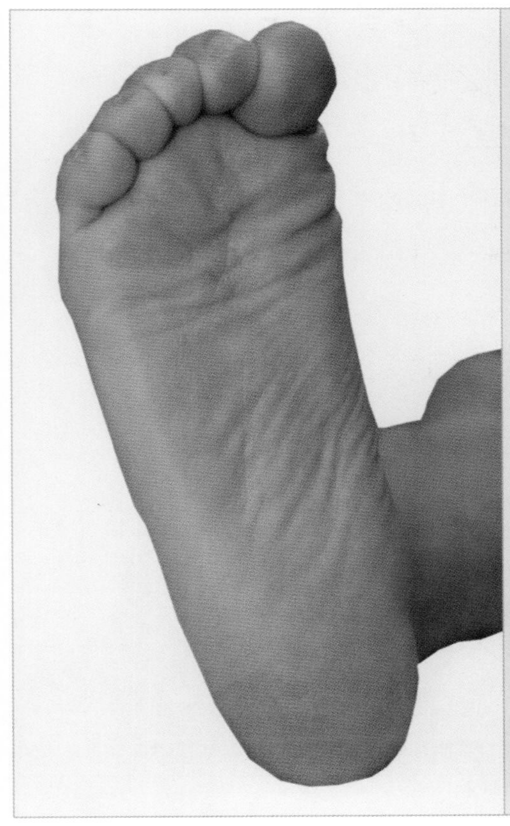

图6.20　足屈曲（S_1 ~ S_3）。嘱患者最大限度地屈曲足部以评估足固有运动功能；亦可嘱患者尽力分开足趾，然而，某些运动功能正常的患者也无法做出此动作。足部单一固有肌肉的运动不可轻易通过查体进行区分

腓深神经组

足背腓深神经外侧终末支支配趾短伸肌（L_5、S_1）。此肌肉的功能是在掌趾关节处伸趾，伸趾功能由趾伸肌和𧿹长伸肌共同完成。确定趾短伸肌是否麻痹的最佳方式是，在足趾背伸时观察并触及其收缩（图 6.21）。

6.3 腓深副神经

腓深副神经是腓浅神经远端的分支，在人群中的出现频率约为

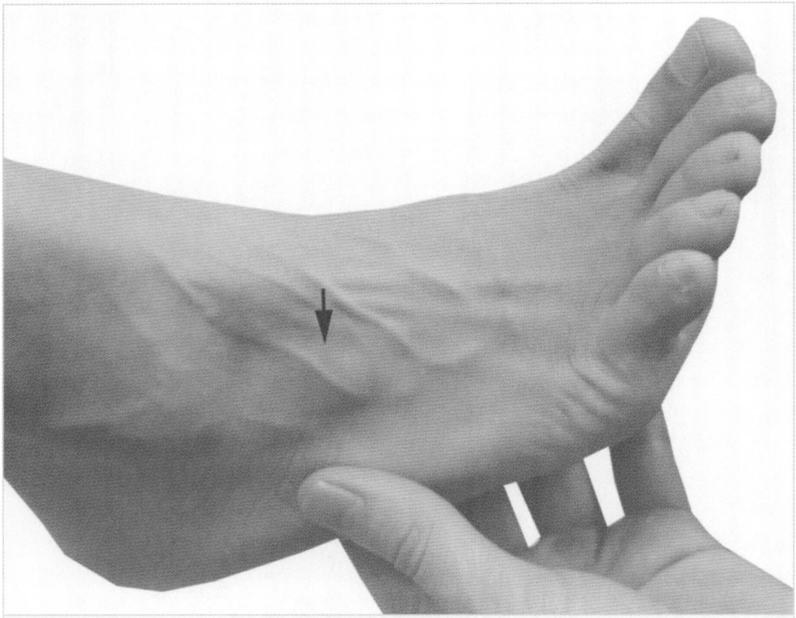

图 6.21　趾短伸肌（L_5、S_1）查体：确定趾短伸肌是否麻痹的最佳方式是在足趾背伸时观察并触及其收缩

20%。当其出现时，其中所含的运动神经纤维将支配本应由腓深神经所支配的趾短伸肌。当进行神经电生理和临床检查判断神经损伤位置时，应注意此变异的存在。

- *在少数人群中可以看到由腓深神经发出的腓深副神经。*

6.4 感觉支配

腓肠神经感觉支配区域包括小腿外侧、足跟和踝关节外侧，以及足背外侧，特别是其外侧边缘（图 6.22），因为其对小腿和足部的感觉支配区域与相邻神经相重叠，腓肠神经损伤（例如组织活检术）通常仅表现为沿足部外侧边缘的麻木感。随着时间的推移，由于邻近神经纤维的代偿，此感觉麻木区域逐步缩小。腓肠神经由胫神经和腓总神经发出的交通支汇合组成。胫神经在腘窝处发出腓肠内侧皮神经，其远端延续部分直接组成腓肠神经。腓总神经在腘窝处发出两条感觉分支，即腓肠外侧皮神经和小腿外侧皮神经。腓肠外侧皮神经包含组成腓肠神经的纤维成分。腓肠外侧皮神经和腓肠内侧皮神经在腓肠肌两个头的远端位置融合。

小腿外侧皮神经提供膝关节及小腿外侧感觉支配（例如小腿外上侧）。剩下的小腿下外侧部分由腓肠神经、腓肠外侧皮神经或腓浅神经皮支支配。小腿外侧皮神经没有确定的可供查体的支配区域。

综上所述，腓浅神经和腓深神经提供足背和胫骨前外侧的感觉支配（图 6.23）。腓浅神经提供此区域内绝大部分皮肤区域的感觉支配，腓深神经仅支配足第一、二趾之间的趾蹼区域。

坐骨神经的胫骨部分提供下肢足底部重要的感觉神经支配（图 6.24）。足底部麻木、微小创伤或持续足底压力增大，均可导致局部溃疡和感染发生，最终甚至导致患者截肢。此外，此区域感觉迟钝会导致患者行动障碍，这将进一步导致更多问题。胫神经足

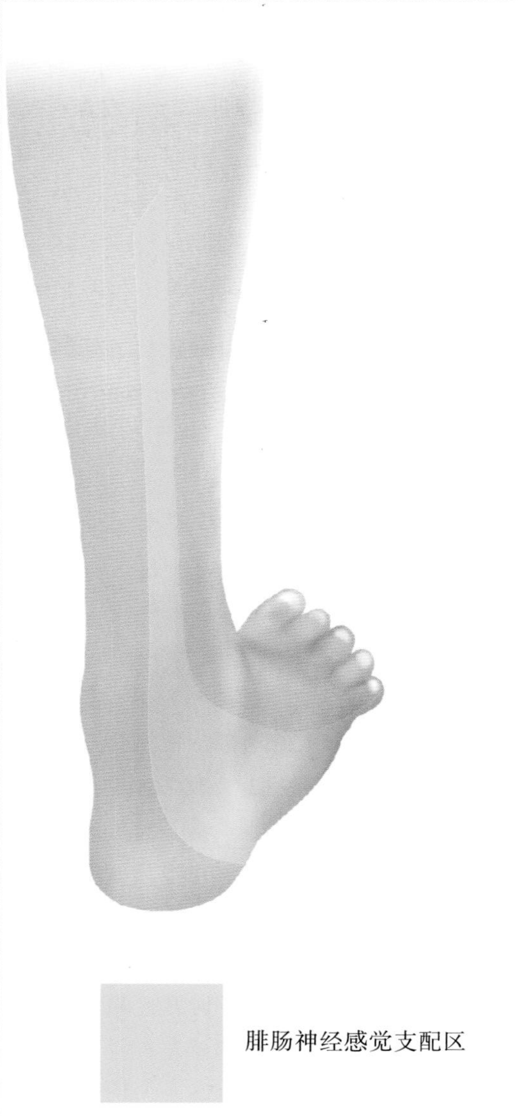

图 6.22　腓肠神经。此神经提供小腿外侧、足跟和踝部外侧，以及足部背外侧、特别是足外侧缘感觉支配。由于腿部和足部神经重叠支配，腓肠神经损伤（例如组织活检术）通常仅会导致沿足外侧缘的麻木感

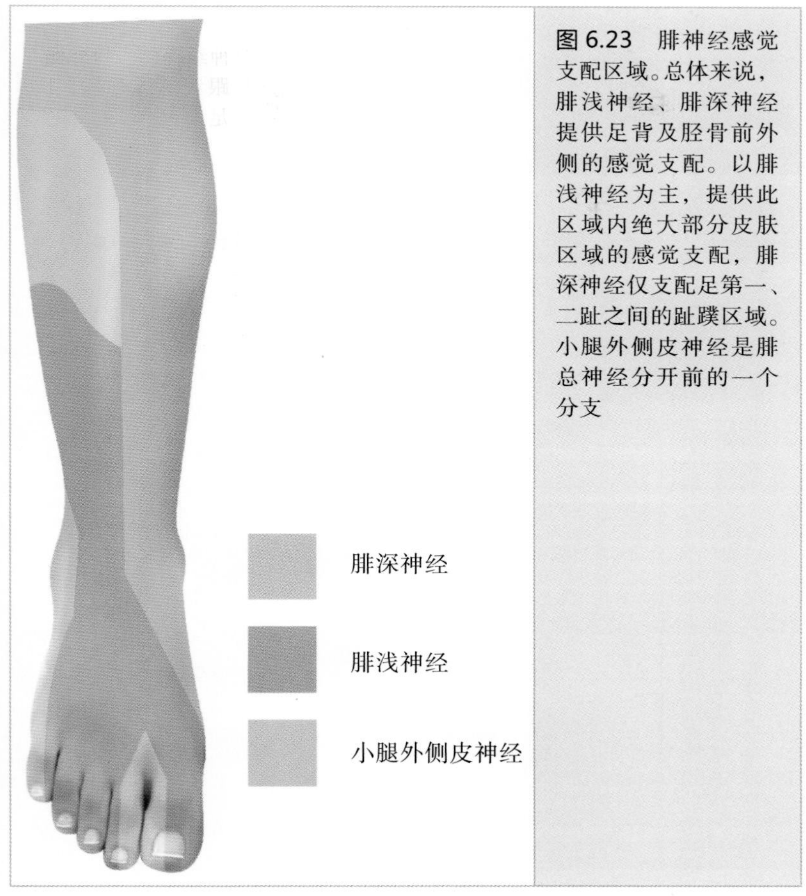

图 6.23　腓神经感觉支配区域。总体来说，腓浅神经、腓深神经提供足背及胫骨前外侧的感觉支配。以腓浅神经为主，提供此区域内绝大部分皮肤区域的感觉支配，腓深神经仅支配足第一、二趾之间的趾蹼区域。小腿外侧皮神经是腓总神经分开前的一个分支

底支配区可分为 3 个部分。胫神经在踝管前或踝管内发出跟内侧神经，支配足跟内侧半。足底内侧、外侧神经分别支配足底部内、外侧半。足底内侧神经支配区域更大，包括足内侧 3 个半趾的感觉支配。足底外侧神经支配足外侧 1 个半趾的感觉。足底神经的感觉支配包括趾甲以及趾甲周围足背侧皮肤。腓肠神经的变异分支支配足跟外侧感觉。

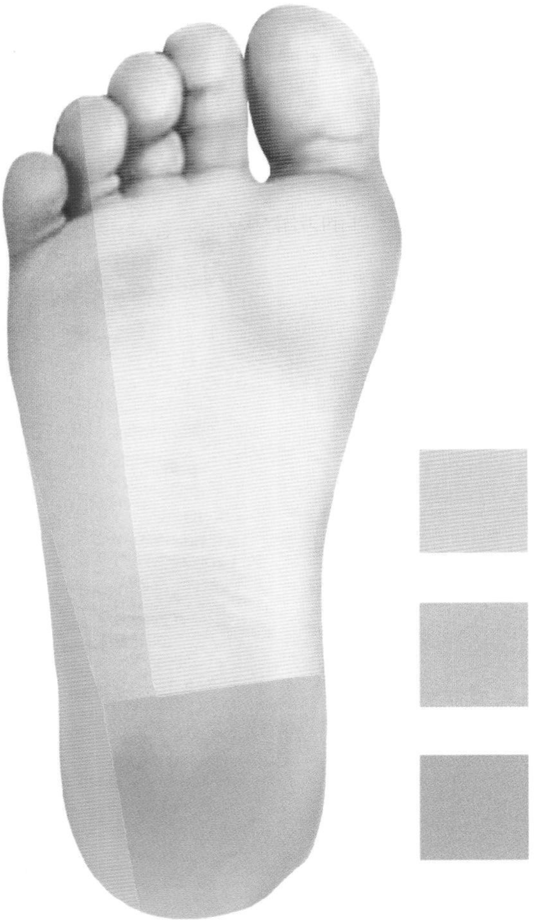

图 6.24　胫神经感觉支配区域。胫神经的 3 个分支支配足底感觉。胫神经在踝管前或踝管内发出跟内侧神经，支配足跟内侧半。足底内侧、外侧神经提供足底内、外侧感觉神经支配

6.5 临床发现和综合征

6.5.1 臀 部

创伤、骨折和注射

完全性坐骨神经损伤导致严重的功能障碍。下肢外侧和几乎全部足部感觉均丧失。足部仅有内踝部位感觉保留（隐神经支配）。感觉丧失是坐骨神经麻痹最危险的方面——由此可能导致患者截肢。在足部及足底感觉恢复前，必须每天进行足部查体，并监督患者穿着合适的鞋子。坐骨神经完全损伤导致足踝部运动完全丧失，在无支具保护的情况下无法进行有效的运动。坐骨神经近端完全性损伤时，同样可以导致膝关节无法屈曲。由于支配腘绳肌的神经分支自坐骨神经起始端或坐骨切迹处发出，因此坐骨神经损伤时，通常不伴有此肌肉功能的丧失。因此，多数坐骨神经麻痹并不导致膝关节屈曲功能消失。

在进行坐骨神经麻痹和骶丛神经损伤的鉴别诊断时需要特别注意，通常无法仅通过神经系统查体将这两种损伤区分开。当骶丛神经损伤时，臀神经、阴部神经和股后皮神经受到影响。然而，坐骨切迹（坐骨神经出骨盆处）受到损伤时，可以导致坐骨神经和上述神经同时受到损伤。阴部神经在臀部距离坐骨神经最远，因此，当出现此神经功能丧失时可以作为骶丛神经损伤的直接证据。对骶丛神经损伤的患者，应该进行影像学及神经电生理检查。

通常臀部的坐骨神经损伤来源于肌肉注射伤。安全的臀部注射应该为：患者俯卧位，注射至臀部外上象限区域内。站立位俯身或在床上侧身位置均会导致臀部解剖位置变化；对于皮下脂肪减少、臀部下坠的老年人，这种解剖相对位置的变化更加明显，更易导致注射时坐骨神经损伤。最危险的注射位置是臀部的内上象限。结合坐骨神经区域疼痛以及臀部注射后特征性的坐骨神经支配区功能丧失，坐骨神经注射损伤易与确诊。偶尔也会发现注射伤出现在注射后数分钟至数小时，这种迟发原因目前尚不清楚。有一些学者认为，发生这种现象的原因是注射药物至神经外膜所致。尽管坐骨神经注射伤可以导致严重的感觉、运动障碍，但临床上最常见的则是由其引发的轻度神经功能障碍和持续性坐骨神经痛。

髋部骨折和髋部手术也是导致臀部坐骨神经损伤的原因。这是因为坐骨神经从髋关节后方走行，被髋部后方几个短小外旋肌所分隔，易于受到血肿及医疗器械、术中牵引、电凝和（或）骨折、脱位的影响。当单纯髋部骨折损伤周围神经时，通常是坐骨神经受到损伤。与之相应，骨盆及骶骨骨折通常导致骶丛神经损伤。尽管其上方覆盖有臀大肌，臀部贯通伤同样可以导致坐骨神经毁损。

梨状肌综合征

梨状肌自骶骨内侧外缘走行至股骨大转子，坐骨神经出骨盆后走行于其下方（图 6.1）。在少部分人群中可见坐骨神经穿梨状肌走行或走行于其上方。梨状肌综合征是否能够作为独立的临床诊断，在医学界仍然存在争议，有不少专家质疑其存在。一部分学者将其分为神经源性（有客观临床发现）或非神经源性（无客观临床发现）。梨状肌综合征患者具有臀部和坐骨神经分布区疼痛，通常不伴肌力减退或感觉丧失，神经电生理检查通常无异常。过去大部分此类患者均被认为是腰椎间盘突出所致，腰椎磁共振检查或腰椎间盘手术后患者的症状不缓解均将诊断指向此疾病。类固醇激素或肉毒素局部注射有助于鉴别诊断，但存在风险。梨状肌综合征患者可能存在短距离坠落摔伤臀部的病史。若患者为女性，且症状表现为周期性发作，应当考虑有子宫内膜异位症所导致的坐骨切迹处局灶性神经压迫。

6.5.2 大　腿

完全或部分损伤

大腿部分的坐骨神经损伤通常由枪击所致，其次是由于撕裂所致。股骨骨折或骨折治疗过程亦可导致坐骨神经损伤。由于支配腘绳肌的主要神经分支由臀部发出，因此即便是大腿水平的坐骨神经完全损伤对于膝关节的屈曲也没有影响。虽然胫神经部分和腓神经部分要在大腿中下 1/3 处才由坐骨神经分开走行，臀部和大腿上部的损伤同样会导致单独的胫神经或腓神经损伤。原因是，即便通用神经外膜，胫神经和腓神经在坐骨神经中仍然是相对独立的部分。

与胫神经相比，腓神经更易受到损伤。腓神经损伤通常比较严重，且不易恢复。原因如下：①腓神经部分在臀部位置更加靠近浅层、外侧，使得其更加容易受到创伤；②与胫神经仅受到坐骨切迹固定不同，腓神经既受到坐骨切迹的固定，也受到腓骨头外侧缘的固定；③其较胫神经部分得到的血供较少；④其神经束较少且大，但神经束间缺乏结缔组织（抗拉强度低）；⑤其所支配的肌肉（例如腓骨长肌和腓骨短肌）通常在腿部外伤中同时受到损伤；⑥腓神经部分支配长、薄的伸肌，需要充分的神经再生方可发挥功能。

6.5.3 膝或小腿

胫神经麻痹

胫神经麻痹导致足跖屈（腓肠肌、比目鱼肌）、足内翻（胫后肌）、趾屈曲（趾屈肌和踇长屈肌，趾屈肌和踇短屈肌）和足内肌力减弱。感觉丧失发生于足底和足跟内侧。由于胫神经部分神经纤维参与腓肠神经组成，因此其感觉支配区域同样受到影响。最易导致膝关节或小腿胫神经损伤的外伤为撕裂伤（膝关节最常见）和胫骨或踝关节骨折及脱位。胫神经在经过腓肠肌和比目鱼肌时发出相应分支支配肌肉活动。因此，当这些肌肉肌力下降时，神经损伤通常在腘窝内或腘窝附近。若胫后肌未受到影响（足内翻），则胫神经损伤位于小腿后侧深部间隔。此外，当趾屈肌和踇长屈肌未受影响时，损伤则仅可能发生于小腿中下 1/3，甚至跗管远端。Baker 囊肿或其他包块压迫损伤同样可以导致膝关节处胫神经麻痹。若患者没有外伤史，医生需要仔细触诊腘窝查找可能引起压迫的包块。

腓总神经麻痹

膝部或小腿部腓神经损伤一般由于牵拉或挫伤引起，通常伴有骨折（例如运动损伤）。此神经由于走行表浅且被邻近的外侧腓骨小头固定，因此损伤比较常见。值得注意的是，腓神经麻痹是下肢创伤时的常见问题。腓总神经附近或内部的上胫腓关节囊肿亦可引起腓神经功能受损。

特发性腓总神经卡压发生在腓骨长肌腱膜附丽于腓骨头处（例如腓管；图 6.25），此类问题在糖尿病患者中更常见。当发生卡压时，腓神经深支和浅支均不同程度地受到影响。当腓深神经由趾长伸肌腱膜下缘穿过时可能导致其单独受到影响。腓总神经卡压患者有自腓骨头向下、腓神经支配区的疼痛、麻木（例如直达足背部）。小腿外侧皮神经并不经由腓管内走行，因此不受影响。当损伤加重时，患者可能出现足背屈（胫前肌）、足外翻（腓骨长、短肌）和趾背伸（趾长伸肌、踇长伸肌和趾短伸肌）功能受限。在腓骨头处可以引出 Tinel 征。腓骨头处腓神经卡压所引出的症状必须注意要与 L_5 神经根症状相区分。因为胫后肌由 L_5 经由胫神经支配，而非腓总神经支配，如果此肌肉肌力发生改变，则有利于做出正确的诊断。

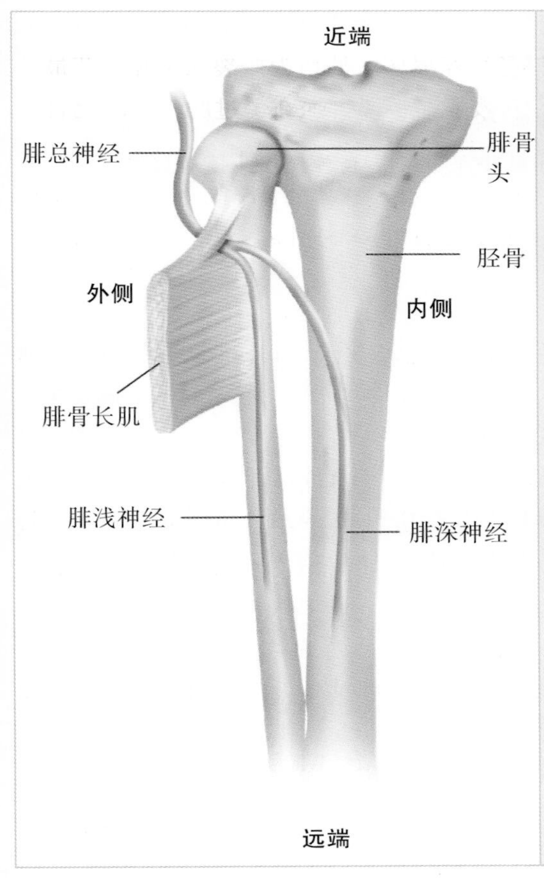

图 6.25　腓总神经在腓骨头处的卡压。特发性腓总神经卡压出现在其于腓骨头处穿过腓骨长肌腱膜下方时。有时当腓深神经穿过趾长伸肌腱膜边缘时，可能会出现单发的腓深神经麻痹

草莓采摘者麻痹发生在长时间采取蹲姿工作的人群中，此姿势导致双侧腓总神经于腓骨头处受到压迫。在体重快速下降的减肥者中可以见到由于腓骨头处腓总神经外伤引起的病变（减肥者麻痹），这是由于此类患者在体重减轻后更易交叉双腿，且腓骨头处脂肪垫变薄所致。产后足下垂同样存在很多原因，其中包括 L_5 神经根病变，腰骶干经过骶髂关节前方时受压，长时间结石位

时腿部支架对腓总神经的卡压，以及在某些发展中国家存在的长时间下蹲姿势。

- 下肢创伤后间室综合征可能影响前、后和（或）腓（外）侧间室，分别导致腓深神经、胫神经、腓浅神经麻痹。

6.5.4 足

足下垂

单纯的足下垂或者更精确点说，单纯的胫前肌、蹬长伸肌、腓骨肌肌力减弱可以由很多部位损伤引起，包括 L_5 脊神经、腰骶干、臀部或大腿部坐骨神经腓侧（外侧）半，以及腓总神经。患者的病史是做出正确诊断最重要的依据，临床查体和神经肌电图检查有助于最终确诊。例如，与 L_5 根性损伤相比，腰骶干损伤的患者在神经肌电图中通常没有椎旁肌肉失神经支配。坐骨神经中腓神经部分损伤可以导致股二头肌短头失神经支配，其他股后肌肉均正常。

踝管综合征

踝管综合征临床上并不常见，涉及走行于屈肌支持带（连接内踝与跟骨）下方的足底内、外侧神经（图 6.3）。存在此症状的患者通常具有踝关节周围外伤的病史，因此，外伤后纤维组织增生可能是致病原因，其他病因包括系统性疾病（例如类风湿关节炎和糖尿病）。踝管综合征患者主诉为足底疼痛、麻木和（或）感觉异常，行走和站立时加重，休息及下肢抬高时缓解。疼痛症状通常局限于跖骨。足跟疼痛不常见。患者对针刺、振动及两点辨识感觉可能异常。此类患者通常没有肌肉力量减弱，如果出现这种情况，通常病变已累及足部固有肌肉。在内踝后部可以引出 Tinel 征，可以向远端放射。叩诊也可以导致疼痛沿胫神经向近端放射，此被称为 Valleix 现象。胫神经支配区域外感觉减退（例如腓肠神经和隐神经支配区）和踝反射丧失（踝关节屈肌支配在踝管近端）可以将周围神经病变与踝管综合征区别开。神经传导检查有助于确诊踝管综合征。

前踝管综合征十分罕见，是由于远端腓深神经在足背受到伸肌下或伸肌上及伸肌下支持带卡压所致（图 6.26）。查体时出现趾短伸肌肌力减弱 [和（或）失用]，同时伴有足背钝痛，以及有时出现的第一趾蹼区域麻木；可以出现 Tinel 征。创伤后局部纤维组织形成及鞋子太紧可能是诱发本病的原因。

Morton 神经瘤

Morton 神经瘤并非真正意义上的神经瘤，而是足底总神经长期慢性刺激所致，通常累及支配第三趾蹼的分支。此神经由足底

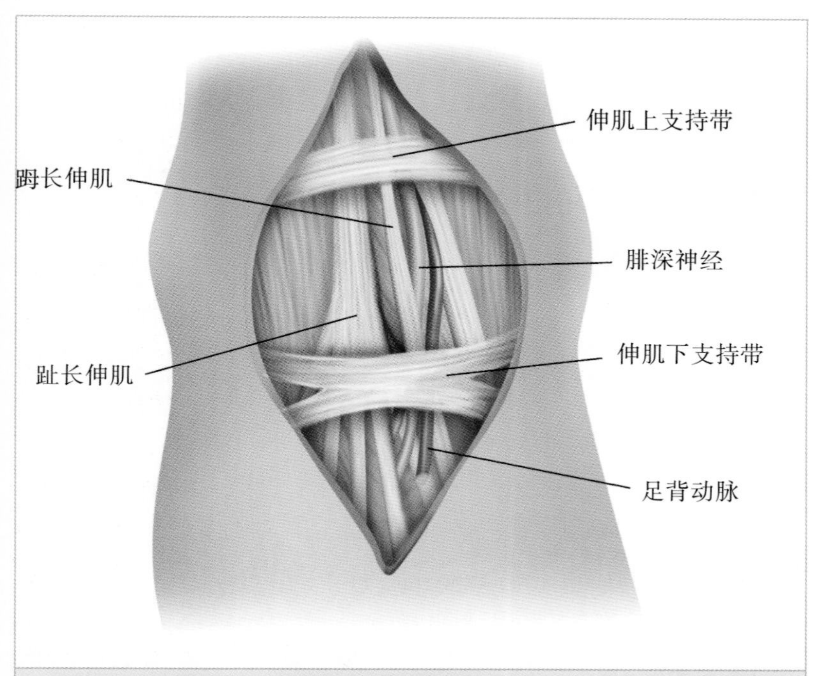

图 6.26　前踝管解剖（背侧观）。前踝管综合征十分罕见，是由于远端腓深神经在足背受到伸肌下或伸肌上和伸肌下支持带卡压所致。患者出现足背不适、麻木，趾短伸肌有可能出现失用

内侧神经和足底外侧神经组成，其于跖骨深横韧带下方，第三、四跖骨头处走行，并反复受到挤压导致症状发生（图 6.27）。神经内纤维化导致神经局灶性水肿。

Morton 神经瘤患者第三、四跖骨间疼痛，并向相应足趾放射。行走时疼痛症状加重，休息及抬高患肢时症状减轻，通常没有夜间痛。将第三、四跖骨头相对挤压可以导致刺痛向第三、四足趾放射，可能引出 Tinel 征。局部超声检查发现神经水肿有助于明确诊断。

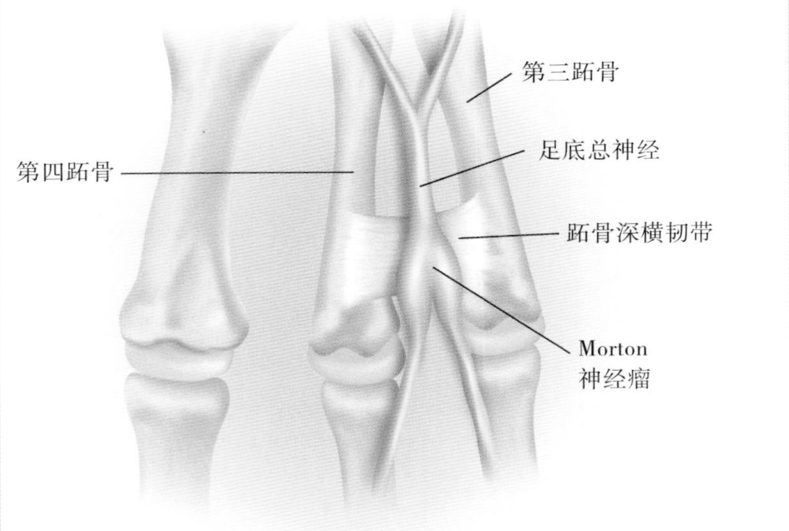

图 6.27　Morton 神经瘤。此为足底总神经长期慢性刺激所致，通常累及支配第三趾蹼的分支，病理表现为神经周围纤维化，而非真正的神经瘤。此神经在跖骨深横韧带下方，第三、四跖骨头处走行，并反复受到挤压导致发生症状

第 7 章
腹股沟神经丛

7.1 解剖基础

图 7.1 所示为腹股沟神经丛与髂腰肌、骨盆和腹股沟韧带的解剖关系。

7.1.1 股神经

股神经是腰丛的最大分支，由 L_2、L_3 和 L_4 脊神经腹侧支组成的脊神经后股形成 [这些脊神经腹侧支形成的前股组成闭孔神经（见后续章节）]。这些组成股神经的神经股在腰大肌后方和腰椎横突前方走行，当汇合形成股神经后，其向下方和外侧走行，斜向走行经过骨盆，贴近腰大肌外侧缘下方。股神经在腹股沟韧带近端 4cm 处由腰大肌与髂肌在骨盆形成的沟中走行出来。当股神经由腰肌下方穿出后，在髂筋膜（组成髂肌室的顶部）下走行经过髂肌上方。

股神经经过腹股沟韧带深面进入大腿前方股三角区域，走行于股动脉外侧（图 7.2）。股三角上界由腹股沟韧带组成，外侧界和下界由缝匠肌组成，内侧界由长收肌组成。如前所述，髂筋膜覆盖保护股三角，股神经走行于其深面。值得注意的是，髂筋膜在腹股沟韧带下方股静脉和股动脉内侧半的上方存在一个小的软

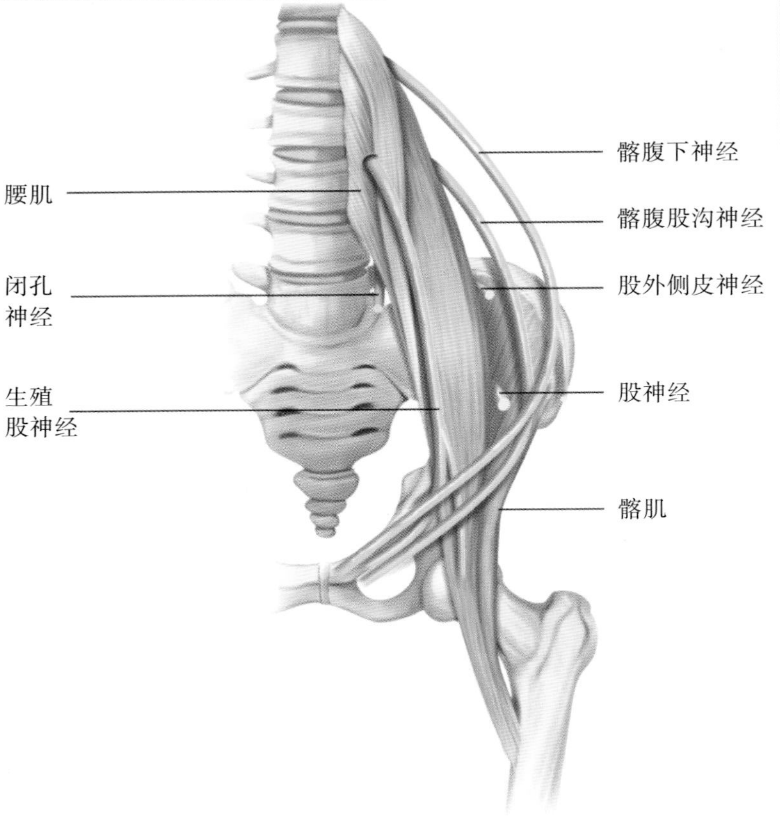

腰肌
闭孔神经
生殖股神经
髂腹下神经
髂腹股沟神经
股外侧皮神经
股神经
髂肌

图 7.1 腹股沟神经丛与腰大肌、髂肌、骨盆环、腹壁和腹股沟韧带的解剖关系

组织窗。

在缝匠肌下方、腹股沟韧带几厘米远，股神经几乎立刻分为多个终末支。这些神经分支包括 3 个皮神经感觉支：股内侧皮神经、股中间皮神经和隐神经。剩余部分为运动神经分支，分别支配股

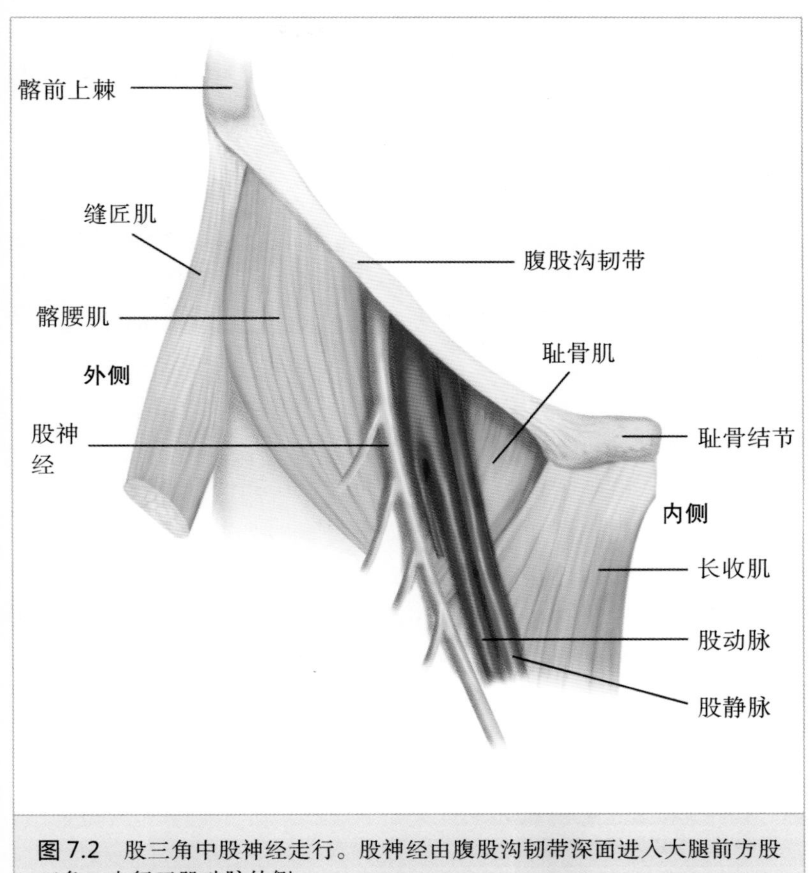

图 7.2　股三角中股神经走行。股神经由腹股沟韧带深面进入大腿前方股三角，走行于股动脉外侧

四头肌、缝匠肌和耻骨肌。股四头肌由股直肌、股外侧肌、股中间肌和股内侧肌组成。支配股直肌和股外侧肌的神经分支由近端发出，与旋股外侧动脉共同走行。

隐神经向远端走行过程中逐渐倾斜，由股神经近腹股沟韧带的部分走行向膝关节内侧。隐神经与股动脉和静脉伴行，沿长收肌和股内侧肌间沟在缝匠肌深部与其平行走行（收肌管）。随后隐神经与股血管一起进入收肌管，但是与股血管走行向膝关节后方不同，隐神经继续在前方走行直至膝关节前内侧。隐神经在膝关节处或其远端穿过皮下筋膜，其支配腿内侧、内踝及足弓内侧感觉。

7.1.2 闭孔神经

闭孔神经是腰丛的第二大分支，由 L_2、L_3 和 L_4 脊神经腹侧支组成的脊神经前股形成。这些脊神经在腰大肌处融合形成闭孔神经。当闭孔神经形成后即沿腰大肌内下缘在骨盆内朝向闭孔走行于腰肌与髂血管之间（图 7.1）。闭孔大部分由形成闭孔外肌的腱膜覆盖。闭孔外上方的闭孔膜上存在一窗孔，称为闭孔管。闭孔神经由闭孔管穿出骨盆（图 7.3）。

闭孔神经出骨盆前分支为前（浅）、后两股。此两股均穿过闭孔管并穿出闭孔外肌（由闭孔膜走行至股骨近端）。当穿过闭孔外肌后，闭孔神经在耻骨肌深面走行。细小深在的后股由闭孔外肌处发出分支走行于短收肌深层支配部分大收肌功能（另一部分功能由坐骨神经的分支胫神经支配）。表浅的前股走行于短收肌浅层，并沿长收肌深面走行。

闭孔神经前股在其于短收肌处发出分支的部位发出一感觉皮支，此皮支沿长收肌深面斜行走向大腿内侧。

- 1/3 的人群中存在由 L_3、L_4 脊神经背根形成的副闭孔神经。这些人具有较正常闭孔神经略为细小的与闭孔神经走行解剖路线相同的神经。副闭孔神经于腰大肌处形成，经过闭孔神经内侧朝向闭孔方向走行。然而，副闭孔神经并不经过闭孔管，而是经过耻骨上支上方走行。经过耻骨上支后，此神经穿入深部，在耻骨肌深面走行并与闭孔神经前股分支相吻合。当副闭孔神经出现时，其支配耻骨肌（通常由股神经支配）。

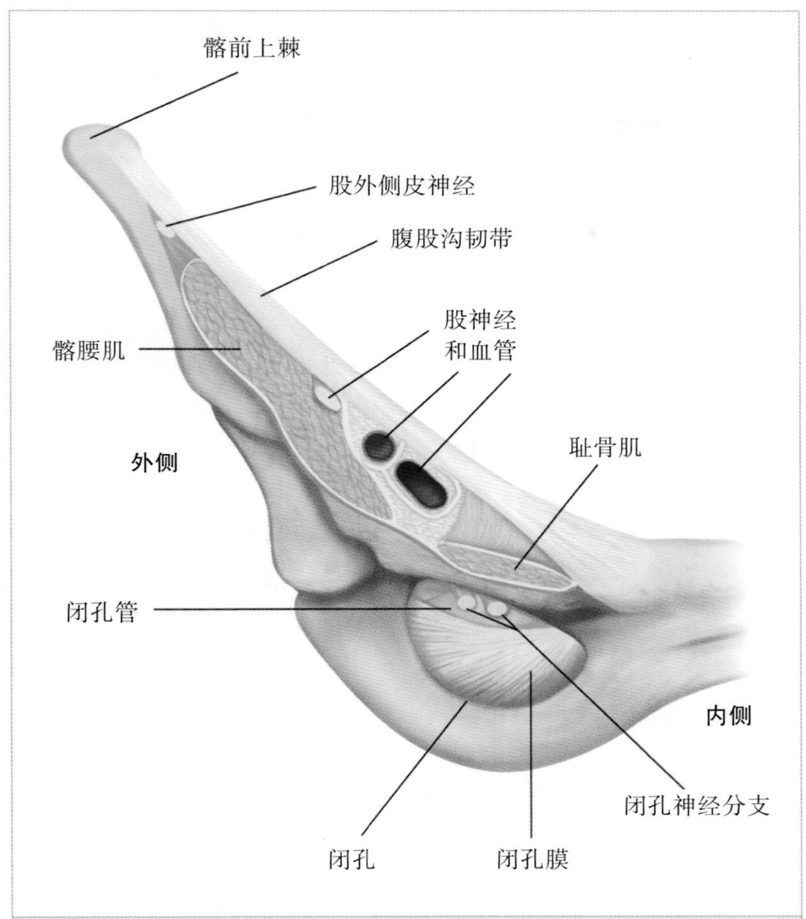

图 7.3　腹股沟韧带区前后位透视截面图。腹股沟韧带下方由骨盆向大腿走行结构图。闭孔神经由闭孔管内走行经过

7.1.3 股外侧皮神经

股外侧皮神经由 L_2、L_3 脊神经腹侧根后束在其与 L_4 脊神经汇合形成股神经部位的前方组成，走行于腰大肌下方，然后环绕走

行于髂肌前半部分之上直至髂前上棘。随后在髂前上棘内侧，腹股沟韧带下方外侧出骨盆。股外侧皮神经通常在腹股沟韧带下方、髂前上棘内侧 2cm 处经过。

当穿出骨盆后，股外侧皮神经迅速分为两支或多支，穿过筋膜，在大腿外侧皮下走行。股外侧皮神经通常在缝匠肌表面走行。

- 股外侧皮神经在髂前上棘区域的走行多变。它可以越过髂前上棘和腹股沟韧带上方走行，或是通过韧带中的小裂隙走行（图 7.4）。这种走行上的变化被认为是股外侧皮神

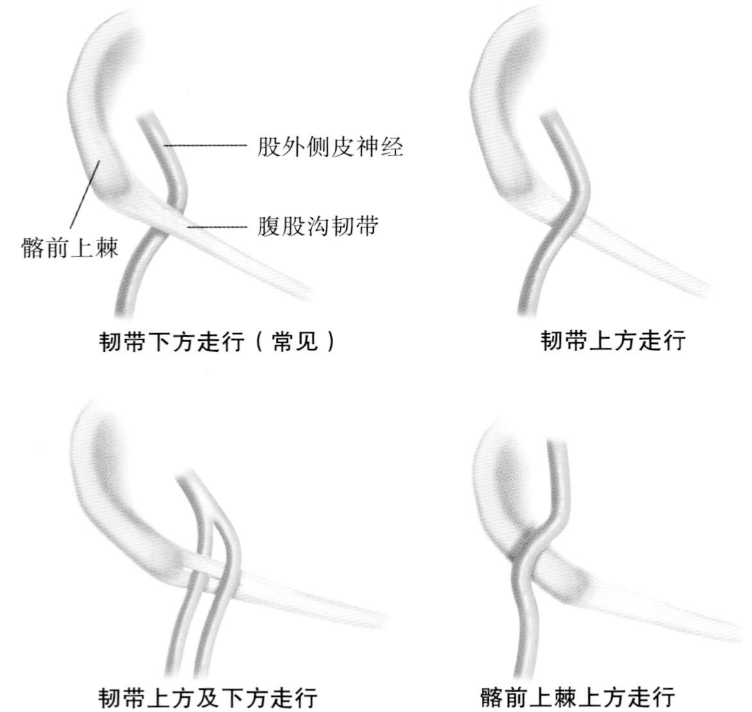

股外侧皮神经
腹股沟韧带
髂前上棘
韧带下方走行（常见）
韧带上方走行
韧带上方及下方走行
髂前上棘上方走行

图 7.4 髂前上棘区域股外侧皮神经。股外侧皮神经通常于髂前上棘内侧出骨盆，在腹股沟韧带外侧缘下方走行。此区域内神经走行变异非常常见，上图显示了几种常见的神经走行方式

经在髂前上棘区域卡压发生的独立诱因（感觉异常性股痛）。股外侧皮神经同样可以在缝匠肌下方或其内部走行。

- 股外侧皮神经可以部分起源于股神经或生殖股神经。

7.1.4 腹股沟区其他神经

T_2 ~ L_1 的脊神经腹侧根在腰大肌下方形成总神经干。此神经干分支为髂腹下神经和髂腹股沟神经，其中髂腹下神经较髂腹股沟神经表浅。两条神经平行走形，首先穿过腰大肌，随后穿过其外侧缘走行经过腰方肌。

髂腹下神经穿过腹横肌、越过髂前上棘上方，随后走行于腹横肌和腹内斜肌之间。髂腹下神经外侧支在髂前上棘上方穿过腹内斜肌和腹外斜肌走行至臀部上外侧皮下。剩余部分的髂腹下神经继续向中线方向走行，进入远端腹股沟管，穿过浅层腹股沟环在下腹部或耻骨上部走行至皮下（图 7.5）。

髂腹股沟神经同样通过腹股沟区边缘，在髂腹下神经尾侧走行。髂腹股沟神经穿过腹横肌和腹内斜肌，走行于腹内斜肌与腹外斜肌之间。此神经发出感觉分支与精索和提睾肌一起在腹股沟管中走行，并最终移行为皮神经与髂腹下神经内侧支共同穿过腹股沟浅环（图 7.5）。

生殖股神经由 L_1 和 L_2 脊神经纤维组成，经过腰大肌后在腰小肌（当出现时）内侧穿出前缘。随后其紧邻输尿管向远端走行，最终在腹股沟韧带近端分为生殖支和股支。股支在股动脉外侧腹股沟韧带下方经过，并在股三角处移行为皮下支（图 7.5）。生殖支进入腹股沟管深环，与精索共同走行通过腹股沟管，随后出腹股沟管浅环支配部分外生殖器。

- 髂腹股沟神经和髂腹下神经最常见的变异是，其仅由 L_1 脊神经组成，而非 T_{12}。

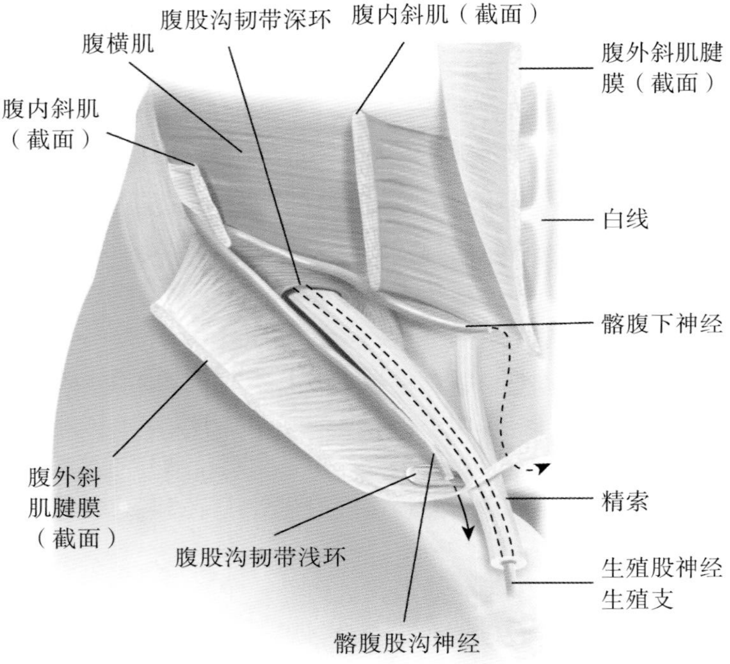

图 7.5　腹股沟管中髂腹下神经、髂腹股沟神经和生殖股神经（右侧、正面观）的走行。生殖股神经沿腰大肌走行，分为股神经支和生殖神经支两个部分。股神经支在腹股沟韧带下方走行，生殖神经支进入腹股沟环深部在精索内向远端走行。髂腹下神经和髂腹股沟神经的分支走行经过腹股沟管，但不进入精索

7.2 运动支配与查体

7.2.1 股神经

股神经支配髋关节屈曲和膝关节伸直（图 7.6）。股神经支配

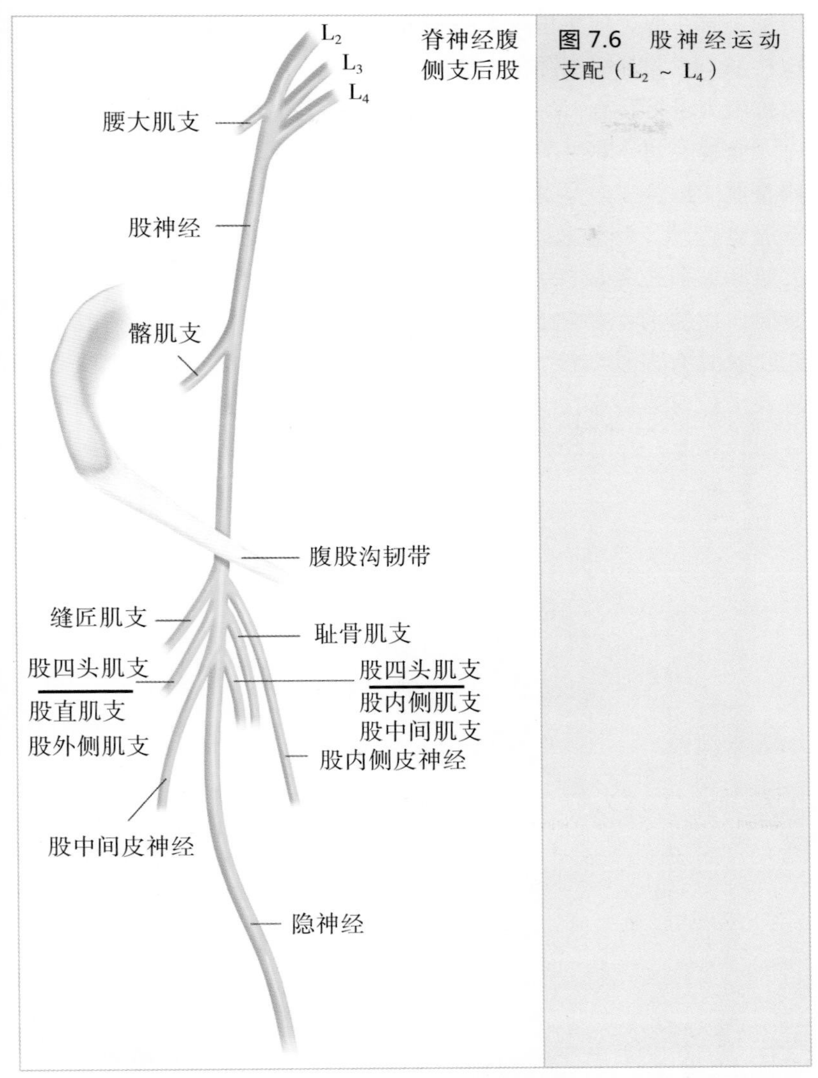

图 7.6　股神经运动支配（L_2 ~ L_4）

的第一块肌肉为腰大肌。腰丛腹侧支也直接发出神经分支共同支配此肌肉。股神经支配的第二块肌肉为骨盆中的髂肌。这两块肌肉加上腰小肌（如果出现）止于股骨近端，控制髋关节屈曲活动。这些肌肉共同称为髂腰肌（L_2 ~ L_4），可以通过嘱患者抬起大腿对抗阻力进行检查（图 7.7）。检查时，患者可坐位，也可以仰卧位。

股神经进入股三角后继续发出分支支配耻骨肌、缝匠肌和股四头肌（L_2 ~ L_4）。耻骨肌由骨盆前缘（近耻骨结节）发出走行至股骨近端。耻骨肌、腰大肌与髂肌共同组成股三角的底部，腰大肌和髂肌位置较深，且靠近外侧。耻骨肌无法单独进行查体。缝匠肌由髂前上棘斜行向下走行至膝关节内侧，止于胫骨结节。缝匠肌具有多种功能，但基本功能为外展、屈曲、外旋髋关节。患者坐位时可以部分进行其功能查体，嘱患者将待检测足放置于对侧胫骨上，并沿胫骨向膝关节移动（图 7.8），此时可以触及缝匠肌收缩。

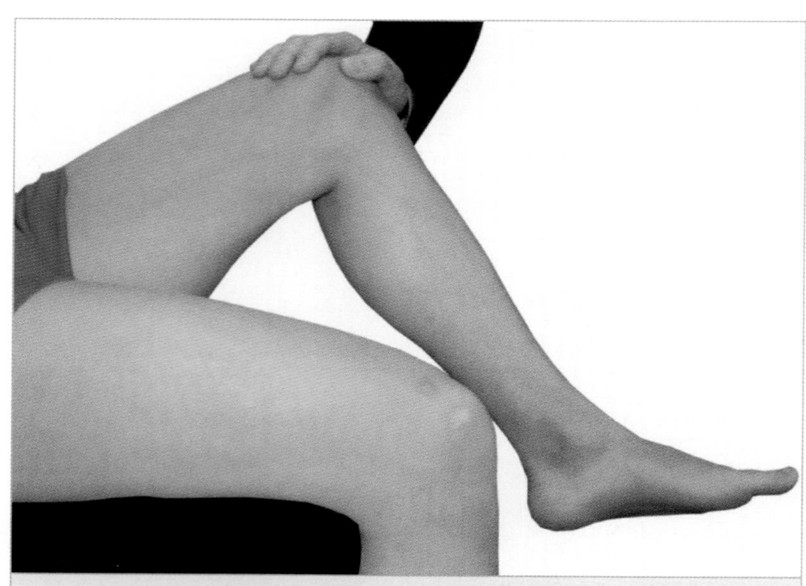

图 7.7　髂腰肌（L_2 ~ L_4）查体：腰大肌和髂肌（合称髂腰肌）通常一起检查，嘱患者于坐位（如图所示）或仰卧位抬高膝关节（屈髋）对抗阻力

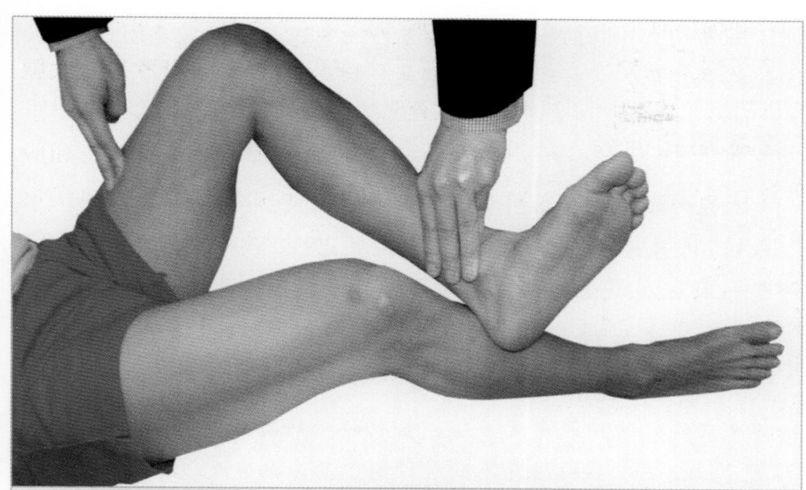

图 7.8　缝匠肌（L_2 ~ L_4）查体：缝匠肌外展、屈曲、外旋髋关节。患者坐位时可以检查缝匠肌功能。嘱患者将待检测足放置于对侧胫骨上，并沿胫骨向膝关节移动，此时可以触及缝匠肌收缩

股四头肌主导伸膝。股直肌和股外侧肌通常由股神经的一个共同分支所支配；股中间肌和股内侧肌通常各自具有单独的神经支配分支（也可为共同神经分支支配）。当患者坐位时，嘱患者伸膝对抗阻力以检查股四头肌（图 7.9）。由于在有的患者中缝匠

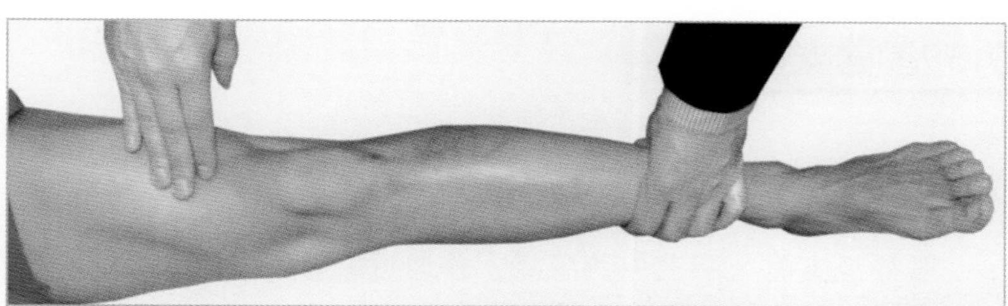

图 7.9　股四头肌（L_2 ~ L_4）查体：患者坐位，嘱患者伸膝对抗阻力以检查股四头肌功能。由于有的患者缝匠肌（股神经）和阔筋膜张肌（臀上神经）收缩可以导致伸膝动作，因此体格检查时务必要观察和触及股四头肌肌腹

肌（股神经）和阔筋膜张肌（臀上神经）收缩可以导致伸膝动作，因此体格检查时务必要观察和触及股四头肌肌腹。

7.2.2 闭孔神经

闭孔神经前束发出运动分支支配短收肌、长收肌和股薄肌（图 7.10）。闭孔神经前束在第一、二趾处走行，并靠近第三趾。闭孔神经后束支配闭孔下肌，终止并支配小部分大收肌。进行闭孔内肌运动功能测定时（例如内收肌、L_2 ~ L_4），检查者捏住患者的大腿在膝关节内侧对抗阻力（图 7.11）。

- 内收肌的神经支配多变，长收肌、短收肌和大收肌通常单独接受或共同接受闭孔神经前、后束的支配。

7.2.3 腹股沟区域的其他神经

髂腹下神经和髂腹股沟神经支配腹横肌和腹内斜肌运动。当锥状肌出现时，髂腹股沟神经支配其运动，此肌肉亦可通过神经肌电图检查。生殖股神经的生殖支支配提睾肌，其可以通过改变睾丸高度调节其温度。此神经介导的提睾反射可以通过在腹股沟区的轻触动而诱发。

7.3 感觉支配

7.3.1 股神经

股神经支配大腿前内侧感觉，并通过隐神经支配小腿内侧及足部感觉（图 7.12）。自股三角处由股神经发出的股内侧皮神经支配大腿内侧远端感觉（大腿近端内侧为闭孔神经支配）。股中间皮神经由股神经近端发出，支配大腿前方（部分内侧）感觉。总体来说，股神经的固有感觉区域为大腿前方远端。

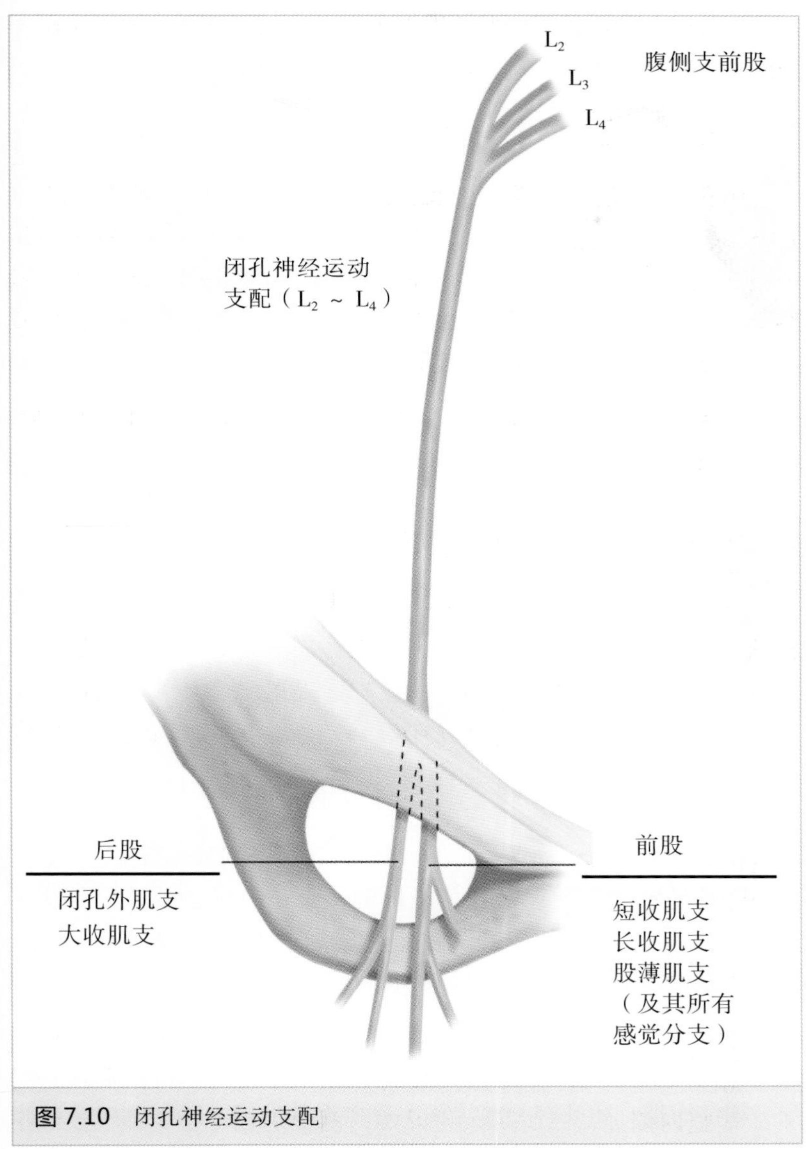

图 7.10　闭孔神经运动支配

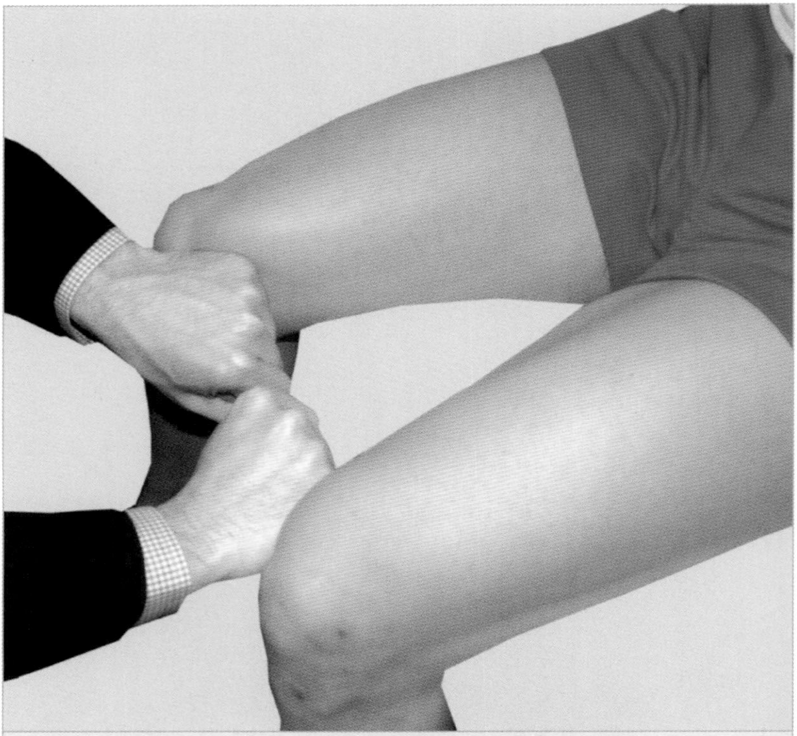

图 7.11　内收肌（L_2 ~ L_4）查体：嘱患者夹紧膝关节对抗阻力

隐神经感觉支配包括膝关节内侧、小腿内侧和足弓。多数细小未命名的隐神经分支支配这些部位的皮肤感觉。在膝关节内侧，隐神经发出一个较大的皮支称为隐神经髌下支。

7.3.2 闭孔神经

如前所述，闭孔神经前（浅）股由近端发出一感觉分支穿过长收肌和筋膜走行至大腿皮下，此分支支配大腿内侧区域（图 7.13）。此区域感觉丧失并不总伴随闭孔神经完全麻痹，因此不可将该区

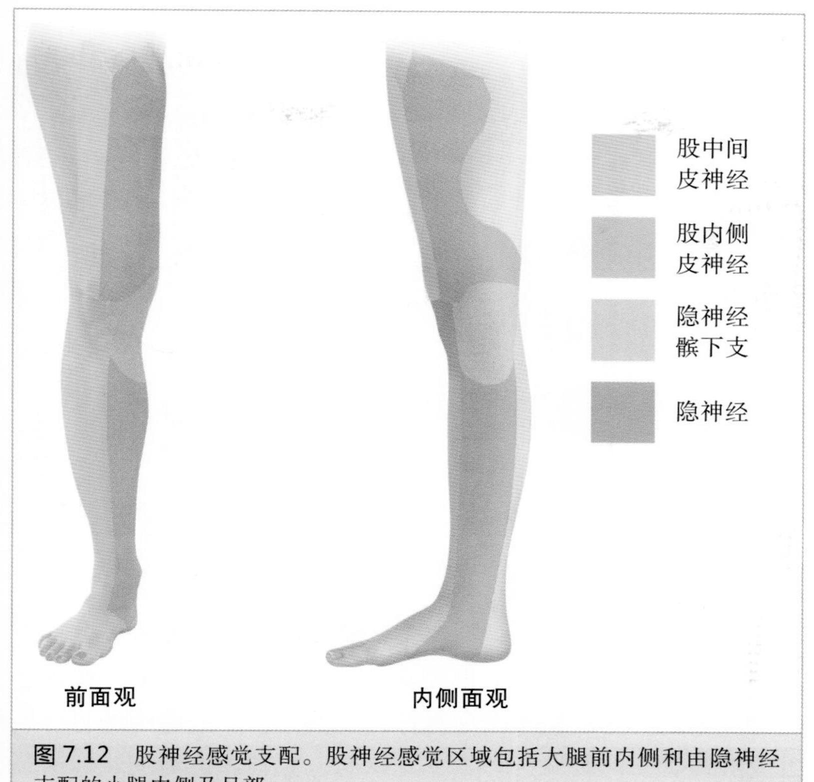

图 7.12　股神经感觉支配。股神经感觉区域包括大腿前内侧和由隐神经支配的小腿内侧及足部

域视为闭孔神经的固有感觉支配区。

7.3.3 股外侧皮神经

股外侧皮神经感觉支配区包括大腿前外侧（图 7.14）。此神经的固有感觉支配区在大腿中外侧。

7.3.4 腹股沟区的其他神经

腹股沟区和耻骨区感觉由髂腹下神经、髂腹股沟神经和生殖

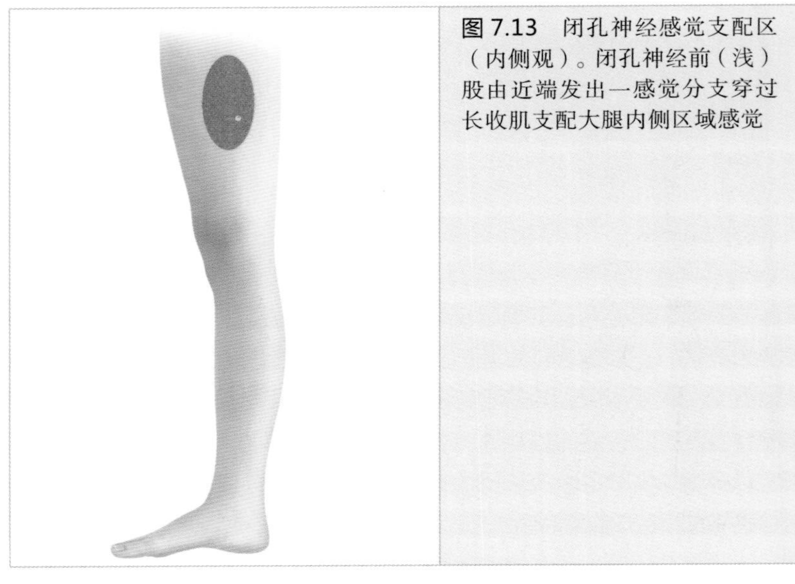

图 7.13 闭孔神经感觉支配区（内侧观）。闭孔神经前（浅）股由近端发出一感觉分支穿过长收肌支配大腿内侧区域感觉

股神经支配（图 7.15）。这几条神经支配区域相互重叠，不存在半固定支配区。髂腹下神经支配耻骨上部区域感觉。此神经发出外侧皮支越过髂嵴支配臀部外上侧。髂腹股沟神经走行经过腹股沟管支配腹股沟韧带上方皮肤、大腿内上部皮肤和阴阜及阴茎基底部皮肤感觉。生殖股神经的股神经支在腹股沟韧带下方走行，支配股三角区域感觉；而生殖支走行经过精索支配阴囊或阴唇。

7.4 临床表现和综合征

7.4.1 股神经

股神经损伤多为医源性，如妇产科手术、股动脉穿刺置管术、动脉搭桥术、使用聚甲基丙烯酸甲酯（骨水泥）的髋关节手术和骨盆

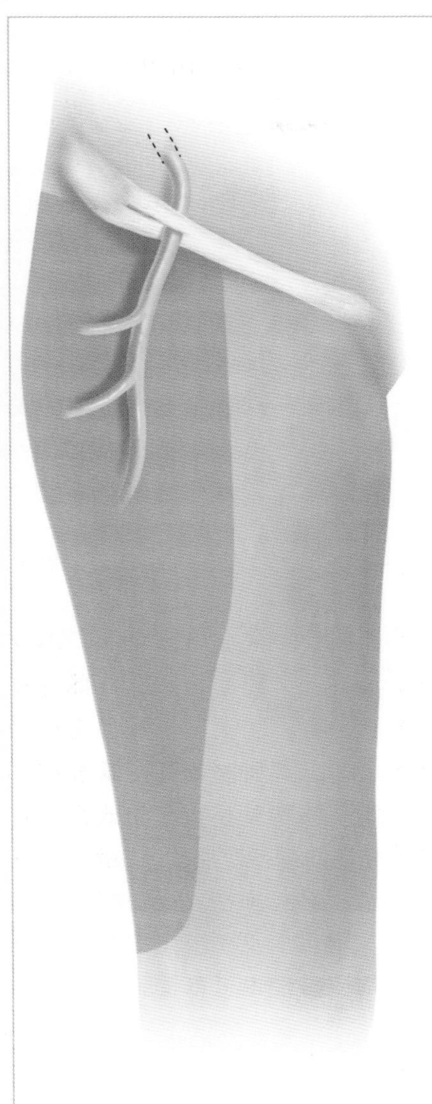

图 7.14　股外侧皮神经感觉支配区。此神经感觉支配区域包括大腿前外侧。此神经具有固有感觉支配区，位于大腿下段外侧靠近膝关节处

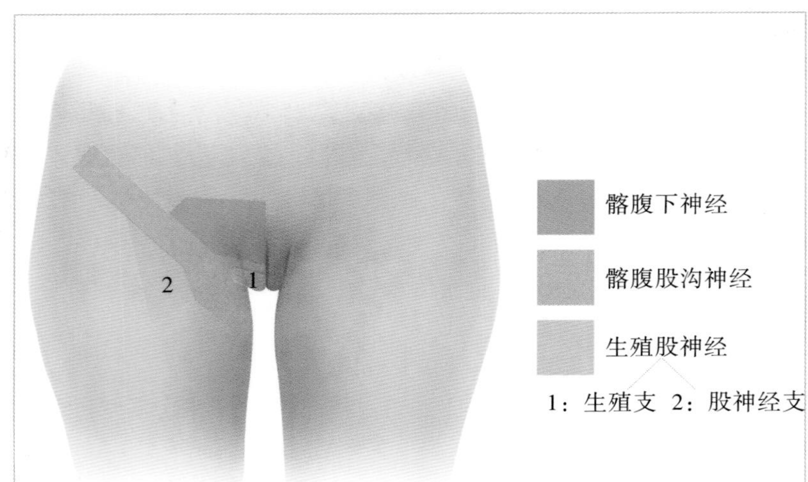

图 7.15 髂腹下神经、髂腹股沟神经和生殖股神经感觉支配区域。尽管这些神经支配区域重叠，但仍没有半固定支配区存在。髂腹下神经支配耻骨上部区域；髂腹股沟神经支配区域沿腹股沟韧带分布；生殖股神经支配股三角（股神经支）和阴囊或阴唇（生殖支）

肿瘤手术。通常开腹子宫切除术最易导致股神经损伤。腹股沟区和骨盆的枪伤、撕裂伤以及髋或骨盆骨折等外伤也易导致股神经损伤。由于抗凝、外伤或动脉置管术导致的进行性加重的腹膜后（腰大肌或髂肌间隙）血肿同样可以导致股神经损伤。尽管糖尿病患者近端神经病变通常会影响股神经，但很少见到单发的股神经损伤。通常腰神经丛、腰骶丛和其他周围神经也可以受到糖尿病末梢神经病变的影响。

显著股神经麻痹患者通常表现出膝关节行动不协调或变形，而非麻痹症状。这些患者由坐位起立及上楼梯时困难，进行上述活动时非常困难，甚至无法完成向前踢的动作。感觉丧失区域可能累及大腿前方（股中间皮神经）、大腿下内侧（股内侧皮神经）、膝关节内侧（隐神经髌下支）、小腿内侧及足部（隐神经）。

当患者存在可疑股神经病变累及髂腰肌时（说明近端损伤），检查者应注意检查患者的内收肌力。如果内收肌力弱，损伤累及腰丛，或为多段脊神经损伤（例如 L_2 ~ L_4），此时应行影像学检查。此外，股神经病变应该与 L_4 神经根病变相区分。股神经病变和 L_4 神经根病变均可导致股四头肌肌力下降、膝腱反射消失和小腿内侧隐神经支配区麻木。然而，仅有神经根病变可以同时出现髋关节内收肌（L_2 ~ L_4）、胫前肌（L_4 ~ S_1）和胫后肌（L_4 ~ L_5）肌力下降。因此，上述 3 块肌肉应同时进行检查。

特发性隐神经卡压通常发生在大腿内侧远端的内收肌管处。内收肌管远端隐神经支配区域可以出现感觉神经传导速度延长或感觉丧失。对于部分患者，可以通过内收肌管松解术解除症状。

- 在极少数患者中可以见到隐神经髌下支支配区单独或自发性麻木感（例如感觉异常性膝痛），病因未明。

7.4.2 闭孔神经

闭孔神经麻痹的患者髋关节内收功能障碍，同时伴有不同程度的大腿内侧感觉丧失。内收肌腱反射消失（在正常人群中，此肌腱反射亦可以消失）。闭孔神经损伤并不多见，通常在腹股沟区或骨盆贯通伤时合并出现。与股神经相同，医源性因素也是导致闭孔神经损伤的常见原因，尤其是骨盆肿瘤手术时。直接操作、横断或牵引器牵拉均会导致此神经损伤。当此神经损伤时，有时运动与感觉丧失很少，患者仅感到骨盆或腹股沟区向大腿内的放射痛。如果有神经瘤发生，则可在腹股沟区或阴道外侧壁引出 Tinel 征。副闭孔神经可在其跨越耻骨上支的部位受到损伤。

记录股四头肌肌力和膝腱反射情况有助于排除可疑闭孔神经麻痹患者是否存在腰丛或神经根损伤（例如 L_3、L_4）。

闭孔管处纤维条索增生可以导致闭孔神经卡压。这些患者表现为腹股沟区不适及向大腿内侧的放射痛。尽管这些患者内收肌肌力通常正常，髋关节内收肌肌电图检查有助于明确诊断。神经局部浸润麻醉测试可作为治疗或诊断方法。

7.4.3 股外侧皮神经

股外侧皮神经激惹即感觉异常性股痛（例如 Bernhardt-Roth 综合征）。患者表现为大腿前外侧麻木、感觉异常、疼痛和（或）感觉过敏。此综合征的病因多为自发性；然而，此症状亦可为反复创伤或刺激所致。患者站立和步行时疼痛症状加重，坐下或屈髋时症状缓解。多数症状轻微且呈自限性。查体显示感觉改变，尤其是大腿外侧感觉过敏。进行诱发试验时，伸展髋关节牵拉神经可使患者症状加重。沿腹股沟韧带外侧的深触诊同样可能导致症状加重。Tinel 征通常阴性。在髂前上棘局部注射麻醉药物可使症状减轻，并确定诊断。然而，考虑到此神经诸多解剖变异情况存在（图 7.4），此诊断试验通常存在较多假阴性结果。感觉传导速度检查也有助于确定诊断。

股外侧皮神经异常走行易导致患者出现神经病变。其他情况，例如肥胖、腹水、怀孕等——突出的腹部导致局部解剖扭曲，使患者出现感觉异常性股痛。相反，体重明显下降的减肥者同样易出现此病。糖尿病与此病无明确关联。目前临床观察已发现常染色体相关的家族性感觉异常性股痛病例。

单纯的股外侧皮神经导致的神经病变易与股神经或腰丛病变相区分，因为后者通常导致患者产生大腿前内侧广泛的感觉丧失和运动减弱。而 L_2 神经根病变导致大腿外上部感觉异常，此与股外侧皮神经损伤难以区分。L_2 神经根病变导致的疼痛或麻木感较股外侧皮神经损伤时所致的感觉异常性股痛症状区域更靠近大腿前内侧。此外，L_2 神经根病变还可以导致髂腰肌肌力减弱。

7.4.4 腹股沟神经痛

髂腹下神经和髂腹股沟神经可能会在腹部横切口（例如子宫切除术等）或腹股沟疝修补术时受到损伤或破坏，其中任一条神经损伤均可能导致后背、腹股沟和阴囊或阴唇部位疼痛。确诊髂腹下神经或髂腹股沟神经病变需满足以下 3 个方面的条件：①腹部或骨盆手术史；②耻骨上区（髂腹下神经）感觉改变或沿腹股沟韧带（髂腹股沟神经）方向感觉改变；③在髂前上棘附近进行浸润麻醉后症状减轻。如前所述，腹股沟区感觉试验有助于分辨哪条神经受到损伤。

尽管很罕见，但还是可以见到腹股沟疝修补术或妇产科手术时伤及生殖股神经的病例。曾经患过阑尾炎或腰大肌脓肿的患者，可能在腰大肌前缘使此神经受到损伤。生殖股神经疼痛发生在腹股沟区、阴囊或阴唇和（或）股三角，股三角局灶性感觉丧失有助于此诊断。如果是生殖股神经受到刺激导致的症状，在髂前上棘前上方进行髂腹下神经和髂腹股沟神经局灶封闭将不起作用。然而，在脊柱旁进行 L_1 和 L_2 神经根阻滞，可以缓解生殖股神经 [和部分髂腹下神经和（或）髂腹股沟神经] 病变带来的疼痛。

若患者有腹股沟区异常疼痛，且同时有背痛或既往无腹股沟区或腹部手术史，则需对患者行磁共振检查以排除 L_1 神经根病变。

第 8 章 腰骶丛神经

8.1 腰　丛

腰丛由 T_{12} ~ L_4 脊神经腹侧支组成，其在腰大肌内、横突前方形成腰丛的前、后股（图 8.1）。腰丛的最大分支在髂腰肌内部。部分 L_4 和全部 L_5 经由腰丛间接形成骶丛神经。

腰丛终末支提供下腹部、大腿前部和大腿内侧的感觉、运动支配。除了其与骶丛的交通支外，还有腰丛的 6 个分支，每组 3 支，共 2 组，第一组包括主要分支支配大腿前内侧，第二组包括支配腹股沟区的细小分支，两组总共 6 个分支，组成腹股沟神经复合体。第 7 章中已详述这些分支及其解剖与功能。

腰丛的 3 个主要分支是股神经、闭孔神经和股外侧皮神经，这些神经由 L_2、L_3、L_4 脊神经发出形成。这些脊神经出各自神经孔后即分支形成前后两股。前股形成闭孔神经，后股形成股神经。L_2、L_3 在形成股神经前，先形成股外侧皮神经。在这 3 条神经分支中，股外侧皮神经更加靠近头侧，其从腰大肌外侧缘出现，经过腹壁向髂前上棘走行，并在此处出骨盆。股神经在腰大肌后缘向远端走行，并在腰大肌与髂肌之间、腹股沟韧带上方约 4cm 处入骨盆。与其他腰丛分支相比较，闭孔神经在腰大肌内侧缘走行，并由此入骨盆，由闭孔管进入大腿。

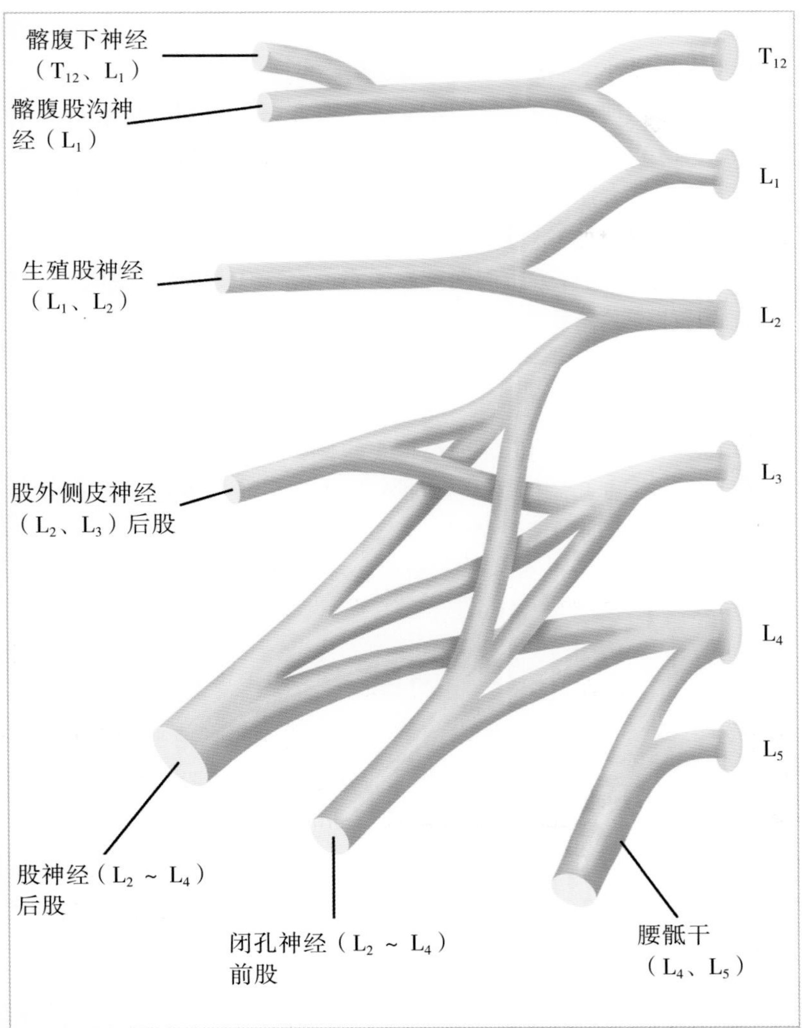

图 8.1　腰丛。腰丛由 T_{12} ~ L_4 脊神经腹侧支组成，其在腰大肌内、横突前方形成腰丛的前、后股。部分 L_4 和全部 L_5 经由腰骶干形成骶丛

腰丛腹股沟区的 3 个小分支分别为：髂腹下神经、髂腹股沟神经和生殖股神经。髂腹下神经和髂腹股沟神经由 T_{12}、L_1 组成的神经干发出。此神经干在腰大肌内分支为上端（头侧）的髂腹下神经（T_{12}、L_1）和尾端的髂腹股沟神经（仅由 L_1 组成），这两条神经分支均在腰大肌外侧缘发出，随后反折并沿腹壁走向腹股沟韧带。生殖股神经由 L_1、L_2 形成发出，随后穿过腰大肌前缘，贴近腰小肌，并沿输尿管旁肌肉向远端走行。T_{12} ~ L_2 脊神经腹侧根（形成髂腹下神经、髂腹股沟神经和生殖股神经）在腰大肌内并不分为前、后干。这种分支，如前所述，仅在腰丛的主要分支中出现，且更加靠近尾端。

腰骶干由部分 L_4 和 L_5 神经根（腹侧根）组成，向尾端走行经过骶骨翼，在临近骶髂关节处加入骶丛。腰骶干通过坐骨神经、腓总神经提供运动和感觉神经支配。L_4 脊神经又称为叉状神经。“叉状”是指其近端的 3 个分支（腹侧根）：腰骶干、闭孔神经前干和股神经后干。

- 还有其他小的运动分支由腰骶丛发出。例如，L_1 ~ L_4 腹侧根支配腰方肌运动，有时还支配腰大肌运动。股神经的 1 或 2 个近端分支支配腰大肌运动。
- 当腰小肌出现时，其运动由 L_1 和 L_2 脊神经发出的小运动支所支配。

8.2 骶　丛

骶丛神经是位于骶髂关节内侧面的三角形神经丛（图 8.2）。其由 L_4 ~ S_4 脊神经腹侧根组成，其中 S_1 ~ S_4 神经由骶前孔穿出。腰骶干中由 L_4 和 L_5 组成骶丛。L_4、L_5 神经在闭孔神经内侧走行进入小骨盆后加入骶丛。与下腰丛相似，脊神经腹侧根在形成骶丛之前分为前、后两干。几乎所有前干融合形成坐骨神经（L_4 ~ S_3）

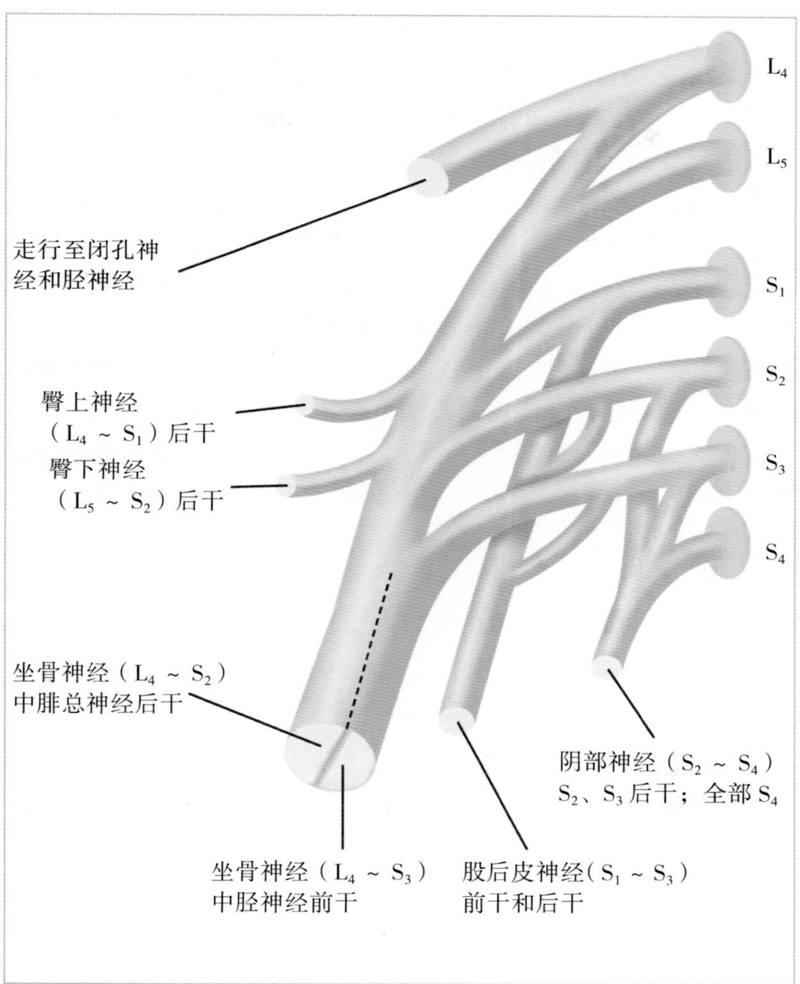

图 8.2　骶丛。骶丛为骶髂关节内侧三角形神经丛。由 L_4 ~ S_4 脊神经腹侧根组成，其中 S_1 ~ S_4 神经出骶前孔。除 S_4 以外，所有脊神经均在发出终末支前分支为前、后两干（图中未显示）

中的胫神经部分，除去 S_3、S_4 的后干形成坐骨神经中的腓总神经部分（L_4 ~ S_2）。由于腓总神经比胫神经细小，因此由一较小的神经干组成。

除坐骨神经以外，骶丛还有数个其他分支。这些分支将依其由前干或后干发出，或是由两者共同发出而分类。

8.2.1 前干的分支

骶丛神经前干发出 2 条分支。一条起自前干 L_4、L_5、S_1，支配股方肌和下孖肌，另一条起自前干 L_5、S_1、S_2，支配闭孔内肌和上孖肌。这两条神经分支均起自 3 个脊神经根，提供髋外旋肌的运动支配。查体时，患者取坐位，下肢悬空，检查者一手控制患者膝关节，另一手将小腿推向内侧的同时嘱患者对抗阻力（图 8.3）。

8.2.2 后干的分支

骶丛神经后干同样发出两条分支，这两条分支亦各自由 3 个脊神经根组成。臀上神经起自后干 L_4、L_5、S_1，而臀下神经起自后干 L_5、S_1、S_2。

臀上神经由梨状肌上方坐骨大孔出骨盆，支配臀中肌、臀小肌和阔筋膜张肌。这 3 块肌肉共同作用导致髋关节外展。臀中肌和臀小肌收缩导致伸直的髋关节外展，而屈曲髋关节外展由阔筋膜张肌收缩完成。进行臀肌髋关节外展检查时，患者取站姿或仰卧位，嘱患者外展下肢对抗阻力（图 8.4）。通常情况下，检查者无法阻止髋关节外展。而在进行阔筋膜张肌收缩所致髋关节外展查体时，患者应取坐姿、并将大腿放置于检查椅上（图 8.5）。

臀下神经支配臀大肌导致髋关节伸展（腘绳肌协助下）。臀大肌的检查应在患者站立或俯卧位时进行（图 8.6）。嘱患者屈曲膝关节抵消腘绳肌影响，随后嘱患者伸髋。需要注意的是，由于髋关节伸展时股直肌受到牵拉，因此，此项检查经常会出现髋关

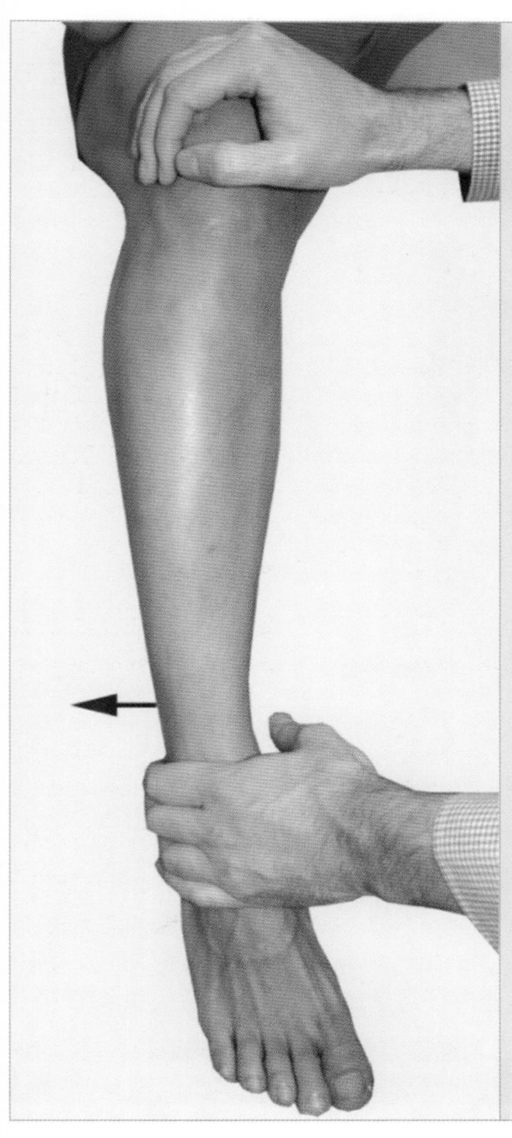

图 8.3　外旋屈曲的髋关节检查。患者取坐姿，下肢悬空，检查者一手控制患者膝关节，另一手将小腿推向内侧的同时嘱患者对抗阻力

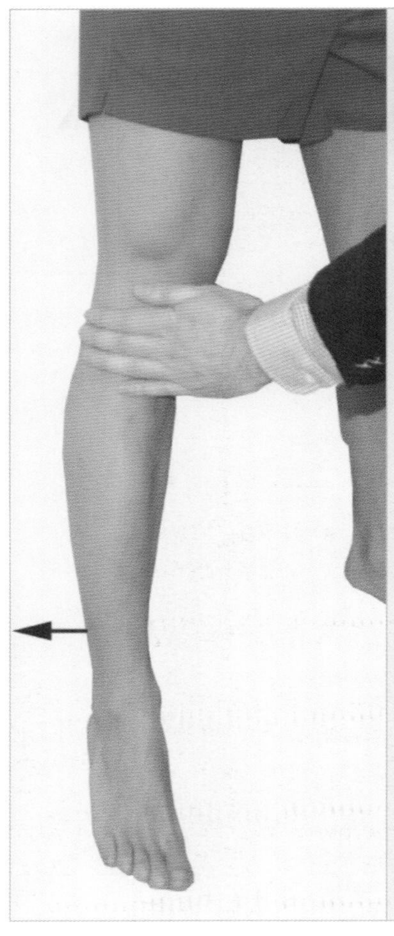

图 8.4 臀中肌和臀小肌髋关节屈曲（L_4 ~ S_1）查体：患者需于站立位（如图）或仰卧位外展髋关节对抗阻力。通常检查者无法阻止髋关节外展

节活动度受限的情况。检查时还需触诊臀部以确定臀大肌收缩。

8.2.3 前、后干的分支

股后皮神经由 S_1 ~ S_3 前、后干发出。更具体地说，是由 S_1 和 S_2 后干与 S_2 和 S_3 前干组成。股后皮神经在臀部于坐骨神经内侧、平行于坐骨神经走行，因此也被称为小坐骨神经。随着此两条“坐

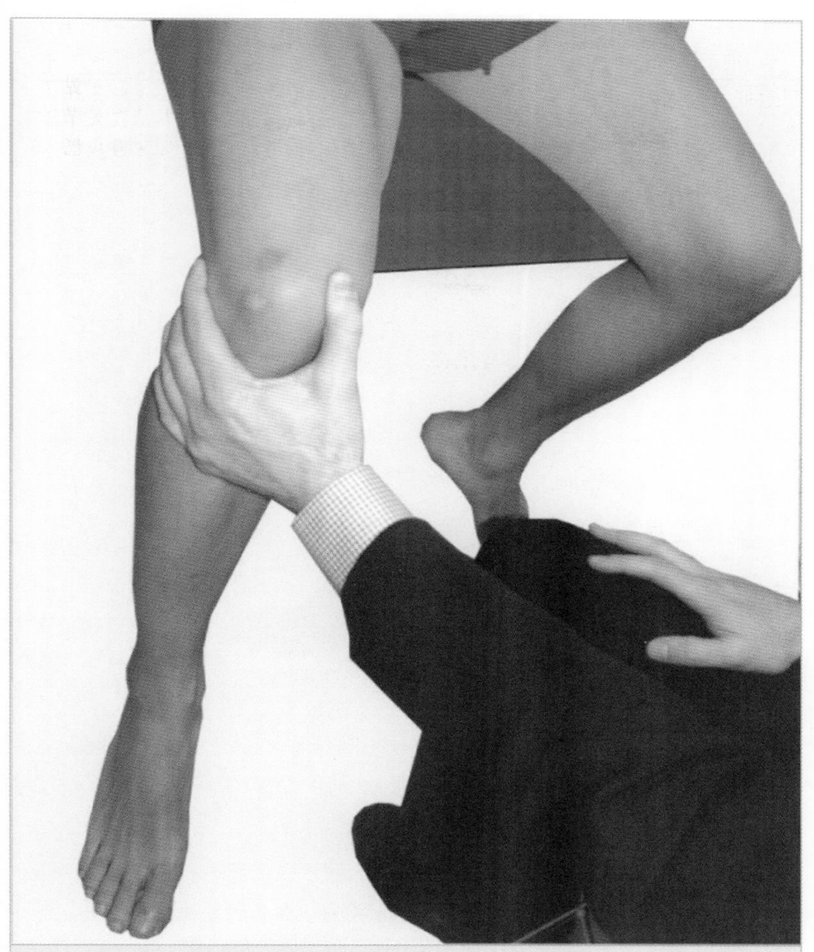

图 8.5　阔筋膜张肌髋关节外展（L_4 ~ S_1）查体：患者取坐姿，将待检测大腿放置于检查椅上。屈髋使得髋关节外展时臀肌的影响最小化

骨神经”向远端走行，股后皮神经走行向内侧，且越来越表浅，在臀大肌下缘坐骨结节外侧走行。在臀部与大腿交界处穿过深筋膜走行至皮下。它的感觉支配区包括臀下部、大腿后侧中部和大

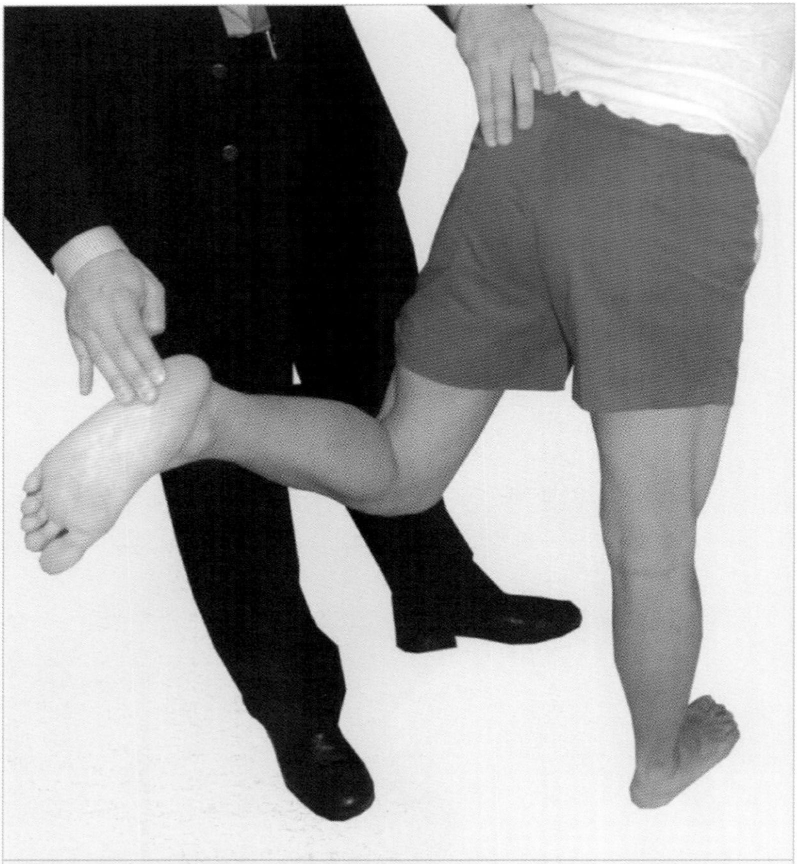

图 8.6　髋伸展（L_5 ~ S_2）查体：臀大肌检查应在患者取站姿（如图）或俯卧位时进行。首先嘱患者屈曲膝关节抵消腘绳肌影响，随后嘱患者伸髋，同时还需触诊臀部以确定臀大肌收缩

部分腘窝（图 8.7）。在有些人中，它的感觉支配区域可向远端延伸至小腿后侧。由于它与坐骨神经走行的解剖位置十分临近，因此，这两条神经可能同时受到损伤。

股后侧皮神经损伤导致的臀部下方和大腿后部麻木，易与 S_2

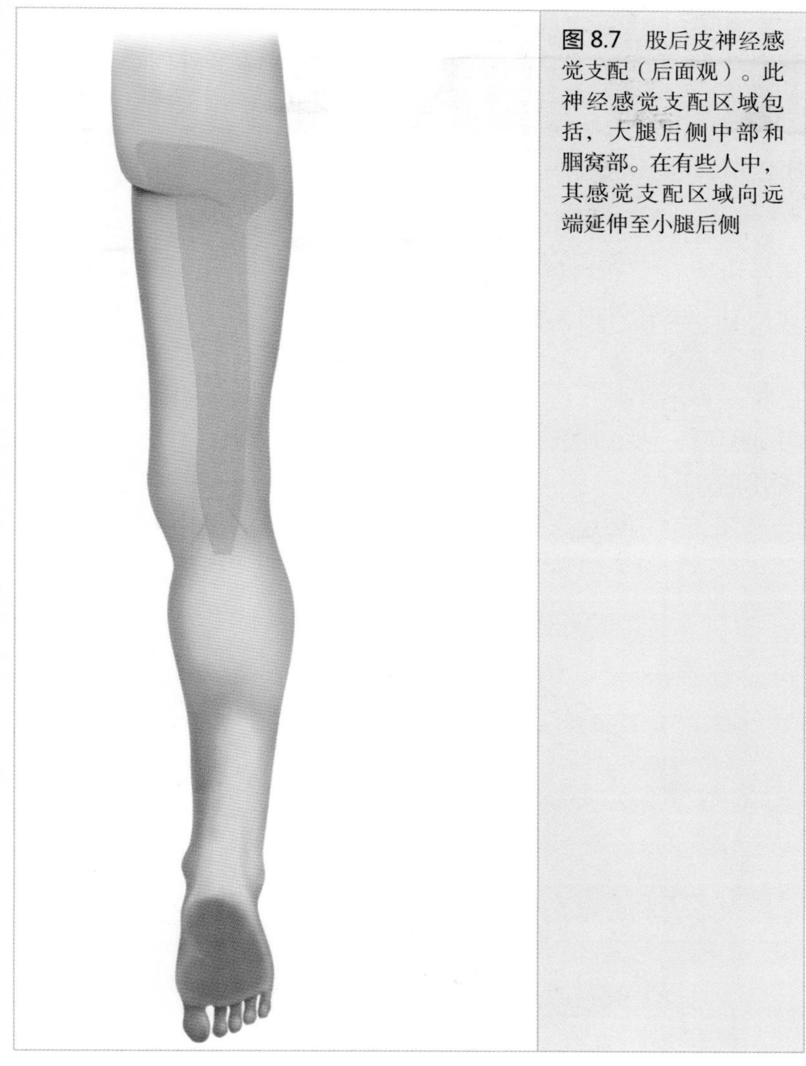

图 8.7　股后皮神经感觉支配（后面观）。此神经感觉支配区域包括，大腿后侧中部和腘窝部。在有些人中，其感觉支配区域向远端延伸至小腿后侧

神经根病相混淆。除了均存在臀部及大腿后部放射性疼痛以外，这两种损伤的鉴别点在于 S_2 神经根病通常导致轻度腓肠肌无力和踝反射减弱。

当股后皮神经穿过深筋膜走行至股后皮下时，发出众多分支，其中最外侧的分支称为臀下神经，提供臀部下方和外侧感觉支配；粗大的内侧分支称为阴部下神经，提供阴囊或阴唇部感觉支配。

8.2.4 其他分支

阴部神经主要由 S_4 脊神经组成，S_2、S_3 也参与其组成。阴部神经由坐骨大孔内侧缘发出，走行进入坐骨小孔后在阴部神经管（Alcock 管）内（骶棘韧带的深面）走行（图 8.8）。阴部神经有 3 个主要分支：①直肠下神经，支配肛门外括约肌和肛门周围皮肤；②会阴神经（阴部神经发出直肠下神经的后续部分），与会阴动脉伴行，支配阴囊或阴唇后部、勃起组织和尿道外括约肌；③阴茎或阴蒂背侧神经。

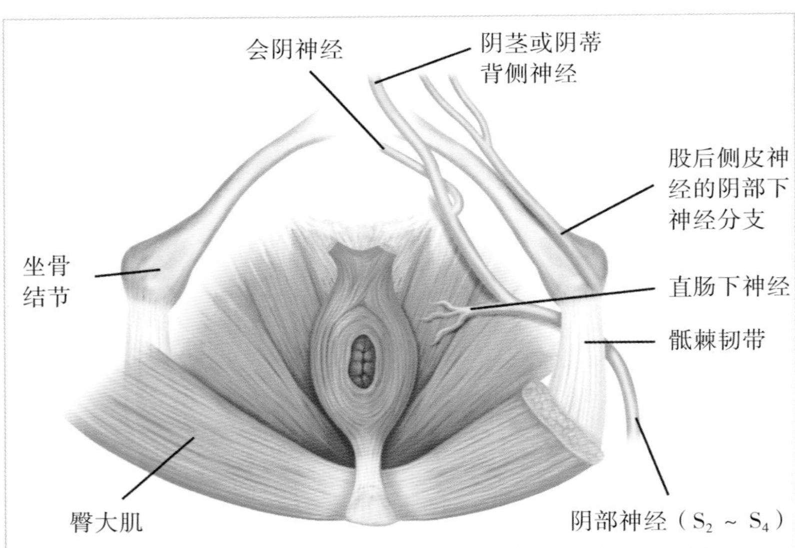

图 8.8 阴部神经分支（尾侧观）。阴部神经由坐骨大孔内侧缘发出，转而进入坐骨小孔，在骶棘韧带的深面走行于阴部神经管（Alcock 管）内。阴部神经主要的 3 个分支为：直肠下神经、会阴神经（阴部神经发出直肠下神经的后续部分）和阴茎或阴蒂背侧神经

S_1 和 S_2 腹侧根发出的细小分支融合形成支配梨状肌的神经。当屈髋时梨状肌协助髋关节外旋（图 8.3）。

- 与臂丛神经相似，脊神经形成腰骶丛时也存在诸多变异。当腰骶丛主要由 T_{12} 组成，而 S_3 仅参与少部分或不参与时，称为前置。与此相反，当腰骶丛主要由 S_4 组成（除阴部神经），而 L_1 仅参与少部分，T_{12} 完全不参与时，称为后置。此外，腰骶丛的每一个分支均可组成可产生不同变异的脊神经。

8.3 腰骶丛诊断路径

当肌力下降和感觉减退超过一个腰骶丛主要神经损伤所支配的范围时，就应高度怀疑腰骶丛神经损伤。同时发生的多个丛神经损伤 [例如臀神经、大腿后侧皮神经和（或）阴部神经] 有助于确诊腰骶丛损伤。然而，腰骶丛发出的神经分支很少有特异性查体可以检查，因此很难甚至不可能将损伤定位在腰骶丛部。患者的病史、危险因素、合并损伤和损伤机制对于区分损伤位于腰骶神经丛还是近端分支可提供重要的信息。骨盆肿瘤、放射损伤、创伤或难产均可以导致腰骶丛神经损伤。除了感觉和运动损伤以外，自主神经系统损伤导致的皮肤红斑、干燥、发热等状况经常出现在腰骶丛神经损伤的患者中。影像学检查包括 X 线平片、脊髓造影、CT 脊髓造影（用于确认是否有骨折）、假性硬脊膜膨出、血肿和异物，所有这些检查均有利于鉴别和确定损伤部位。此外，肌电图有助于区分神经丛病变、近端单一神经病变和神经根病变。

腰丛神经损伤导致髋关节屈曲、内收和膝关节后伸减弱。下腹部（髂腹下神经）、腹股沟（髂腹股沟神经）、外生殖器或股三角（生殖股神经）、大腿外侧（股外侧皮神经）、大腿前侧（股神经）、大腿内侧（股神经和闭孔神经）、小腿内侧直至足弓（隐神经）的感觉均可能受到影响。腰丛损伤可以为部分或完全损伤。腰丛损伤最典型的表现是股四头肌肌力下降或失用，以及大腿前方感觉丧失。因此，很多腰丛损伤患者常被误诊为单纯的股神经病变。所以，需要牢记，在处理部分或全部股神经麻痹的患者时务必检查内收肌肌力是否减弱（闭孔神经）和大腿前外侧感觉丧失情况（股外侧皮神经）以排除腰丛损伤。

骶丛神经损伤可以导致坐骨神经感觉、运动功能障碍，大腿后部中间感觉丧失（股后皮神经），臀肌运动丧失（臀上神经和臀下神经），以及性功能、膀胱和肠道功能紊乱（阴部神经、自主神经）。与腰丛损伤所致的股神经麻痹类似，坐骨神经麻痹是骶丛损伤的最主要表现。因此，可疑坐骨神经麻痹的患者，尤其是伴有屈膝无力（大腿后部肌群）的患者应行全面的骶丛神经损伤查体。检查大腿后部感觉（股后皮神经），髋关节外展、后伸（臀上神经、臀下神经）和肛周感觉（阴部神经）。坐骨神经、臀下神经和股后皮神经均由梨状肌下方坐骨大孔处向远端走行，其可同时在骶丛远端受到损伤，由此所致症状很难与同时合并存在的骶丛损伤相鉴别。臀上神经和阴部神经在这 3 条神经远端出骨盆，因此，髋关节外展减弱和会阴部感觉丧失可以作为判断是否存在骶丛神经损伤的重要条件。

腰骶干局灶性损伤的诊断非常困难。神经根病变、腰骶干损伤和坐骨神经损伤均可导致腓总神经损伤，而腓总神经损伤均会有相同的临床表现：足下垂。腰骶干损伤与坐骨神经或腓总神经麻痹不同，因为其可以导致胫后肌与其他更近端肌肉的无力，包括臀肌（髋关节后伸和外展）。在临床上，几乎不太可能将 L_5 神经根病与腰骶干损伤区分开。影像学（排除神经根压迫）及电生理检查（检查脊柱旁肌肉失神经支配情况）有助于 L_5 神经根病的诊断。存在足下垂的外伤患者，CT 或 X 线检查发现同侧骶髂关节骨折或脱位的，应高度怀疑腰骶干损伤。

低位骶丛（S_3 ~ S_5）损伤导致会阴部或肛周感觉减退、肛门括约肌肌力下降、肛门反射丧失和球海绵体反射丧失。可以通过轻刮触肛周皮肤观察肛门括约肌反射性收缩情况进行肛门反射的查体。S_5 为此反射的传入神经，S_3 ~ S_5 为其传出神经。检查球海绵体反射时，检查者一手轻刮触患者的龟头，另一手在阴囊后方触及球海绵体肌反射性收缩。S_3 为此反射的传入神经，S_3 ~ S_5 为其传出神经。

走行至下肢远端的交感神经纤维由上段腰神经根发出，然后通过交感神经干在腰骶丛内分支为周围神经。因此，腰骶丛和周围神经（例如坐骨神经）损伤可以导致下肢远端交感神经功能异常（例如足部干燥、发热）。与此相对，由于位置较交感神经纤维加入腰骶干的位置更靠近近端，下腰段和骶神经根性疾病并不引起交感神经损伤。

8.3.1 脊神经皮节和肌节

鉴别区分脊神经根性病变患者是否同时伴有周围神经病变十分重要，对于那些需要进行手术治疗而又没有明确感觉丧失范围和根性疼痛的患者更加重要。本节将分别介绍 L_1 ~ S_1 脊神经皮节和肌节。总体而言，L_2、L_3 和 L_4 神经根病应与股神经病相鉴别，L_5 神经根病应与腓总神经损伤相鉴别，S_1 神经根病应与胫神经损伤相鉴别。

L_1 脊神经支配下腹部、腹股沟和阴茎或阴阜基部皮肤感觉，并不导致肌力减弱。需要注意的是，仅局限于 L_1 皮节的疼痛通常并非神经源性，而是疝、淋巴结炎等局部疾病所致。非神经因素不应该引起感觉丧失，因此，如果出现麻木症状，应该高度怀疑局部神经损伤，尤其是曾经接受过腹股沟区手术的患者。可疑 L_1 脊神经根病变还需与髂腹下神经、髂腹股沟神经、生殖股神经和上腰丛神经损伤相鉴别。

L_2 脊神经支配大腿前侧感觉和髂腰肌运动。尽管股神经病变和 L_2 神经根病变均可以引起大腿前侧疼痛、麻木或麻痹，但其运动障碍却非常独特：股神经病变导致股四头肌无力；L_2 神经根病变导致髂腰肌无力；或者，如果运动检查正常且脊髓影像学检查未见压迫性损伤，则大腿前外侧感觉丧失可能为感觉异常性股痛，感觉异常性股痛患者的膝腱反射正常。

L_3 脊神经支配大腿前下部和膝关节区域，同时支配股四头肌和髋部内收肌的运动。因此，L_3 神经主要的病变与股神经根病变相同。然而，股神经根性病变患者的内收肌力通常正常，严重 L_3 神经根性病变患者则不然。脊髓影像学检查和（或）电生理检查有助于将 L_3 神经根性病变从腰丛损伤中区分出来。

L_4 脊神经通过隐神经支配小腿内下部，它通过股神经支配股四头肌，并通过闭孔神经支配髋内收肌，它还通过腓总神经支配胫前肌。当发生 L_4 脊神经根性病变时，患者可以表现为髋内收肌及足背伸力量降低，而单纯股神经病变无此表现。

L_5 脊神经支配胫骨前外侧及足背部感觉，还支配所有由腓总神经支配的肌肉运动。因此，确定是否存在 L_5 脊神经根性病变时需要先将腓总神经病变排除。幸运的是，L_5 脊神经根支配的一些肌肉并不受腓总神经支配，包括胫后肌和臀肌。因此，在腓总神经损伤的患者中，足内翻（胫后肌）应该是正常的。需要注意的是，L_5 脊神经根性病变患者的踝反射减弱或丧失；这是因为巨大的 L_4 ~ L_5 椎间盘突出可以部分压迫 S_1 神经根。

S_1 脊神经通过腓肠神经和足底外侧神经分别支配足底两侧和足底皮肤感觉。运动支配包括踝关节屈肌和足内肌。这种感觉、运动丧失类似于坐骨神经胫侧半和（或）胫神经损伤时表现。S_1 脊神经根通过臀上神经和臀下神经支配臀肌。因此，除了下腰部根性疼痛以外，若患者还有臀肌肌力减弱，则有助于确诊 S_1 脊神经根病变。此外，胫后神经（L_4、L_5；足内翻）中没有 S_1 成分，因此，S_1 神经根病变对其功能没有影响，但坐骨神经或胫神经损伤时胫后神经功能会受到影响。胫神经根性病变不会导致臀肌和近端股后肌肉功能改变，可以此将胫神经根性病变与 S_1 神经根性病变和近端坐骨神经损伤相鉴别。

8.4 影响腰骶丛的因素

与臂丛神经损伤一样，腰骶丛损伤同样可以分为结构性损伤和非结构性损伤。结构性损伤的原因包括肿瘤、出血、手术、妇产科操作、创伤和注射。非结构性损伤的原因包括腰骶部肌萎缩性神经痛、放射、血管炎、糖尿病、感染和遗传性压力麻痹。

8.4.1 创 伤

创伤所致腰骶神经丛病变通常全部或部分由于高速减速事故（例如车祸）时骨盆或髋关节骨折或脱位所致。事实上，1/4 的骨盆骨折会合并神经或神经丛损伤。绝大多数腰骶丛损伤继发于伸展或牵拉，为节后性损伤。然而，骶髂关节骨折或脱位可以导致脊神经撕裂。此种撕裂既可以发生在椎管内，也可以发生在椎管外。在颈段，MRI 和脊髓造影术记录到假性硬脊膜膨出有助于神经撕裂的诊断。由于腰骶干位置接近骶髂关节，骶髂关节的骨折或脱位有可能损伤腰骶干。由于腰骶干中走行有形成腓总神经（坐骨神经分支）的纤维，因此这些患者可以表现出足下垂。

将创伤和医源性腰骶丛损伤分为 4 个诊断区，大部分患者可被全部或部分纳入其中两个或以上分区。1 区包括腰骶丛前干（闭孔神经；大腿内侧）；2 区包括腰骶丛后干（股神经和股外侧皮神经；大腿或小腿前、内、外侧）；3 区包括骶丛前干（坐骨神经中的胫神经分支）；4 区包括骶丛后干（坐骨神经中的腓总神经分支和臀上神经及臀下神经）。由于大部分损伤并非按此分区方法的界限发生，因此，此腰骶丛神经损伤分区方法在临床应用时并不十分方便。初步数据显示，创伤要么导致骶丛单独损伤，要么导致腰骶丛完全损伤，很少单独导致腰丛损伤。

8.4.2 腹膜后血肿

凝血功能障碍的患者可以出现自发性腹膜后血肿。凝血功能正常的患者也有可能在外伤、腹膜后手术或腹股沟置管后发生腹膜后出血。血肿可局限于腰大肌、髂肌或腹壁，较大的血肿可使这 3 处均受到波及。腰大肌血肿可以导致腰丛压迫。此类患者通常会有急性、严重性背痛，向腹股沟区和大腿前方放射。股四头肌、髂腰肌，偶尔还有髋内收肌肌力减弱。严重疼痛可限制神经系统查体的准确性。腰丛支配区可有感觉丧失，多出现在腹股沟区和大腿前侧。髋关节活动时疼痛，患者通常屈髋以缓解疼痛。

影响腰丛的血肿向足侧扩展可以压迫腰骶干和骶丛。髂肌内（例如髂肌间室）局灶性血肿为腹股沟置管后的典型并发症，可以导致选择性地压迫股神经。

8.4.3 腰骶丛神经炎（肌萎缩性神经痛）

这种病因不明的临床疾病可以像影响臂丛神经一样影响腰骶丛神经。患者出现急性或亚急性下肢近端疼痛，通常向大腿前内侧或后侧放射，有时向小腿放射。疼痛通常十分显著，以至于会影响到运动查体。数天或数周（平均 1 周）以后，疼痛分布区域出现肌力减弱，也可以发生感觉异常，通常仅影响部分神经丛功能，影响 1（例如股神经）或多条神经分支。随着时间的推移，疼痛和肌力减弱逐渐缓解，部分患者在起病数月以后症状可以几乎完全缓解。

8.4.4 糖尿病性近端神经病变

糖尿病性近端神经病变（糖尿病性肌萎缩）的首发症状是肌力减弱。通常导致髋关节屈曲、内收、外展，以及膝关节伸直功能减弱（股神经、闭孔神经和臀神经）。大腿近端及骨盆带肌肉肌力减弱。尽管此类患者的疼痛症状可以非常严重，且局限于背部、腹股沟区，或大腿前内侧，但是仍然有很多患者仅存在轻度疼痛，甚至没有疼痛。对于先天性腰骶丛神经炎的患者，糖尿病性近端神经病变所致肌力减弱和疼痛通常可以在数月至 1 年内缓解，但可以残留僵硬和肌力减弱。急性糖尿病性神经病变患者中，单纯股神经受累的非常罕见；仔细检查可以发现，多数此种患者或多或少累及腰丛。糖尿病性近端神经病变的病理基础可能为神经外膜的微血管炎症所致。

糖尿病性近端神经病变可以分为 2 个类型。一是非对称性近端神经病。此类患者主要表现为，突然出现的单侧肌力下降和严重的腹股沟区及大腿疼痛。患者主诉有膝关节绞锁所致的活动困难。此类糖尿病患者通常没有周围神经病变（袜套 – 手套样感觉），并且不是胰岛素依赖型。有趣的是，在此类患者中常可以见到近期体重减轻的现象。

二是对称性近端神经病。此病通常出现在胰岛素依赖的患者中，患者存在周围神经病变（袜套 – 手套样感觉）。肌力减退出现较晚，通常发生于数日至数周以后。肌力减退为双侧发生，并且有时为非对称性（尽管名称不同）。可有疼痛发生，但较迟出现。

8.4.5 瘤性和辐射损伤

骨盆肿瘤可以导致神经丛损伤，主诉通常为严重疼痛，但无肌力下降。初发表现通常为，隐匿起病的背部或骨盆疼痛，向下肢放射。可以存在肌力下降和（或）麻木，但通常非常轻微。如果肿瘤侵及骶丛尾端双侧纤维，可以导致大小便失禁。能够影响腰骶丛的肿瘤通常来源于结直肠、子宫、前列腺和卵巢。而乳腺癌、肉瘤、淋巴瘤、睾丸癌和甲状腺癌可以通过肿瘤转移影响腰骶丛。腰骶丛神经受累包括 4 种类型：单纯腰骶丛受累、单纯骶丛受累、同侧腰骶丛完全受累和骶丛下部受累。

骨盆或下腰部放射治疗也可能导致腰骶丛病变。导致损伤的辐射剂量通常 >5 000rad，且症状出现缓慢，平均 5 年（1 ~ 30 年）

后才表现出来。辐射损伤所致神经丛病变通常无痛，或疼痛轻微，这是与浸润性、复发性肿瘤所致的神经损伤最大的不同之处，由浸润性、复发性肿瘤所致神经损伤通常疼痛明显。辐射损伤所致神经丛病变导致隐匿性起病的肌力减弱。进展程度的快慢与是否为完全性损伤在不同个体间存在很大差异，多数病例是双侧受累，可以发生感觉异常和麻木。病情进展时，肌力减弱通常比较稳定，很少见到肌力进行性下降。肌电图检查时肌纤维颤搐式收缩有助于确定诊断。